Rehabilitation und Prävention 9

Volkmar Paeslack   Heidi Schlüter

Physiotherapie in der Rehabilitation Querschnittgelähmter

Unter Mitarbeit von
W. Grosse   H. Schöler   L. Schöler
B. Schwartz   G. Tschochner

Für den physiotherapeutischen Teil
verantwortlich H. Schlüter

Mit 99 Abbildungen
in 160 Einzeldarstellungen

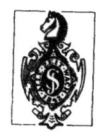

Springer-Verlag
Berlin Heidelberg New York 1980

Stiftung Rehabilitation
Heidelberg 1980

Prof. Dr. Volkmar Paeslack
Orthopädische Klinik und Poliklinik
der Universität Heidelberg
Abt. für Querschnittgelähmte
Schlierbacher Landstraße 200 a
6900 Heidelberg

Heidi Schlüter
Orthopädische Klinik und Poliklinik
der Universität Heidelberg
Schule für Krankengymnastik
Schlierbacher Landstraße 200 a
6900 Heidelberg

ISBN-13:978-3-540-09135-6   e-ISBN-13:978-3-642-81290-3
DOI: 10.1007/978-3-642-81290-3

CIP-Kurztitelaufnahme der Deutschen Bibliothek
Physiotherapie in der Rehabilitation Querschnittgelähmter/Volkmar Paeslack;
Heidi Schlüter. Unter Mitarb. von W. Grosse... – Berlin, Heidelberg, New
York : Springer; Heidelberg : Stiftung Rehabilitation, 1980.
(Rehabilitation und Prävention; 9)
ISBN-13:978-3-540-09135-6

NE: Paeslack, Volkmar [Hrsg.]; Grosse, W. [Mitarb.]

Das Werk ist urheberrechtlich geschützt. Die dadurch begründeten Rechte,
insbesondere die der Übersetzung, des Nachdruckes, der Entnahme von
Abbildungen, der Funksendung, der Wiedergabe auf photomechanischem oder
ähnlichem Wege und der Speicherung in Datenverarbeitungsanlagen bleiben,
auch bei nur auszugsweiser Verwertung, vorbehalten.

Bei Vervielfältigungen für gewerbliche Zwecke ist gemäß § 54 UrhG eine Vergütung an den Verlag zu zahlen, deren Höhe mit dem Verlag zu vereinbaren ist.

© by Springer-Verlag Berlin · Heidelberg 1980

Die Wiedergabe von Gebrauchsnamen, Handelsnamen, Warenbezeichnungen
usw. in diesem Werk berechtigt auch ohne besondere Kennzeichnung nicht
zu der Annahme, daß solche Namen im Sinne der Warenzeichen- und Markenschutz-Gesetzgebung als frei zu betrachten wären und daher von jedermann
benutzt werden dürften.

Herstellung: Triltsch, Würzburg
2121/3140-543210

Vorwort

Die Herausgeber haben mich mit der Bitte geehrt, zu diesem Buch ein Vorwort zu schreiben. Ich komme diesem Wunsche gerne nach.

Die Verfasser weisen darauf hin, daß das von ihnen beschriebene Konzept der Behandlung von Querschnittgelähmten auf den von mir während des 2. Weltkrieges entwickelten und angewandten Prinzipien zur Rehabilitation dieser schwer behinderten, seit Jahrhunderten vernachlässigten Menschen beruht. Unter den zur Anwendung kommenden Methoden war es insbesondere die grundsätzliche Neuorientierung der Physiotherapie von einer insgesamt recht passiven zu einer gezielt dynamischen Arbeitsrichtung, die sich überraschend erfolgreich und segensreich auswirkte. Während diese Tatsache heute allgemein als selbstverständlich anerkannt wird, erwies es sich in der ersten Zeit der Arbeit im National Spinal Injuries Centre in Stoke Mandeville angesichts der über Jahrhunderte bestehenden Vorurteile als keineswegs leicht, dieses neue Konzept der umfassenden Behandlung und Betreuung des Rückenmarkverletzten durchzusetzen.

Heute nimmt die moderne Physiotherapie eine entscheidende Aufgabe in der Primärbehandlung ebenso wie bei der fortlaufenden Betreuung des Paraplegikers und des Tetraplegikers wahr. Der Physiotherapeut ebenso wie der Ergotherapeut bilden, zusammen mit dem pflegerischen Dienst, das Rückgrat des therapeutischen Teams, dessen Zusammenwirken die umfassende physische, psychische und soziale Rehabilitation des Querschnittgelähmten ermöglicht.

Die Verfasser schöpfen aus ihren langjährigen Erfahrungen auf diesem komplexen Gebiet der Medizin – sie haben es in klarer und überzeugender Weise dargestellt.

Möge diesem Buch ein voller Erfolg beschieden sein.

März, 1980   Professor (em)
                    Sir Ludwig Guttmann, F.R.S.

Inhaltsverzeichnis

1. **Einleitung** (*V. Paeslack* u. *H. Schlüter*) *1*

2. **Zum Krankheitsbild der Querschnittlähmung (Paraplegie, Tetraplegie)** (*V. Paeslack*) *3*
   2.1. Formen der Querschnittlähmung *3*
   2.2. Ursachen *5*
   2.3. Klinischer Befund, Begleiterkrankungen und -verletzungen, Komplikationen, Nacherkrankungen *6*
   2.4. Behandlungsverlauf, Prinzipien der Therapie und Rehabilitation bei Querschnittgelähmten *14*
   2.5. Grundregeln der Behandlung Querschnittgelähmter *16*

3. **Physiotherapeutische Maßnahmen bei Querschnittlähmung** (*H. Schlüter*) *17*
   3.1. Physiotherapie in der Frühphase der Tetraplegie *17*
   3.2. Physiotherapie in der Frühphase der Paraplegie *32*
   3.3. Physiotherapie in der Spätphase der Paraplegie *34*
   3.4. Gehschule *43*
   3.5. Physiotherapie in der Spätphase der Tetraplegie *60*

4. **Klinischer Sport (Sporttherapie) bei Para- und Tetraplegie** (*H. Schlüter*) *73*
   4.1. Sportplan *74*
   4.2. Rollstuhltraining *75*
   4.3. Gymnastische Übungen im Rollstuhl mit Geräten *91*
   4.4. Mattentraining *91*
   4.5. Tischtennis *91*
   4.6. Bogenschießen *96*
   4.7. Schwimmen bei Para- und Tetraplegie *101*
   4.8. Konditionstraining *104*

5. **Hebetechnik beim Querschnittgelähmten (am Beispiel des Übersetzens)** (*H. Schlüter*) *108*
   5.1. Prinzipien des richtigen Hebens *109*
   5.2. Die Hebetechnik beim Übersetzen *111*

6. **Rehabilitative Betreuung und nachklinische Langzeitbehandlung bei Querschnittgelähmten** (*V. Paeslack*) *114*
   6.1. Information des Patienten und seiner Angehörigen *114*

6.2. Rehabilitationsplanung *114*
6.3. Vorbereitung der Entlassung *115*
6.4. Entlassung *115*
6.5. Komplikationen, Folgeerkrankungen und Training nach der Entlassung *116*
6.6. Kontrolluntersuchungen *118*

7. Kriterien der Rollstuhlversorgung (*B. Schwartz*) *119*
7.1. Allgemeine Auswahlprinzipien *119*
7.2. Rollstuhlzubehör *120*
7.3. Korrekte Sitzhaltung im Rollstuhl *120*
7.4. Erst- und Zweitversorgung mit Rollstühlen *121*

8. Ergotherapeutische Aufgaben in der Rehabilitation Querschnittgelähmter (*B. Schwartz*) *123*
8.1. Ergotherapie für Tetraplegiker *123*
8.2. Ergotherapie für Paraplegiker *127*
8.3. Schlußbemerkung *127*

9. Aufgaben der Krankenpflege bei Querschnittlähmung (*W. Grosse*) *128*
9.1. Schwerpunkte der Krankenbeobachtung *129*
9.2. Schwerpunkte der Grundpflege *131*
9.3. Schlußbemerkung *137*

10. Psychologische Aspekte beim Umgang mit Querschnittgelähmten (*L. Schöler* u. *H. Schöler*) *138*
10.1. Psychosoziale Folgen der Querschnittlähmung *138*
10.2. Einige kennzeichnende Merkmale der psychischen Situation eines Querschnittgelähmten in der Klinikphase *140*
10.3. Möglichkeiten der Physiotherapie, die Auseinandersetzung mit der Behinderung zu fördern *142*

11. Der Sozialarbeiter im Rehabilitationsteam bei Querschnittlähmung (*G. Tschochner*) *146*
11.1. Einführung *146*
11.2. Definition der Sozialarbeit *146*
11.3. Tätigkeiten *147*
11.4. Schlußbemerkung *149*

12. Anhang I. Muskeltest, Innervationsschema *151*

13. Anhang II. Gelenkmessung *155*

14. Anhang III. Befundbogen „Klinischer Sport" *159*

15. Anhang IV. Rehabilitationskostenträger *163*

16. Anhang V. Anschriften der Deutschen Rollstuhl-Sportvereine *165*

17. **Anhang VI.** Verzeichnis der Spezialabteilungen zur Erstbehandlung Querschnittgelähmter *167*

18. **Anhang VII.** Technische Rehabilitationshilfen *169*

19. **Anhang VIII.** Empfehlungen für den ambulant betreuenden Arzt *177*

20. **Literatur** *181*

21. **Sachverzeichnis** *183*

Mitarbeiterverzeichnis

Wiltrud Grosse
Werner-Wicker-Klinikum
3590 Bad Wildungen

Hermann Schöler
Lily Schöler
Ortsstr. 9
6943 Birkenau-Horrenberg

Brigitte Schwartz
Orthopädische Klinik und Poliklinik
der Universität Heidelberg
Abt. für Querschnittgelähmte
Schlierbacher Landstraße 200 a
6900 Heidelberg

Gerd Tschochner
Im Brühl 2
6903 Neckargemünd

1. Einleitung

Angesichts der im letzten Jahrzehnt grundlegend verbesserten Überlebenschance des Rückenmarkverletzten ergab sich die Notwendigkeit, ein umfassendes, primär rehabilitativ orientiertes Konzept für die Akut- und Langzeitbetreuung dieser Behinderten zu entwickeln.

In diesem Konzept, das auf der intensiven Kooperation aller am diagnostischen und therapeutischen Geschehen beteiligten Fachdienste basiert, kommt der Physiotherapie eine wichtige, nicht selten eine entscheidende Bedeutung zu.

Nach dem von L. GUTTMANN entwickelten Therapieschema stellen physiotherapeutische Maßnahmen heute nicht mehr, wie dies früher nicht selten bei der Behandlung Unfallverletzter der Fall war, eine mehr oder weniger effektive therapeutische Verlegenheitslösung im Sinne einer sogenannten „Nachbehandlung" dar. Vielmehr hat die moderne Physiotherapie längst ihren Platz im mitunter dramatischen Geschehen der Akutphase einer Querschnittlähmung ebenso wie im intensiven Prozeß der Langzeitbehandlung und in der Nachbetreuung des Rückenmarkgeschädigten gefunden.

Dabei hat die Erfahrung der letzten Jahre gezeigt, daß die Anwendung der physiotherapeutischen „Routine" zur Bewältigung der gestellten Aufgabe vielfach nicht ausreicht. Es ist vielmehr erforderlich, ein relativ streng systematisiertes, dem vorliegenden Lähmungsbild und dem jeweiligen Zeitpunkt des Rehabilitationsprozesses angepaßtes Therapieprogramm zur Anwendung zu bringen. In ihm werden die besonderen Bedingungen berücksichtigt, die aus der Rückenmarkverletzung resultieren; etwa die Bedrohung der respiratorischen Funktionen, der Sensibilitätsverlust, die extreme Tendenz zur Gelenkkontraktur oder der Verlust der sensomotorischen Funktionen und seine Folgen.

Auf der anderen Seite erweist es sich in zunehmendem Maße als notwendig, neue Behandlungstechniken und umfassende Therapiekonzepte nutzbar zu machen, die die spezielle psychophysische und psychosoziale Situation dieser schwerbehinderten Männer, Frauen und Kinder berücksichtigen. In diesem Zusammenhang sind die Techniken der propriozeptiven neuromuskulären Fazilitation (PNF) zu nennen, mit deren Hilfe heute ein wichtiger Beitrag zur Verbesserung der Funktionstüchtigkeit insbesondere bei inkompletten Querschnittlähmungen, aber durchaus auch bei kompletten Paraplegien und Tetraplegien geleistet werden kann.

Dieses Buch entstand aus der Arbeit des Heidelberger Querschnittgelähmtenzentrums. Die Erfahrungen aus den zahlreichen Fortbildungsmaßnahmen, insbesondere für neu in ihre Aufgabe eintretende Physiotherapeuten, haben hier ebenso ihren Niederschlag gefunden wie die vielfältigen Anregungen und Ideen, die aus der täglichen Arbeit mit den Patienten und aus der Zusammenarbeit mit den Kollegen der verschiedenen Fachdienste erwuchsen. So ist das Buch nicht so sehr als „Lehr- und Methodenbuch" gemeint sondern als Anstoß, die eigene Arbeit kritisch zu überdenken und neue Initiativen zu entwickeln.

Unter Mitarbeit der übrigen im Rehabilitationsteam vertretenen Fachdienste (des ärztlichen und des pflegerischen Dienstes, der Ergotherapie, des psychologischen und des

Sozialdienstes) wurde versucht, ein schwerpunktmäßig auf die Erfordernisse der Physiotherapie zugeschnittenes Therapiekonzept für das **komplette** Lähmungsbild zu entwerfen und die Behandlungsverfahren detailliert darzustellen. Dabei bemühten sich die Verfasser, auf zwei Grundprinzipien der klinischen Rehabilitationsarbeit mit besonderem Nachdruck hinzuweisen, nämlich auf die Notwendigkeit, diese Arbeit im Rahmen einer auf ständiger Kommunikation und Kooperation basierenden interdisziplinären Arbeitsgruppe, des **Rehabilitationsteams,** zu leisten und von vornherein den Patienten, den Behinderten, aktiv in das therapeutische Geschehen einzubeziehen.

Das Zusammenwirken im Rahmen einer derartigen Gruppe schuf auch die Voraussetzung für die Erarbeitung des vorliegenden Textes. All denen, die einen Beitrag hierzu geleistet haben, sei an dieser Stelle gedankt. Der Dank der Autoren gilt insbesondere den Mitarbeiterinnen und Mitarbeitern in den verschiedenen Abteilungen des Heidelberger Querschnittgelähmtenzentrums, insbesondere denen in der Abteilung für Physiotherapie, auf deren langjähriger Erfahrung dieser Text aufbaut. Hier ist insbesondere die aktive Mitwirkung von Frau T. BERNT, J. CARLSSON, B. JOHANNSON, CH. HECKER-SANONER, M. OERDING, A. PAPE, L. SOMMER und Frau J. STIERLE zu erwähnen.

Wichtige Hinweise für die theoretische Begründung und die praktische Durchführung der Atemtherapie beim Tetraplegiker wurden von Frau H. EHRENBERG, Würzburg und von Frau G. EBERSPÄCHER, Karlsbad-Langensteinbach, für die Techniken des passiven Bewegens und der korrekten Lagerung aus der Sicht der manuellen Therapie von Herrn F. KALTENBORN (Oslo, Norwegen) gegeben. Bei der Abfassung des Kapitels „Konditionstraining" wurden wir in dankenswerter Weise von Dr. G. GERNER, Bad Wildungen, unterstützt.

Wertvolle Anregungen haben wir der im Literaturverzeichnis aufgeführten Schrift von G. ROLF, G. BRESSEL, B. HOLLAND und U. RODATZ, die vor einigen Jahren ebenfalls in der Heidelberger Querschnittgelähmten-Abteilung entstanden ist, zu verdanken. Interessierte Leser seien ausdrücklich auf diese Veröffentlichung verwiesen.

Gleiches gilt für den Bereich der Sporttherapie, der zu einem früheren Zeitpunkt von G. ROLF u. H. WITT abgehandelt worden war. Durch die Zeichnungen, die von Herrn ALBERT R. GATTUNG und Frau REGINE GATTUNG-PETITH angefertigt wurden, wird, wie wir glauben, das Verständnis des Textes und sein informativer Gehalt wesentlich erhöht. Der Leiter der Fotoabteilung der Orthopädischen Universitätsklinik Heidelberg, Herr H. BRÜNNLE, hat zum Beitrag über die Pflege des Querschnittgelähmten informative Bilder angefertigt, die einige besonders wichtige Fragestellungen zu diesem Thema erläutern. Frau R. SCHMEKEL hat sich der Mühe unterzogen, den mehrfach geänderten Text in ein brauchbares Manuskript umzuwandeln. Ihnen allen sei für ihre Mühe und für ihr Engagement, mit dem sie zu dieser Schrift beigetragen haben, Dank ausgesprochen.

Dem Springer-Verlag danken wir für die Herausgabe und für die vorbildliche Ausstattung, den Mitarbeitern des Verlages für die stets geduldige und freundschaftliche Beratung und Hilfe, die sie uns bei der Fertigstellung des Manuskriptes geleistet haben.

Unser wichtigster Dank aber gilt den vielen querschnittgelähmten Frauen, Männern und Kindern, die während des letzten Jahrzehnts als Patienten, Rehabilitanden oder auch als Mitarbeiter im Heidelberger Querschnittgelähmtenzentrum Aufnahme fanden.

Von ihnen haben wir, direkt und/oder indirekt, Grundlagen und Details des heute gültigen und hier dargestellten Behandlungs- und Rehabilitationskonzepts gelernt. Ihnen verdanken wir eine Vielzahl von Informationen, aber letztlich auch die Anregung, die vorliegenden Texte niederzuschreiben.

Ihnen sei dieses Buch daher in Dankbarkeit und freundschaftlicher Verbundenheit gewidmet.

2. Zum Krankheitsbild der Querschnittlähmung (Paraplegie, Tetraplegie)

2.1. Formen der Querschnittlähmung

Querschnittlähmungen sind überwiegend Folgen von Schädigungen des Rückenmarks, mitunter auch von Nervenwurzeln oder von im Wirbelkanal verlaufenden peripheren Nerven (Cauda equina-Schädigung).
Die vollständige Unterbrechung der Rückenmarkbahnen in Höhe eines oder mehrerer Segmente führt zu einer charakteristischen Trias von *motorischer, sensibler* und *vegetativer* Lähmung, d. h.:
- Willkürbewegungen können im gelähmten Körperbereich nicht mehr ausgeführt werden.
- Die Funktionen der Oberflächensensibilität (Berührungs-, Schmerz-, Temperaturempfindung) sind vollständig ausgefallen (Anästhesie, Analgesie, Thermanästhesie). Gleichzeitig sind die Qualitäten der Tiefenwahrnehmung (propriozeptive Sensibilität) teilweise oder vollständig gestört, was heißt, daß die Wahrnehmung für geführte Bewegungen, auf die Haut geschriebene Zahlen, Lage- und Vibrationsempfindungen in Verlust geraten ist.
- Schließlich resultieren schwere Ausfälle hinsichtlich der Blasen- und Mastdarmfunktion, der Sexualfunktion, der Regulation des peripheren Kreislaufs, der Atemfunktion und der Schweißdrüsensekretion.

Diesem als vollständige oder **komplette Querschnittlähmung** bezeichneten Schädigungsbild stehen als Folge einer partiellen Unterbrechung der Rückenmarkbahnen die unvollständigen, **inkompletten Querschnittlähmungen** gegenüber. Bei ihnen werden, in Abhängigkeit von den jeweils geschädigten Bereichen im Rückenmarkquerschnitt, unterschiedlich schwere Störungen der motorischen, sensiblen und vegetativen Funktionen registriert.

> Merke: Der Begriff „komplett" und „inkomplett" bezieht sich jeweils auf ein bestimmtes **Rückenmarksegment**, nicht auf das Ausmaß der Funktionsstörungen in den Extremitätenmuskeln: bei einer kompletten Lähmung unterhalb C6 beispielsweise sind wesentliche Willkürbewegungen in den Armen (M. biceps, M. extensor carpi radialis) erhalten.

Bei inkompletten Rückenmarkschäden ist kein einheitliches Lähmungsbild zu erwarten. Es resultieren vielmehr, je nach Ausmaß und Lokalisation der Schädigung, sehr unterschiedliche neurologische Befunde. Als Beispiel sei die halbseitige Unterbrechung der Leitungsbahnen des Rückenmarks, das spinale Halbseitensyndrom (*Brown-Sequard*) genannt. Hier findet sich auf der geschädigten Seite eine spastische motorische Lähmung, häufig einhergehend mit einer mehr oder minder ausgeprägten Störung der Berührungsempfindung. Auf der der Schädigung gegenüberliegenden Körperseite dagegen bestehen schwere Ausfälle der Schmerz- und Temperaturempfindung.
Andere klinisch bedeutsame Formen der inkompletten Querschnittlähmung sehen wir nach Unterbrechung der arteriellen Versorgung der vorderen zwei Drittel des Rückenmarkquerschnitts (*Arteria spinalis anterior-Syndrom*) oder bei Blutungen oder anderen Schädigungen im zentralen Anteil des Rückenmarks, wie sie besonders bei Überstrek-

kungsverletzungen der Halswirbelsäule bei älteren Patienten gefunden werden (*zentrales Halsmarksyndrom*).

Das Vorliegen einer **kompletten** Paraplegie ist nur dann anzunehmen, wenn keinerlei motorische, sensible oder vegetative Willkürfunktionen in den unterhalb des Läsionsniveaus gelegenen Körperabschnitten gefunden werden. In der Frühphase einer Rückenmarkschädigung ist der Nachweis selbst geringster erhaltener motorischer oder sensibler Restfunktionen als Ausdruck einer **nicht** vollständigen Unterbrechung der Rückenmarkbahnen von großer prognostischer Bedeutung.

2.1.1. „Höhe" der Rückenmarkschädigung (Läsionsniveau)

Der Terminus *Paraplegie* wird einerseits als Sammelbegriff für alle Lähmungen nach spinaler Läsion benutzt. Andererseits definieren wir als *Paraplegie* oder *Paraparese* im engeren Sinne Lähmungen nach Schädigung des Brust- und Lendenmarks, des Conus medullaris und der Cauda equina. Hier sind, je nach geschädigtem oberstem Segment, die Muskulatur des Rumpfes und der unteren Gliedmaßen sowie die Sensibilität in diesem Bereich in unterschiedlichem Maße funktionsgestört.

In Abgrenzung hierzu werden unter den Begriffen *Tetraplegie* bzw. *Tetraparese* Lähmungsbilder verstanden, die nach Halsmarkläsion (C1–Th1) resultieren.

Zur Definition des Niveaus einer Querschnittlähmung wird jeweils das **letzte intakte Segment** angegeben, also beispielsweise „Paraplegie unterhalb Th9", „Tetraplegie unterhalb C6".

Genaue neurologische Diagnostik (Muskeltest, Sensibilitätsstatus, Reflexstatus) ist bei Patienten mit Halsmarkläsionen besonders dringlich, da Lokalisationsunterschiede von nur einem Segment schwerwiegende Auswirkungen auf das Lähmungsbild haben können (Kennmuskeln: Diaphragma C2–4, M. biceps C4–6, M. extensor carpi radialis C6–7, M. triceps brachii C7–8, Mm. interossei et lumbricales C8–Th1) (s. Anlage 1).

Als diagnostische Hilfe für die Höhenlokalisation thorakaler und lumbaler Läsionen, also für die Paraplegie im engeren Sinne, sind hinsichtlich des sensiblen Status zu merken:

die Mamillen entsprechen dem Dermatom Th5,
der Nabel entspricht dem Dermatom Th10,
die Leiste liegt im Dermatom L1,
der äußere Fußrand entspricht dem Dermatom S1,
der Perianalbereich entspricht den Dermatomen S3–5 (Reithosensyndrom) (Abb. 1).

Merke: Beim Erwachsenen sind die untersten Anteile des Rückenmarks, also die Sakralsegmente (Conus spinalis), auf der Höhe des dorsolumbalen Übergangs

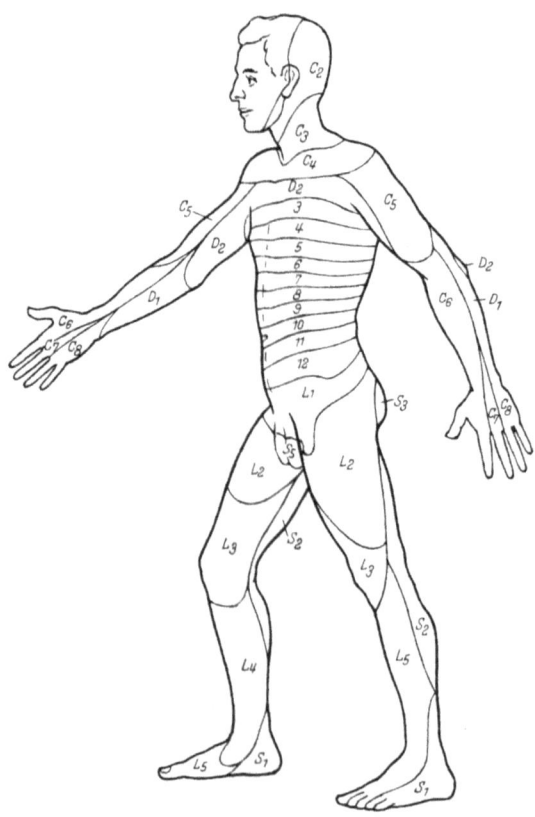

Abb. 1. Schema der segmentalen sensiblen Innervation. (Nach Foerster, 1945)

der Wirbelsäule gelegen! Schäden unterhalb dieses Niveaus führen zur Caudaschädigung, also zu einer Läsion im Bereich der *peripheren* Nerven.

2.1.2. Charakter der Lähmung

Bei kompletter Unterbrechung des Rückenmarkquerschnittes finden sich in der Regel anfangs eine *schlaffe (atonische)* motorische Lähmung, Areflexie, ein vollständiger Ausfall der exterozeptiven und der propriozeptiven Sensibilität („Oberflächen- und Tiefensensibilität"), eine Vasomotorenlähmung, eine Verminderung der Nierendurchblutung und eine zum Subileus oder Ileus führende hochgradige Einschränkung der Darmperistaltik. Dieser primäre Zustand wird als „*spinaler Schock*" bezeichnet.

Unter der Voraussetzung, daß nach Schädigung im Bereich des ersten, also des zentralen Neuron der sogenannte „spinale Reflexbogen" erhalten ist, also etwa bei traumatischer Schädigung des Hals- oder Brustmarks mit unterhalb der Läsionsstelle anatomisch intakten Rückenmarkabschnitten, entwickelt sich innerhalb von Tagen bis Wochen ein *spastisches* Lähmungsbild. Es kommt jetzt zum Auftreten spinaler Automatismen im Sinne von Beuge- und Strecksynergien, zur Steigerung der spinalen Eigenreflexe und zum Auftreten pathologischer Reflexe. Zu diesem Zeitpunkt entwickeln sich auch reflektorische Innervationen von Blase, Mastdarm und männlichen Sexualorganen.

Ist dagegen der spinale Reflexbogen durch die Schädigung unterbrochen, beispielsweise bei peripheren Nervenläsionen im Sinne der Caudaschädigung oder bei der Poliomyelitis, ebenso aber auch bei ausgedehnteren Zerstörungen des Rückenmarks (Myelomalazie, ausgedehnten neoplastischen oder entzündlichen Infiltraten), so zeigt die Lähmung auf Dauer *schlaffen* Charakter.

Bei gleichzeitiger Schädigung der untersten Rückenmarkabschnitte (Conus medullaris) und der im Wirbelkanal verlaufenden Nervenabschnitten (Cauda equina) finden sich, je nach Lokalisation, gemischte Lähmungsbilder (spastisch/schlaff) oder ausschließlich schlaffe Lähmungen.

Die verbindliche Diagnose hinsichtlich des Ausmaßes, der Lokalisation und des Charakters einer Querschnittlähmung gründet sich auf häufig wiederholte neurologische und funktionelle Untersuchungen. Dabei sind insbesondere erforderlich die jeweilige Überprüfung des
- sensiblen Status
- Muskelstatus
- Reflexstatus.

Die Diagnostik bedient sich des weiteren zusätzlicher Untersuchungen, so der Röntgenübersichtsaufnahmen der Wirbelsäule, spezieller Röntgenaufnahmen (Tomographie, Kontrastmitteldarstellung, Angiographie der Rückenmarkgefäße) und anderer Techniken.

2.2. Ursachen

Häufigste Ursache der Paraplegie und der Tetraplegie sind *Verletzungen des Rückenmarks* (75–80%). In diesem Zusammenhang sind insbesondere Verkehrsunfälle (Auto-, Zweirad-, Fußgängerunfälle) zu nennen. Daneben spielen Sportverletzungen (Kopfsprünge in unbekannte Gewässer, Trampolin-, Reit-, Skiunfälle u.a.) eine erhebliche Rolle. Des weiteren sind Berufsunfälle (Sturz vom Gerüst, von der Leiter, Untertageverletzungen im Bergbau), häusliche Unfälle und die Folgen von Selbsttötungs- oder Fremdtötungsversuchen zu nennen.

Neben den traumatischen Rückenmarkschäden sind insbesondere von Bedeutung:
- Querschnittlähmungen als Folge *entzündlicher Erkrankungen* des Rückenmarks und der Rückenmarkhäute (Myelitis, Enzephalomyelitis, Meningomyelitis)

Abszesse im Bereich des Rückenmarks und der Rückenmarkhäute, Entzündungen und Abszedierungen im Bereich eines oder mehrerer Wirbelkörper mit nachfolgender Kompressionssymptomatik (Spondylitis, insbesondere Spondylitis tuberculosa, rheumatische Spondylopathien)

– Querschnittlähmungen als Folge *raumfordernder spinaler Prozesse*, z. B. infolge Tumorwachstums: gutartige Neubildungen (Angiome, Hämangiome, Lipome), bösartige Neubildungen (Gliome, Astrozytome, Meningeome, Ependymome, Osteosarkome)
Metastasen, z. B. infolge Infiltration des Rückenmarks durch systematisierte Neoplasien (Leukämie, Lymphogranulomatose, Plasmozytom), maligne Wirbelfrakturen nach Skelettmetastasen (insbesondere bei Bronchial-, Mamma-, Prostata-, Nieren- und Schilddrüsen-Karzinom)
– Querschnittlähmungen nach *degenerativen Veränderungen* des Rückenmarks, der Rückenmarkgefäße, der Bandscheiben und der Wirbelsäule (Myelomalazien, Durchblutungsstörungen, Gefäßverschlüsse der Rückenmarkarterien, Bandscheibenvorfall, osteoporotische Wirbelfrakturen)
– Querschnittlähmungen im Rahmen *neurologischer Systemerkrankungen* (Multiple Sklerose, Syringomyelie, funikuläre Myelose u. a. m.)
– *angeborene Fehlbildungen des Rückenmarks,* der Rückenmarkhäute und der Wirbelsäule: Spina bifida aperta (Meningozelen, Meningomyelozelen, Hydromyelie u. a. m.).

2.3. Klinischer Befund, Begleiterkrankungen und -verletzungen, Komplikationen, Nacherkrankungen

2.3.1. Störungen der Motorik

Die *motorische Lähmung* äußert sich, je nach Ausmaß und Niveau der Schädigung des Rückenmarks und/oder der Cauda equina, in einem Verlust der Fähigkeit zur willkürlichen Muskelinnervation ab Schädigungsniveau. Diese motorischen Lähmungen tragen anfangs, d. h. in der Phase des sogenannten *spinalen Schocks* (Dauer im allgemeinen 1–3 Wochen) schlaff-atonischen Charakter.
Nach Abklingen des Rückenmarkschocks entwickelt sich bei lokalisierten Schäden im Hals-, Brust- und Lendenmarkbereich eine zunehmend spastische Lähmung mit Steigerung der Reflexaktivität.
Die Spastizität, die die Folge einer Schädigung des zentralen Neurons darstellt (und die mitunter vom Patienten und seinen Angehörigen als sich wiedereinstellende Willkürmotorik fehlgedeutet wird), kann in verstärktem oder gar extremem Ausmaß auftreten. Als die Spastizität steigernde Faktoren erweisen sich nicht selten Dekubitalulcera, schwere Harnwegsinfekte, ausgeprägte Obstipation, aber auch beispielsweise eingewachsene Zehennägel oder andere irritierende Begleiterkrankungen. Die durch sehr starke Spastizität verursachte Neigung zu Gelenkkontrakturen bewirkt ihrerseits, im Sinne eines Teufelskreises, vielfach eine Verstärkung der Neigung zu derartigen Tonussteigerungen in der Muskulatur.
Die schwere Spastizität kann in Verbindung mit der Neigung zu Muskel- und Gelenkkontrakturen zu einer entscheidenden Verstärkung der Behinderungsauswirkungen führen – ihre sorgfältige Prophylaxe, Kontrolle und Behandlung ist daher dringend zu fordern. Patient und Therapeut müssen frühzeitig den korrekten Umgang mit der Tonussteigerung und der vermehrten Reflexaktivität lernen – ein gewisses Maß an Spastik erweist sich zur Stabilisierung des Kreislaufs, aber auch zur Durchführung bestimmter einzuübender motorischer Funktionsketten nicht selten als nützlich. Die konsequente, lebenslang betriebene physiotherapeutische Behandlung, bei der vorsichtige und sorgsam dosierte Dehnungsbehandlungen und Dauerdehnlagerungen im Vordergrund stehen, schafft die Voraussetzung für die erfolgreiche Beherrschung dieser schwerwiegenden Folgen der Rückenmarkschädigung. Sie wird, falls erforderlich, durch die Gabe von spasmolytisch wirkenden Medikamenten, in Extremfällen auch durch die Anwendung von operativen Maßnahmen unterstützt.

2.3.2. Störungen der Sensibilität

Der teilweise oder vollständige Verlust der Oberflächensensibilität, also des Wahrnehmungsvermögens für Berührungs-, Schmerz- und Temperaturreize, bedingt eine lebenslang bestehenbleibende, hochgradige Gefährdung durch Druckschäden der Haut und der darunter gelegenen Gewebeabschnitte. Gleichzeitig resultiert, bedingt insbesondere durch die Unterbrechung der Hinterstränge des Rückenmarks, ein Ausfall der sogenannten „Tiefensensibilität". Darunter werden die Empfindungen für Lage und Stellung der Glieder und der Gelenke zueinander, für Bewegungsausmaße, für Tiefendruck, für die Größe angewandter Muskelkräfte und für Vibrationsreize verstanden. Störungen dieser Empfindungsqualitäten finden sich insbesondere bei inkompletten Läsionen mit überwiegender Schädigung der dorsalen Rückenmarkanteile bei gleichzeitig erhaltenen motorischen Funktionen.

2.3.3. Störungen der vegetativ-autonomen Funktionen

Hierzu rechnen vor allem die Beeinträchtigung der Blasen- und Mastdarmfunktion, der Sexualfunktion, der Kreislaufregulation und des Gefäßtonus, der Atemfunktion und der Schweißsekretion.
Das jeweilige Ausmaß auch dieser Ausfälle ist unterschiedlich. Es liegt zwischen leichter Schwäche und totalem Verlust und ist abhängig von Lokalisation und Ausdehnung der Rückenmarkschädigung.

2.3.3.1. Störungen der Harnwegfunktionen

In der Anfangsphase nach einer Rückenmarkläsion, also im spinalen Schock, besteht eine mehr oder weniger ausgeprägte Mangeldurchblutung des Nierenparenchyms. Diese führt zu einer vorübergehenden Verminderung der Harnausscheidung, die manchmal unter dem anschließenden Bild einer ausgeprägten Polyurie nach einigen Tagen abklingt.
Die Blasenfunktion ist primär im Sinne einer atonischen Lähmung beeinträchtigt. Später kommt es, in jeweiliger Abhängigkeit von Ort und Ausmaß der Rückenmarkschädigung, zur Entwicklung entweder der sogenannten „spinalen Reflexblase" oder zur Ausbildung einer „autonomen Blase".
Bei einer Reflexblase wird unter Vermittlung und Steuerung durch die unterhalb der Läsionsstelle gelegenen intakten Rückenmarkabschnitte und durch die Strukturen des spinalen Reflexbogens eine automatische, reflektorische, also nicht willkürlich gesteuerte Blasenentleerung ausgelöst. Die hierbei insbesondere in der längsgestreiften Muskulatur wirksam werdenden Reflexaktivitäten werden im Rahmen der klinischen Rehabilitation systematisch geschult und zur Durchführung des sogenannten „Blasentrainings" genutzt. Sie entsprechen ihrem Wesen nach der sich zur gleichen Zeit entwickelnden Spastizität in der quergestreiften Muskulatur.
Unter Blasentraining wird demzufolge die regelmäßige Auslösung einer spastischen Kontraktion der Blasenwandmuskulatur (M. detrusor vesicae) und eine ebenfalls reflektorische, aktive Öffnung des Blasenschließmuskels durch Reizung von Trigger-(=Auslöser-) Zonen, etwa der suprapubischen Region oder der Oberschenkelinnenseite, verstanden. Diese führt nach ausreichend langdauernder Einübung zu einer mehr oder minder restharnfreien Blasenentleerung.
Dieser Mechanismus einer reflektorischen Blasenentleerung kann nicht wirksam werden bei Unterbrechung des spinalen Reflexbogens, also bei Folgezuständen nach Verletzung im Sakralmark oder im Bereich der Cauda equina. In diesen Fällen wird die Miktion unter Nutzung der in der Blasenwandung selbst gelegenen, autonom wirksamen Nervenendelemente durch äußere Kompression in Gang gesetzt. Gelegentlich ist bei Vorliegen einer derartigen Schädigung die Anwendung des Katheters, der sonst nur im Sinne des intermittierenden Katheterisierens in den ersten Tagen und Wochen nach Eintritt der Querschnittlähmung gebraucht wird, für längere Zeit oder auch auf Dauer erforderlich.
Bei sorgfältiger und systematischer Anwendung derartiger Verfahren zur Entleerung der gelähmten Blase gelingt es, die stets dro-

hende Infektionsgefahr ebenso wie die damit zusammenhängenden Sekundärschädigungen der ableitenden Harnwege zu verhindern oder zumindest entscheidend abzumindern. Vom Erfolg oder Mißerfolg dieser Maßnahmen hängen die Überlebenschance und vielfach das Lebensschicksal des Querschnittgelähmten ab.

2.3.3.2. Störungen der Darmfunktion

In der Phase des spinalen Schocks ist mit dem Auftreten einer Magen-Darm-Atonie und in der Folge hiervon mit einem paralytischen Ileus oder einem Subileus zu rechnen. Neben den in kurzer Zeit bedrohlichen Störungen der Verdauungs- und Stoffwechselfunktionen, die aus einer derartigen Darmlähmung resultierten, kommt es infolge der gleichzeitigen Hochdrängung des Zwerchfells zu einer mitunter gefährlichen zusätzlichen Beeinträchtigung der Atemfunktionen.

Dieser Zustand bedarf sorgfältiger Beobachtung und entsprechender Behandlung – Infusionen mit parasympathikomimetisch wirkenden Medikamenten und hypertoner Kochsalzlösung, intermittierendes Einlegen eines Darmrohrs, gegebenenfalls Einlegen einer Magensonde. Bis zum Ingangkommen der Peristaltik und der Darmentleerung erfolgt die Ernährung ausschließlich parenteral.

Im weiteren Verlauf ist die Mehrzahl der Querschnittgelähmten angesichts der bestehenbleibenden Enddarmlähmung auf den Gebrauch von Abführmitteln und laxierenden Zäpfchen angewiesen. Im allgemeinen gelingt es, bei regelmäßiger Anwendung der Abführmaßnahmen, trotz fehlender Willkürkontrolle eine ausreichende Rhythmisierung der Defäkation zu erzielen. Auf diese Weise werden wichtige Voraussetzungen zu einem normalen Leben in Familie, Beruf und Gesellschaft geschaffen.

2.3.3.3. Störungen der Sexualfunktion

Beim querschnittgelähmten Mann mit mittlerer oder hoher Rückenmarkläsion, also bei Vorliegen einer zentralen, spastischen Lähmung, ist das Erektionsvermögen auf Berührungsreize hin meist erhalten, während Erektionen durch psychische Stimuli nicht ausgelöst werden können.

Das Ejakulationsvermögen ist mehrheitlich erloschen. Es besteht daher bei erhaltener Fähigkeit zur Ausübung des Geschlechtsverkehrs (Potentia coeundi) eine Zeugungsunfähigkeit (Impotentia generandi). Infolge der sensiblen Lähmung ist das Erleben eines Orgasmus meist unmöglich.

Histologische und spermiographische Untersuchungen haben gezeigt, daß mitunter schon wenige Wochen nach Eintritt einer Querschnittlähmung ausgeprägte Veränderungen und Schädigungen an den die männlichen Samenfäden bildenden Hodenkanälchen bestehen. Die Ursache dieser Veränderungen ist nicht endgültig abgeklärt – sie müssen aber bei der Beurteilung der Zeugungsfähigkeit des querschnittgelähmten Mannes ebenfalls berücksichtigt werden.

Der Geschlechtsverkehr kann durch starke Spastizität, durch Blaseninkontinenz, Kontrakturen und parossale Ossifikationen im Bereich der Hüftgelenke zusätzlich beeinträchtigt sein.

Bei der querschnittgelähmten Frau findet sich nach dem Unfall meist eine Amenorrhoe für 3–4 Periodenzeiträume. Die Ausübung des Geschlechtsverkehrs ist möglich. Orgasmusfähigkeit ist meist nicht oder nur in deutlich gemindertem Umfang gegeben. Die querschnittgelähmte Frau ist in vollem Umfang konzeptionsfähig, Schwangerschaften verlaufen in der Regel normal. Schwangerschaft und Geburt sollten besonders sorgfältig überwacht werden. Bei hohen Läsionen empfiehlt sich zur Vermeidung von paroxysmalen Dysregulationen (s. S. 9) gegebenenfalls operative Entbindung.

2.3.3.4. Störungen der Kreislauffunktionen

Die Herzfunktion ist durch das Auftreten einer Querschnittlähmung im allgemeinen nicht beeinträchtigt. Dagegen besteht infolge der unter der Einwirkung des spinalen Schocks auftretenden Vasomotorenlähmung anfangs die Gefahr schwerer *hypotoner*

Kreislaufregulationsstörungen. Diese bedürfen bei Beendigung der Bettlägerigkeit, also in der Phase des Aufrichtens und des Verbringens in den Rollstuhl, besonders sorgfältiger Überwachung.
Bei Conus-Cauda-Läsionen und bei Schädigung des zweiten peripheren Neuron werden, wahrscheinlich infolge Fehlens des physiologischen Muskeltonus, der entscheidend die Entleerung der venösen Strombahn bewirkt, in Verbindung mit der Vasokonstriktorenlähmung mitunter ausgeprägte Ödeme im Bereich der abhängigen Körperpartien gefunden. In der Regel gelingt es, diese durch sorgfältige physiotherapeutische Behandlung, Tragen von elastischen Strümpfen, gelegentlich durch gleichzeitige Gabe von ausschwemmenden Medikamenten zumindest teilweise zu beheben.
Im weiteren Verlauf werden bei Paraplegien oberhalb Th5 und bei Tetraplegien *hypertone* Kreislaufkrisen (autonome Hyperreflexie, paroxysmale Hypertension) gefunden. Sie werden meist durch intraabdominelle Drucksteigerung (Überfüllung der Harnblase, besonders bei Infekten, hochgradige Obstipation, Schwangerschaft), aber auch durch sonstige periphere Reize (Druckgeschwüre, eingewachsene Zehennägel, Verbrennungen) ausgelöst. Diese anfallsweisen Blutdrucksteigerungen gehen mit heftigen Kopfschmerzen, Schweißausbrüchen, gelegentlich mit Krampfanfällen und Bewußtlosigkeit einher. Wichtigste therapeutische Maßnahme ist die Beseitigung der auslösenden Ursachen, vor allem also der sofortige Katheterismus der Harnblase.
Thrombosen, Thrombophlebitiden, Thromboembolien stellen, besonders in der Primärphase der Querschnittlähmung, unabhängig von der Segmenthöhe und vom Lebensalter des Patienten eine häufige und ernste Komplikation dar. Erforderlich ist deshalb die sofort (d. h. am Tage der Einlieferung des Verletzten) einsetzende physiotherapeutische Thromboembolieprophylaxe. Darüber hinaus wird frühestmöglich mit einer Antikoagulantientherapie, zunächst meist für einige Tage mit Heparinpräparaten, dann mit Cumarinen begonnen. Dabei müssen eventuell vorliegende Nebenverletzungen (Schädel-Hirn-Traumen, Hämatothorax, Extremitätenfrakturen, abdominelle Traumen) als mögliche Kontraindikationen berücksichtigt werden (s. Kap. 9). Die Antikoagulantientherapie wird fortgeführt, bis der Patient ganztags im Rollstuhl zu sitzen in der Lage ist.

2.3.3.5. Störungen der Atemfunktion

Diese werden bei hohen Paraplegien und insbesondere in der Folge von Halsmarkschäden gefunden. Die Lähmung der Interkostal- und der Abdominalmuskeln, die gelegentlich bei hohen Tetraplegien bestehenden partiellen Ausfälle der auxiliären Atemmuskulatur und eine Beeinträchtigung der Zwerchfellfunktion bei Läsionen oberhalb C4, bedingen eine erhebliche, mitunter lebensgefährdende Einschränkung der motorischen Atemleistung und damit des Gasaustausches.
Die sorgfältige Beobachtung der Atmung, insbesondere des Frischverletzten, die regelmäßige Messung der Vitalkapazität, gegebenenfalls Blutgasanalysen, stellen eine dringliche diagnostische Aufgabe der frühen Behandlungsphasen dar.
Die Fähigkeit des Abhustens ist bei diesen Patienten weitgehend eingeschränkt oder aufgehoben. So ergibt sich die Gefahr der Sekretstauung mit der Folge von Pneumonien und Atelektasen. Eine Verstärkung können derartige Funktionsbeeinträchtigungen durch Zwerchfellhochstand bei Darmlähmung mit Meteorismus erfahren.
Die früher bei Tetraplegie übliche sofortige Tracheotomie kann durch konsequente und frühestmöglich einsetzende Atemtherapie (s. 3.1.1.), in Verbindung mit medikamentösen Maßnahmen, vermieden werden. Künstliche oder assistierte Beatmung ist dann nur selten erforderlich.
In den ersten Tagen nach Auftreten einer Querschnittlähmung, insbesondere bei Verletzungen im Bereich der Brustwirbelsäule, sind regelmäßige klinische und röntgenologische Untersuchungen erforderlich, um

dem Auftreten eines Hämatothorax oder eines Hämatopneumothorax – eventuell beidseitig – rechtzeitig begegnen zu können.

2.3.3.6. Störungen der Thermoregulation
Infolge Durchtrennung sympathischer Leitungsbahnen im Rückenmark und der daraus resultierenden Minderung der Schweißsekretion bei gleichzeitiger unzureichender Anpassung der Vasomotoren an den Bedarf des Wärmehaushaltes des Körpers kommt es zu mitunter schwerwiegenden Einschränkungen der physiologischen Wärmeableitung. Unterstützt wird diese Beeinträchtigung der Abstrahlung durch herabgesetzte Lungenventilation. Daraus kann sich eine besonders in der Frühphase häufig zu beobachtende *Hyperthermie* mit manchmal extremem Anstieg der Körpertemperatur entwickeln. Ein derartiger Befund ist also, insbesondere beim Tetraplegiker, nicht von vornherein als Ausdruck einer schweren Infektion zu werten. Es handelt sich vielmehr um eine *periphere* (also nicht um eine zentrale) dysregulatorische Hyperthermie.
Die Therapie besteht in der Herabsetzung der Außentemperatur, Aufdecken des Patienten, kühlenden Umschlägen, Anwendung von Ventilatoren etc.
Auf der anderen Seite kann es infolge der Schädigung autonomer Steuermechanismen beim Querschnittgelähmten, insbesondere beim Tetraplegiker, auch zu *hypothermen* Störungen des thermostatischen Gleichgewichts kommen. Die mangelnde Anpassungsfähigkeit an niedrige Raumtemperaturen etwa bedingen einen raschen Abfall der Körperoberflächentemperatur und nachfolgend auch der Kerntemperatur des Körpers. Durch Sicherstellung eines entsprechend adaptierten Raumklimas und durch Schutz vor extremen Raumtemperaturen muß dieser Gefahr vorsorglich begegnet werden.

2.3.4. Begleitverletzungen

Neben den unmittelbaren und mittelbaren Folgen der Rückenmarkverletzung ist bei Diagnostik und Therapie das Vorliegen von möglicherweise schwerwiegenden Begleitverletzungen zu berücksichtigen. Nach Feststellung erfahrener Beobachter muß bei mehr als der Hälfte aller traumatischen Querschnittlähmungen mit derartigen zusätzlichen Schädigungen im Schädel-, Thorax-, Abdominal- und Extremitätenbereich gerechnet werden (MEINECKE, F.-W., 1974).
Unabhängig hiervon sind die bei traumatischen Querschnittlähmungen nicht immer nachweisbaren **Verletzungen der Wirbelsäule** zu sehen. Je nach Schädigungsmechanismus kann grundsätzlich jeder Teil der Wirbelsäule von einem Trauma, gleichermaßen aber auch etwa von einem entzündlichen oder neoplastischen Prozeß betroffen sein.
Beim Vorliegen einer traumatischen Querschnittlähmung neigen Patient und klinisches Personal mitunter dazu, angesichts eindrucksvoller Röntgenbefunde und auch angesichts der besseren Vorstellbarkeit einer gebrochenen Wirbelsäule gegenüber dem schwer verständlichen funktionellen Geschehen einer Lähmung ihr Hauptaugenmerk auf die Behandlung der Fraktur zu richten. Die Bedeutung der Rückenmarkschädigung und ihrer Folgen wird dabei nur zu leicht unterschätzt. Alle Beteiligten müssen deshalb lernen und immer wieder darauf hingewiesen werden, daß der Befund an der Wirbelsäule zwar sowohl für die aktuelle Situation unmittelbar nach dem Unfall als auch für den weiteren Rehabilitationsverlauf in unterschiedlichem Maße wichtig, so gut wie nie aber von letztlich entscheidender Bedeutung ist.
Verletzungen im oberen Anteil der Halswirbelsäule werden in der Klinik relativ selten beobachtet, da sie meist unmittelbar zum Tode des Betroffenen führen. Brüche des Dens epistrophei sind dagegen keineswegs selten. Sie bleiben, wenn nicht sorgfältig nach einer derartigen Verletzung gefahndet wird, vielfach unerkannt.
Überbeugungs- und Überstreckungsverletzungen betreffen vorwiegend die untere Hälfte der Halswirbelsäule – (C4), C5, C6 und C7. Der röntgenologisch nachweisbare Befund – im allgemeinen handelt es sich um

Luxationsfrakturen – besagt wenig über das Ausmaß der dadurch verursachten Rückenmarkschädigung.

Zu den *Verletzungen der Brustwirbelsäule* werden Frakturen und Luxationsfrakturen im Bereich des 1. bis 10. BW gerechnet. Anamnestisch liegen ihnen besonders häufig sehr massive Unfallmechanismen zugrunde, die dann zu schweren Zerreißungen des Achsenskeletts führen.

> **Merke:** Jede Verletzung der Brustwirbelsäule stellt gleichzeitig ein Thoraxtrauma dar. Begleitende Rippen- und Sternalfrakturen sind häufig. Bei der Mehrzahl dieser Verletzten entwickelt sich innerhalb der ersten 48 Stunden nach dem Unfall ein Hämatothorax.

Verletzungen des dorsolumbalen Übergangs (Th 11 – L 2) gehören neben denen des Zervikalbereichs zu den häufigsten Traumen der Wirbelsäule. Meist finden sich Kompressions-Luxations-Frakturen durch Abknikkung der Wirbelsäule nach vorne. Das Ausmaß der resultierenden Rückenmark- oder Caudaschädigung ist sehr unterschiedlich. Es reicht von der vollständigen und endgültigen Paraplegie unterhalb Th 9/10 bis zu diskreten neurologischen Restsymptomen, die nur bei genauer neurologischer Untersuchung nachgewiesen werden können.

Verletzungen im Bereich der unteren Lendenwirbelsäule und des Kreuzbeins sind insgesamt seltener. Ihre neurologischen Folgen sind unterschiedlich schwere Schäden der Cauda equina.

2.3.4.1. Schädel-Hirn-Verletzungen

Diese werden insbesondere in Verbindung mit Halsmarktraumen relativ häufig gefunden. Die in ihrer Folge bestehende Bewußtseinsstörung ist gelegentlich die Ursache dafür, daß eine gleichzeitig vorliegende Querschnittlähmung zunächst nicht erkannt und die erforderliche Behandlung nicht rechtzeitig in die Wege geleitet werden kann.

2.3.4.2. Verletzungen des Brustkorbs

Sie gehören zu den häufigsten Begleittraumen bei Rückenmarkschäden. Insbesondere bei Verletzungen der Brustwirbelsäule werden einerseits vielfach Begleitfrakturen an den Rippen und am Brustbein gefunden. Andererseits kommt es in diesem Zusammenhang fast regelmäßig zur Entwicklung eines Hämatothorax oder eines Pneumohämatothorax, gelegentlich auch zu Verletzungen am Herzen und an den großen Gefäßen (Aortenruptur!). Die wiederholte Röntgenkontrolle der Brustorgane gehört daher zu den vordringlichen Maßnahmen bei jeder traumatischen Querschnittlähmung.

2.3.4.3. Gliedmaßenverletzungen

Sie werden im Zusammenhang mit traumatischen Schäden des Rückenmarks und der Wirbelsäule ebenfalls häufig gefunden. In der Regel muß angestrebt werden, ihre Folgen durch raschestmögliche operative Maßnahmen gering zu halten, da andernfalls die wegen der Rückenmarkschädigung erforderlichen pflegerischen und therapeutischen Maßnahmen nachhaltig beeinträchtigt werden: die Lagerungs-Dreh-Behandlung stößt auf Schwierigkeiten, das physiotherapeutische Übungsprogramm muß entscheidend eingeschränkt werden.

Eine charakteristische Folge von Sprüngen und Stürzen aus großer Höhe, bei denen ein Bruch der Wirbelsäule mit Rückenmarkschädigung, meist im dorsolumbalen Übergang, eintritt, sind begleitende Frakturen des Kreuzbeins, der Schambeinäste, der Sprunggelenke und der Fersenbeine.

2.3.4.4. Verletzungen der Bauchorgane

Sie werden im Zusammenhang mit traumatischen Querschnittlähmungen offenbar relativ selten nachgewiesen. Dennoch ist im Rahmen der Erstversorgung und der Überwachung in den ersten Tagen dieser Möglichkeit deshalb besondere Aufmerksamkeit zu widmen, weil die vorliegende Sensibilitätsstörung einerseits und die ohnehin bestehende Magen-Darm-Atonie mit Neigung zu Meteorismus andererseits die präzise Dia-

gnose intraabdomineller Verletzungen erschweren.
Der Bauchumfang muß daher kontrolliert werden. Unerklärbare Schmerzen im Achsel- und Schulterbereich, insbesondere auf der linken Seite, sind mitunter Hinweis auf ein intraabdominelles Trauma. Bei Hämaturien muß durch das intravenöse Pyelogramm eine Verletzung der Nieren oder der ableitenden Harnwege ausgeschlossen werden. Gelegentlich wird die Symptomatik einer intraabdominellen Verletzung durch ein ausgedehntes paravertebrales Begleithämatom imitiert.
Eine erhebliche Gefährdung ergibt sich, insbesondere bei Patienten mit hohen Paraplegien und mit Tetraplegien, durch innerhalb der ersten Tage bis Wochen auftretende hämorrhagische Gastritiden und durch Streßulzera im Magen- und Zwölffingerdarmbereich. Hier kann es zu bedrohlichen Blutungen kommen, die mitunter eine operative Revision erforderlich machen.

2.3.5. Komplikationen und Folgeerkrankungen

2.3.5.1. Druckschäden der Haut

Druckgeschwüre – Dekubitalulzera – entstehen auf dem Boden der durch Rückenmarkschädigung verursachten Vasomotorenlähmung und des reduzierten Muskeltonus, aus denen ischämische Gewebsschäden resultieren. Die sensible Lähmung auf der einen, eine allgemeine Resistenzminderung auf der anderen Seite sind als zusätzlich verantwortliche Faktoren zu werten. Im übrigen sind derartige Druckschäden in jedem Fall als Folge unsachgemäßer Lagerung und unzureichender Prophylaxe anzusehen. Ihrer Verhinderung muß daher von der ersten Stunde nach Auftreten einer Querschnittlähmung äußerste Sorgfalt gewidmet werden. Betroffen sind insbesondere die beim Sitzen oder auch beim Liegen stark belasteten Areale der Körperoberfläche, also etwa der Kreuzbein-Steißbein-Bereich, die Regionen über den Trochanteren, der Darmbeinkante und dem Wadenbeinköpfchen, die Unterschenkelaußenseite, die Knöchel und die Ferse. Beim Vorliegen einer Tetraplegie sind die Schulterblattregion und der Ellenbogen in gleicher Weise gefährdet.
Zu fordern ist das regelmäßige Umlagern des frischverletzten Querschnittgelähmten in einem etwa dreistündlichen Rhythmus. Diese sehr aufwendigen pflegerischen und therapeutischen Maßnahmen werden durch Benutzung von Spezialbetten unterschiedlicher Konstruktion erleichtert und unterstützt.
Im späteren Verlauf muß der Querschnittgelähmte selber lernen, derartigen Druckschäden und ihren verheerenden Folgen vorzubeugen. Die zweimal tägliche Kontrolle der gefährdeten Hautpartien unter Zuhilfenahme eines Spiegels, das regelmäßige Aufstützen im Rollstuhl zur Entlastung der besonders gefährdeten Sitzfläche in etwa 15minütigem Intervall und die mehrstündige Lagerung auf dem Bauch während der Nachtruhe stellen die wichtigsten Maßnahmen der Prophylaxe dar.
Die Erfahrung zeigt, daß die nach Entlassung aus klinischer Behandlung im weiteren Verlauf einer Querschnittlähmung auftretenden, mitunter lebensgefährdenden Druckgeschwüre nicht selten im unmittelbaren Zusammenhang mit einer mangelhaften Selbstbeobachtung und einer allgemeinen Vernachlässigungstendenz des Betroffenen gesehen werden müssen. Hier drücken sich vielfach depressive Verhaltensstörungen und die Unfähigkeit zur Bewältigung der eigenen Behinderungssituation aus (WINTER, B.). Neben der neuerlichen stationären Behandlung sollte in derartigen Fällen an gezielte psychagogische und psychotherapeutische Maßnahmen gedacht werden.
Beim Auftreten kleinster Druckschäden („rote Stelle") ist sogleich die konsequente Druckentlastung („rund um die Uhr") durchzuführen. Gleicherweise gilt die Forderung nach Druckentlastung natürlich für das manifeste Druckgeschwür, dessen Behandlung sich stets als schwierig und zeitaufwendig erweist.

In jedem Fall ist die (gegebenenfalls chirurgische) Beseitigung der Nekrosen, danach eine Behandlung mit Verbänden bis zur Reinigung des Geschwürgrundes anzustreben. Bei größeren Geschwüren ist zur Vermeidung sehr langdauernder Krankenhausaufenthalte die plastisch-operative Deckung zu erwägen.

2.3.5.2. Paraosteoarthropathien (POA)

Parossale Ossifikationen, also pathologische Weichteilverknöcherungen insbesondere in der Umgebung der großen Gelenke, treten relativ häufig als mitunter schwerwiegende Folgeerkrankung nach Rückenmarktraumen auf. Betroffen von dem Verknöcherungsprozeß ist ausschließlich das Muskelbindegewebe. Seine Entstehung ist letztlich ungeklärt. Wahrscheinlich kommt es durch das Zusammenwirken einer Störung im autonomen Nervensystem und einer lokalen Schädigung in der Weichteilumgebung der großen Gelenke zur Auslösung derartiger pathologischer Stoffwechselvorgänge. Bei einem Teil der betroffenen Personen resultiert nur ein hinsichtlich der funktionellen Auswirkungen belangloser Nebenbefund. Im Röntgenbild finden sich dann mehr oder weniger ausgedehnte kalkdichte Verknöcherungszonen, etwa im Bereich der Adduktoren oder der Glutäen. In anderen Fällen aber kommt es im Verlauf dieses Bindegewebsumbaues zur Ausbildung massiver knöcherner Überbauungsvorgänge, die beispielsweise von den lateralen Anteilen des Darmbeins bis zum Trochantermassiv reichen. Über die schon bestehende Lähmung hinaus kann hierdurch die passive Gelenkbeweglichkeit vollständig blockiert und so die Behinderung in ihren Auswirkungen entscheidend verstärkt werden.

Der Beginn eines derartigen Ossifikationsprozesses deutet sich gelegentlich durch eine Schwellung, Rötung und Überwärmung an. Dieser Befund führt nicht selten zur fälschlichen Annahme des Vorliegens von Thrombophlebitiden. Später findet sich eine Einschränkung der passiven Gelenkbeweglichkeit im betroffenen Bereich. Die Laborwerte für die alkalische Serumphosphatase und die Kreatinphosphokinase steigen mäßig oder stark an. Ein positiver Röntgenbefund ist häufig erst nach weiteren 14 Tagen zu erheben.

Es kann nicht ausgeschlossen werden, daß forcierte passive Bewegungsübungen – betonte Abduktion oder kräftige Überstreckung der Hüftgelenke – mit der Folge dadurch ausgelöster sogen. „Mikrotraumen", also kleinerer Blutungen in der Muskulatur, zur Ingangsetzung eines solchen Prozesses beitragen. Deshalb wird beim ersten Hinweis auf das Vorliegen eines derartigen Geschehens die physiotherapeutische Behandlung der betroffenen Gelenkabschnitte zunächst für einen Zeitraum von 3–4 Tagen völlig eingestellt. Danach wird sie mit größter Vorsicht wieder aufgenommen. Das passive Dehnen der betroffenen Muskeln unterbleibt aber so lange, bis Röntgenbefunde und Labordaten dafür sprechen, daß der Ossifikationsprozeß zur Ruhe gekommen ist (s. 3.1.2.3).

Bei vollständigen Gelenkblockierungen muß zu einem späteren Zeitpunkt die Frage der operativen Behandlung diskutiert werden. Wegen der hohen Rezidivgefahr kommen derartige Maßnahmen aber frühestens nach 12 bis 18 Monaten in Frage.

Klinisch einsetzbare Verfahren zur Verhütung der POA stehen bisher nicht zur Verfügung.

2.3.5.3. Schmerzen und schmerzhafte Spasmen

Schmerzhaft empfundene Parästhesien und Paralgesien sowie Schmerzphantome werden von vielen Patienten mit kompletten und inkompletten Lähmungen angegeben. Charakteristisch sind beispielsweise die oft sehr quälenden Schmerzen im Schulter-Arm-Bereich bei frischen Tetraplegien in der Zeit der Bettlägerigkeit und zu Beginn der Rollstuhlphase. Hier kann gelegentlich durch besonders sorgfältige Lagerung, durch Eisbehandlungen, durch Maßnahmen im Sinne der manuellen Therapie oder durch intraartikuläre oder paraartikuläre Injektionen von Novocain oder Cortico-Steroiden Abhilfe geschaffen werden. Die Gabe von Analgetica läßt sich nicht immer vermeiden.

Im Frakturbereich klagen viele Querschnittgelähmte vorübergehend oder auch längerdauernd über Schmerzen. Hier muß das Vorliegen von radikulären Reizzuständen angenommen werden. Eine Infiltrationsbehandlung mit Lokalanästhetica auf der einen Seite, die über einige Monate gehende Abstützung durch ein halbelastisches Stützmieder andererseits erweisen sich mitunter als brauchbare Therapie.

Bei inkompletten Querschnittlähmungen, bei denen die sensiblen Qualitäten also nicht vollständig ausgefallen sind, wird häufig über quälende Mißempfindungen (Parästhesien, Paralgesien, auch Hyperästhesien) geklagt. Diese Beschwerden sind sehr schwer zu beeinflussen. Meist muß der Patient lernen, sie zu ertragen, mit ihnen zu leben, sich durch körperliche Aktivitäten von ihnen abzulenken.

Die Beobachtung zeigt, daß Schmerzen und sehr starke, ebenfalls schmerzhaft empfundene Spasmen nicht selten bei solchen Patienten gefunden werden, denen es nicht oder noch nicht gelungen ist, die Tatsache ihrer schweren Behinderung aktiv zu bewältigen. Ihre biographische Anamnese macht häufig deutlich, daß hier auch vor dem zur Querschnittlähmung führenden Ereignis besondere psychosoziale Belastungen bestanden haben, von denen die Persönlichkeitsstruktur geprägt wurde. Angesichts einer solchen Situation muß gegebenenfalls die Einleitung psychotherapeutischer Maßnahmen erwogen werden.

2.4. Behandlungsverlauf, Prinzipien der Therapie und Rehabilitation bei Querschnittgelähmten

2.4.1. Morbidität, Letalität

In der Bundesrepublik Deutschland ist mit einem jährlichen Zugang von etwa 1 000–1 200 frischen Querschnittlähmungen zu rechnen. Hierin enthalten sind ca. 300 rehabilitationsbedürftige Kinder mit angeborenen Fehlbildungen des Spinalkanals.

Die Sterblichkeit der Querschnittgelähmten, die noch vor 20 Jahren innerhalb der ersten 2 Jahre nach Eintritt der Rückenmarkschädigung im Falle der Paraplegie mit 50–60%, im Falle der kompletten Tetraplegie mit 100% beziffert werden mußte, ist heute auf weniger als 10% gesunken. Das bedeutet, daß der ganz überwiegende Teil der auf diese Weise Verletzten und Erkrankten auf eine rechtzeitig einsetzende und über lange Zeit korrekt durchgeführte Spezialbehandlung und Rehabilitation angewiesen ist. Die internationale Erfahrung zeigt, daß die Durchführung des hierbei erforderlichen Behandlungsprogramms im allgemeinen nur in Spezialabteilungen möglich ist. Der frischverletzte Querschnittgelähmte sollte daher, heute in der Regel auf dem Luftwege, nach Möglichkeit sogleich in eine Querschnittgelähmtenabteilung verbracht werden. Die Behandlung erfolgt hier nach relativ einheitlichen Grundprinzipien:

2.4.2. Sofortmaßnahme, Frühbehandlung

Der Frischverletzte wird, in der Regel auf einem Spezialbett liegend, einer systematischen Lagerungs-Dreh-Behandlung unterzogen. Zur Beherrschung der bestehenden atonischen Blasenlähmung wird anfangs die Methode des intermittierenden Katheterisierens angewandt. Mit Abklingen des spinalen Schocks – nachgewiesen durch wiederkehrende Reflexaktivität – wird mit dem sogenannten Blasentraining begonnen. Der zunächst fast immer bestehende Subileus oder Ileus wird durch Infusionen und Abführmaßnahmen beherrscht. In der Mehrzahl der Fälle wird heute durch eine am ersten oder zweiten Tage beginnende Antikoagulantientherapie der drohenden Thromboemboliegefahr vorgebeugt.

2.4.3. Physiotherapie

Die physiotherapeutische Behandlung beginnt, ebenso wie die Ergotherapie, sogleich nach Ankunft des Patienten in der Klinik. Sie besteht anfangs vor allem in einer sorgfältigen Atemtherapie, im täglich mehrmaligen Bewegen der gelähmten Körperabschnitte und im aktiven Training der teilgelähmten und nichtgelähmten Körperareale sowie in der gezielten Thromboembolieprophylaxe.

Acht bis zehn Wochen nach dem Unfall wird der Verletzte allmählich im Bett aufgerichtet und innerhalb von ca. 10 Tagen an das Sitzen im Rollstuhl gewöhnt. Er erfährt jetzt im Rahmen eines erweiterten Trainingsprogramms eine Schulung in der Sitz- und Stehbalance und in der Benutzung des Rollstuhls und Unterweisungen in den Handhabungen des täglichen Lebens. Im Falle einer Paraplegie wird der Patient mit Stützapparaten versorgt und in die Gangschulung eingeführt.

2.4.4. Soziale, schulisch-berufliche Rehabilitation

Die Vorbereitungen für die Einleitung schulisch-beruflicher Rehabilitationsmaßnahmen oder die Wiederaufnahme einer späteren Tätigkeit, sei es der Führung eines Haushaltes, sei es eines Berufs, werden in Zusammenarbeit mit dem Patienten im Rahmen des Rehabilitationsteams getroffen. Der Behinderte erwirbt den Kraftfahrzeugführerschein. Die Wohnverhältnisse werden durch die zuständigen Fachdienste – Ergotherapie, Sozialdienst – überprüft, gegebenenfalls wird nach Wegen für die Beschaffung neuer geeigneter Wohnmöglichkeiten gesucht.

Sechs bis acht Monate nach Eintritt der Querschnittlähmung können die meisten dieser Patienten als klinisch ausreichend rehabilitiert angesehen und nach Hause entlassen werden.

Jetzt schließt sich, falls eine Rückgliederung in die frühere Tätigkeit nicht infrage kommt, die berufliche Eingliederung an. Hierfür müssen gegebenenfalls verschiedene Stufen (Berufsfindung und Arbeitsprobung, Vorförderung, Adaptations- und Qualifikationsmaßnahmen auf dem beruflichen Gebiet, Umschulung) durchschritten werden.

2.4.5. Information und Schulung

Der frischverletzte Querschnittgelähmte wird, sofern er bei Bewußtsein ist und keine besonderen Gründe gegen ein derartiges Vorgehen sprechen, sogleich, d. h. nach der ersten ärztlichen Untersuchung, schonend aber dennoch klar und eindeutig über die bei ihm vorliegende Verletzung und ihre Folgen informiert. Ein Verzicht auf diese Information erweist sich stets als im weiteren Verlauf für den Patienten außerordentlich belastend und macht die notwendige aktive Kooperation zwischen dem Verletzten und dem klinischen Team unmöglich.

Im Rahmen des nachfolgenden monatelangen Krankenhausaufenthaltes wird der Querschnittgelähmte sodann so weit geschult, daß er in der Lage ist, seine Situation und deren Konsequenzen zu verstehen. Er lernt die Bedingungen und Gefährdungen kennen und zu beachten, denen er Zeit seines Lebens unterworfen sein wird.

2.4.6. Operationsindikationen

Regelmäßig wird – verständlicherweise – von den Patienten und ihren Angehörigen die Frage gestellt, ob die tragischen Folgen der Rückenmarkverletzung nicht durch chirurgische Eingriffe behoben werden können.
Über den Nutzen operativer Maßnahmen sind die Auffassungen geteilt. Als allgemein anerkannte Indikation für sofortige oder frühzeitige Eingriffe gelten (MEINECKE, F.-W., 1976):

- ein freies Intervall zwischen Unfall und Beginn der Lähmung
- das deutliche Fortschreiten einer partiellen oder das Aufsteigen einer vollständigen Lähmung über mehrere Segmente,
- ein nachgewiesener Bandscheibenschaden mit Kompression des Rückenmarks sowie
- offene Rückenmarkverletzungen.

Darüber hinaus sind operative Eingriffe in der Frühphase so gut wie nie angezeigt. Gelegentlich werden Wirbelluxationen, die durch konservative Maßnahmen – Extension der Halswirbelsäule, Lagerungsbehandlung in Hyperextension – nicht eingerichtet werden können, vor dem Röntgenbildwandler reponiert. Die Hoffnung, durch „Entlastungsoperationen" könnte die Funktionstüchtigkeit des verletzten Rückenmarks wiederhergestellt werden, hat sich nicht bestätigt. Auf der anderen Seite besteht die Gefahr, daß durch größere operative Eingriffe, insbesondere durch Laminektomien ohne gleichzeitige stabilisierende Maßnahmen, die ohnehin verschlechterte Stabilität der Körperachse weiter beeinträchtigt wird. Besonders bei jüngeren Menschen kommt es im weiteren Verlauf dann nicht selten zu schweren kyphoskoliotischen Deformierungen der Wirbelsäule.

Zu einem späteren Zeitpunkt können operative Maßnahmen zur Behandlung von Dekubitalulzera einerseits, zur Behebung oder Minderung schwerer Gelenkkontrakturen und quälender Spasmen andererseits erforderlich werden. Durch derartige Eingriffe kann dem betroffenen Querschnittgelähmten oftmals nachhaltig geholfen werden.

2.5. Grundregeln der Behandlung Querschnittgelähmter

Bei der Behandlung eines Querschnittgelähmten müssen alle Beteiligten also davon ausgehen,

– daß eine zunächst lebensbedrohliche Verletzung oder Erkrankung vorliegt, die den sofortigen gezielten Einsatz von Maßnahmen der Akutversorgung und Intensivbehandlung erforderlich macht

– daß schon in der Frühphase in der Regel feststeht, daß aus der Rückenmarkschädigung aller Voraussicht nach eine lebenslange schwere Behinderung resultieren wird, auf deren Beherrschung das gesamte Therapieprogramm von vornherein abzielen muß („Rehabilitation der ersten Stunde"),

– daß es sich bei der Querschnittlähmung **nicht** um eine *chronische Krankheit* handelt, sondern daß der gut rehabilitierte Paraplegiker und Tetraplegiker als *„bedingt gesund"* angesehen werden muß. Das bedeutet, daß er unter den außerordentlich belastenden Bedingungen einer schweren oder auch sehr schweren Behinderung leben muß, daß er aber eben auch sinnvoll, aktiv und menschenwürdig leben kann und

– daß die Behandlung und Rehabilitation Querschnittgelähmter niemals allein auf die Bemühungen **einer** bestimmten Personengruppe (des pflegerischen Dienstes oder der therapeutischen Dienste oder des ärztlichen bzw. des Sozialdienstes) aufgebaut werden darf. Ein derartiger Versuch würde mit Sicherheit zu einem schweren Fehlschlag führen. Erforderlich ist vielmehr die Bewältigung dieser umfassenden und langdauernden Aufgabe im Rahmen eines kooperationsbereiten und kooperationsfähigen, patientenorientiert arbeitenden Rehabilitationsteams.

3. Physiotherapeutische Maßnahmen bei Querschnittlähmung

3.1. Physiotherapie in der Frühphase der Tetraplegie

Die *Frühphase* in der Behandlung des Querschnittgelähmten umfaßt einen Zeitabschnitt von 10–12 Wochen und umschließt die Sofortmaßnahmen, die Phase der Intensivtherapie und den nachfolgenden Zeitraum der Ruhigstellung bis zum Aufsitzen im Rollstuhl.

Die *Sofortbehandlung* beginnt in besonders kritischen Fällen bereits während des Transportes (im Hubschrauber oder Krankenwagen), z. B. durch Freihalten der Atemwege, Atemtherapie, Abhusten.

Unmittelbar nach der Ankunft des Patienten in der Klinik erfolgen im Rahmen der Primärdiagnostik
– eine sofortige *Überprüfung der vitalen Funktionen* (Atmung, Kreislauf)
– eine orientierende *neurologische Untersuchung*
– eine *Röntgenuntersuchung* der Wirbelsäule
– die erforderliche *Labordiagnostik*.

Der neurologische Befund mit *Sensibilitätsstatus* (s. 2.1.1.), *Muskelstatus* (s. Anhang I) und *Reflexstatus* muß in den ersten 14 Tagen nach Eintreten der Querschnittlähmung 12stündlich, in den darauffolgenden Tagen täglich wiederholt werden. Das gilt besonders vor und nach operativen Eingriffen (Anlegen eines Schädelzuges, Repositionsmaßnahmen, operativen Stabilisationsmaßnahmen). Auf diese Weise können Verbesserungen oder Verschlechterungen des Befundes rechtzeitig erkannt werden.

Ob ein Muskeltest nach der Bewertungsmethode 0–5 durchgeführt werden kann, ist vom Allgemeinzustand des Patienten abhängig. Gegebenenfalls wird lediglich getestet, ob die dem geschädigten Rückenmarksegment entsprechenden Muskeln „gut innerviert" (gi), „innerviert" (i) oder „nicht innerviert" (0) sind. Motorischer und sensibler Status zusammen ermöglichen eine erste Aussage über das Ausmaß der Lähmung und damit über die Diagnose. Die fortlaufende Wiederholung dieser Untersuchungen gewährleistet die korrekte Überwachung der neurologischen Funktionen.

Der Verletzte wird auf einem Spezialbett (s. 9.2.2.) einer *systematischen Lagerungs-Dreh-Behandlung* unterzogen. Dadurch wird
– die ausreichende Ruhigstellung der Fraktur sichergestellt
– der Gefahr einer Druckschädigung vorgebeugt
– die Thromboembolieprophylaxe unterstützt
– die Atemfunktion verbessert
– der periphere Kreislauf angeregt
– der Entwicklung von Kontrakturen entgegengewirkt.

3.1.1. Atemtherapie und Pflege der Atemwege

Die Atemtherapie hat für die Rehabilitation Querschnittgelähmter besondere Bedeutung, da Kreislauffunktion und allgemeines Leistungsvermögen von ausreichender Atemfunktion abhängen. Physiotherapeutische Möglichkeiten zur Verbesserung der Ventilation liegen in Verfahren, die auf unwillkürlichem und willkürlichem Wege die Atemform verändern. (Mit Atemform wird die Art und Weise bezeichnet, wie das erforderliche Atem-Minutenvolumen geleistet wird.)

3.1.1.1. Pathologie und Pathophysiologie der Atmung bei Tetraplegie

Die Atemmechanik ist durch die Veränderung der muskulären Verhältnisse beeinträchtigt. Die Interkostalmuskulatur und die Bauchmuskulatur sind bei erhaltener Funktion des Diaphragma (C2–C4) und der Atemhilfsmuskulatur ausgefallen. Das bedeutet, daß der Thorax infolge der fehlenden Muskelfunktionen die Gleichgewichtslage des anatomischen Bänderapparates einnimmt, die nahe der Inspirationsstellung liegt. Durch die Ruhigstellung der Fraktur in Hyperextension wird die Inspirationsstellung des Thorax in Rückenlage noch verstärkt. Die Atemmittellage ist daher zum Inspirium verschoben (Abb. 2).

Da das Diaphragma in Ruhe etwa 60% des Volumenwechsels bewirkt, ist die Ventilation des Tetraplegikers mit einer Läsion unterhalb C4/5 und tiefer *unter Ruhebedingungen* noch ausreichend. Bei Belastung durch körperliche Arbeit, bei Sekretansammlung oder bei zusätzlichen Komplikationen, wie z. B. bei Hämatothorax, würde der Verletzte ohne therapeutische Maßnahmen hypoventilieren. Die Hypoventilation würde infolge eines Anstiegs des arteriellen Kohlendioxyddrucks (PCO_2) und Absinkens des arteriellen Sauerstoffdrucks (PO_2) zur Hypoxie (mit Zyanose) führen und gleichzeitig den Patienten in seiner cardiorespiratorischen Leistungsfähigkeit beeinträchtigen.

Die Behandlungsziele der Atemtherapie bei Tetraplegie sind unter Berücksichtigung des jeweils vorliegenden Lähmungsbildes:
– Training des Diaphragma zur systematischen Vergrößerung des Atemzugvolumens und damit der Vitalkapazität (VK),
– Pneumonieprophylaxe durch Sekretabgabe und Eröffnen von Atelektasen,
– Beschleunigung der Blutzirkulation im Kleinen Kreislauf
– Erhaltung der Thoraxelastizität

3.1.1.2. Maßnahmen der Atemtherapie

Zur Verwirklichung der genannten Ziele kommen im Rahmen der Atemtherapie beim Tetraplegiker folgende Maßnahmen zur Anwendung:

Training des Diaphragma zur systematischen Vergrößerung des Atemzugvolumens und damit der Vitalkapazität über eine Vertiefung der Inspiration. Auf diese Weise werden die elastischen Lungengewebsbestandteile intensiver gedehnt, so daß die Retraktionskraft der Lunge verstärkt und damit die

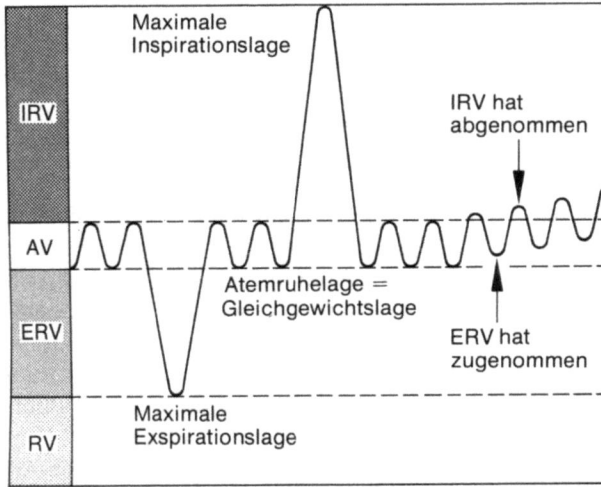

Abb. 2. Die Volumina und Kapazitäten der Lunge (modifiziert nach Comroe, J. H.: Physiologie der Atmung). IRV = Inspiratorisches Reservevolumen; AV = Atemzugvolumen; ERV = Exspiratorisches Reservevolumen; RV = Residualvolumen

expiratorische Kraft erhöht werden (modifiziert nach COMROE).

Im einzelnen kommen für das Diaphragmatraining folgende Techniken zur Anwendung:

- zum Training des Diaphragma durch *Führungswiderstand* umfaßt der Therapeut die unteren Thoraxanteile und das Abdomen, um so die fehlende, antagonistisch wirkende Bauchmuskulatur zu ersetzen und einen adäquaten Widerstand zu geben.
- Durch *Vergrößerung der Nasenstenose* – d. h. ein Nasenloch wird zugehalten und durch das andere wird in kurzen Stößen „schnüffelnd" eingeatmet – kommt es zum Trainingseffekt. Der inspiratorische Widerstand ergibt sich aus der Enge des Nasenweges.
- Die Verlangsamung und Verlängerung der Expirationsphase, etwa durch *Engstellung der Lippen* (Lippenbremse), bewirkt ein langsames Nachlassen der Diaphragmaspannung und gleichzeitig eine Verlängerung der Sprechdauer. (Die Aktivität des Diaphragma endet nicht mit der Inspirationsphase, sondern dauert in Abhängigkeit von der Atemtiefe bis zum Ende der Exspirationsphase an (s. COMROE).

Die forcierte Sekretabgabe zur **Pneumonieprophylaxe** und normale Belüftungs- Durchblutungs-Verhältnisse werden durch Abhusten gewährleistet. Da die Bauchpresse fehlt, ist es für den Patienten mit Tetraplegie nicht möglich, ohne Hilfe abzuhusten.

Sekretverhaltungen sind insbesondere Folgen der lähmungsbedingten Immobilität. Besonders häufig wird Sekretstau in den Bronchien und Bronchiolen bei starken Rauchern oder nach Badeunfällen mit Aspiration beobachtet.

Im einzelnen kommen für die Pneumonieprophylaxe folgende Techniken zur Anwendung:

- das *Abhusten* wird durch einen oder – günstiger – zwei Therapeuten unterstützt. Dazu wird der Patient aufgefordert, auf der Höhe der Inspiration zu husten. Die Therapeuten komprimieren im gleichen Moment mit den auf der unteren Thoraxapertur aufliegenden Unterarmen und den die seitlichen Thoraxpartien umfassenden Händen Brustkorb und Bauch, um einen hohen intrapulmonalen Druck aufzubauen und das schnelle Ausströmen der Luft sicherzustellen (Abb. 3 a u. b).
- Bei stärkerer Ansammlung von Sekret wird vor der Durchführung dieser Maßnahmen mit schleimlösenden Substanzen für die Dauer von 5 Min. bis zu 4mal täglich *inhaliert*
- eine zusätzliche Hilfe bietet die *Luftbefeuchtung* durch den Feinvernebler. Als günstiger Zeitpunkt hat sich die Zeit nach der jeweiligen Umlagerung des Patienten erwiesen.

Erhaltung der Elastizität aller Thoraxanteile

Bei inspiratorischem Kontraktionsbeginn wirkt das Diaphragma auf die unteren Rippen hebend. Am Ende der Inspiration sehen wir allerdings, daß die unteren Rippen bei tieferer Einatmung nach innen gezogen werden. Dadurch geht der nach caudal gewonnene Volumenzuwachs des Thoraxraumes durch die Einziehung der seitlichen Thoraxwand wieder verloren. Dieser Mechanismus sollte vermieden werden, da die Entfaltung der Lunge nach lateral gefördert werden soll. Die respiratorische Wirkung des (passiven) Vorgangs der Ausatmung beruht auf der jeweiligen Qualität der Lungen- und Thoraxelastizität; d. h., daß der exspiratorische intrapulmonale Druckaufbau durch die Retraktionskraft der Lunge geleistet wird. Aus diesem Grunde sind intensive Bemühungen zur Erhaltung der Elastizität erforderlich.

Die Erhaltung der Thoraxelastizität wird durch folgende Maßnahmen gewährleistet:

- Das *Diaphragmatraining* unterstützt die Elastizität des Thorax automatisch (s. o.).
- Der Thorax wird im Atemrhythmus des Patienten vom Behandler durch *Kompression* in Exspirationsstellung gebracht. Dabei sollten alle Thoraxanteile erfaßt werden.
- Diese Maßnahmen werden durch sorgfältiges *Ausstreichen der Intercostalräume* ergänzt.

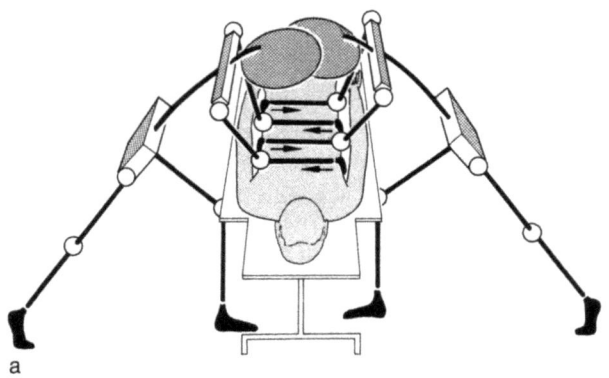

a

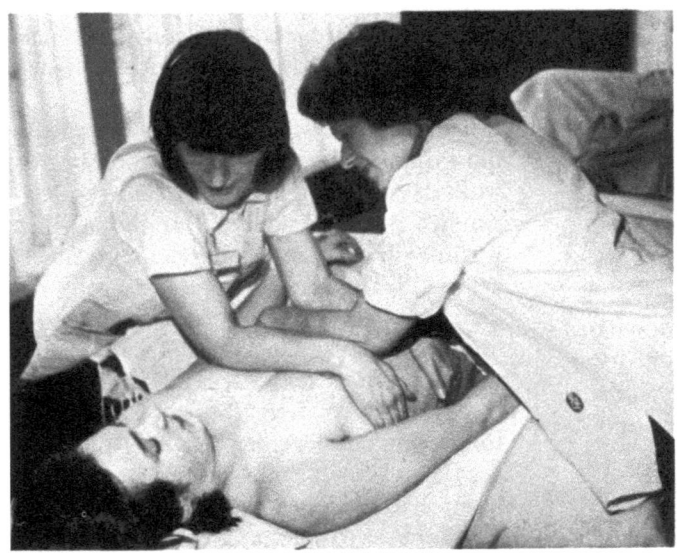

b

Abb. 3. a Hebetechnik beim Abhusten. b Unterstützung des Abhustens

Die Atemfunktion wird durch die *Bauchlagerung* zusätzlich unterstützt. Im Liegen auf dem Bauch sind nämlich vordere Brust- und Bauchwand vom Körpergewicht belastet, so daß der intraabdominelle Druck noch mehr als in Rückenlage ansteigt und das Diaphragma weit in den Brustraum hineingetrieben wird. Während der Inspirationsphase muß der Tetraplegiker gegen den Druck der komprimierten Eingeweide anarbeiten, was einen erheblichen Widerstand für das Diaphragma bedeutet. Außerdem wird in Bauchlage die stärkste Belüftung der lumbo-dorsalen Lungenabschnitte erreicht.

3.1.1.3. Kontrollen der Atem- und Kreislauffunktion

Sie werden insbesondere in den ersten Tagen, je nach Befund, stündlich bis täglich durchgeführt. Neben der Blutgasanalyse ermöglicht die *tägliche Spirometermessung* eine gewisse Kontrolle über die Atemsituation. Bei frischverletzten Patienten mit Tetraplegie liegen die Werte der Vitalkapazität meist zwischen 500 ml und 1000 ml. Sie kann bei entsprechender Behandlung in den ersten zwei Wochen auf 1800 ml bis 2000 ml gesteigert werden. Ein Abfall der Werte ist meist auf ein Hindernis in den Atemwegen, meist durch Sekretstau, oder auf zusätzliche Komplikationen, wie Pneumonie, Lungenembolie oder Atelektasen zurückzuführen. Natürlich muß gewährleistet sein, daß die Therapiemaßnahmen insbesondere das Abhusten, jederzeit durchgeführt werden können. Das bedeutet, daß beim frischverletzten Tetraplegiker physiotherapeutische Maßnahmen auch „rund um die Uhr" erbracht werden müssen.

Alle zur Betreuung des Patienten eingesetzten Mitarbeiter des therapeutischen und pflegerischen Dienstes müssen in der Durchführung dieser atmtherapeutischen Handgriffe so geübt sein, daß sie den Patienten mit Tetraplegie jederzeit die notwendige Hilfestellung geben können. Da diese Maßnahmen einen permanenten Einsatz über Stunden und Tage erforderlich machen können, ist der Therapeut auf eine ökonomische Arbeit im Sinne der Hebetechnik angewiesen (s. Kap. 5).

Darüber hinaus bleibt die Atmung bei allen Halsmarkverletzten während der gesamten Zeit der Frühphase unter besonders sorgfältiger Beobachtung.

Es muß alles daran gesetzt werden, eine aktive Mitarbeit des Patienten für die Maßnahmen zur Atemtherapie zu erzielen. Dazu müssen er und seine Angehörigen über die veränderte Atemmechanik unterrichtet werden. Außerdem ist eine sorgfältige Einweisung in die Techniken der Atemtherapie notwendig. Nur so ist es möglich, daß sich der Patient in Zukunft bei Verschlechterung der Atemsituation (z. B. Erkältung) selber helfen kann, ohne mit Angst und Unsicherheit zu reagieren.

Tracheotomien, die leider auch heute noch manchmal als notwendige Sofortmaßnahmen bei kompletter Tetraplegie angesehen werden, können bei Durchführung einer systematischen und konsequenten Atemtherapie fast immer vermieden werden. Selbst bei Läsionen unterhalb C 3/4 läßt sich bei jungen und sonst gesunden Patienten mit elastischem Thorax und gesundem Lungengewebe durch entsprechendes Training eine Vitalkapazität von 2000–3000 ml erzielen.

3.1.1.4. Begleitverletzungen des Thorax

Rippenausrißfrakturen, Rippenserienfrakturen, Sternalfrakturen, Hämatothorax, Hämatopneumothorax oder Ventilpneu, kommen bei Zervikal- und vor allem bei Thorakalläsionen häufig vor. In diesen Fällen ist die Atemtherapie gemäß detaillierter ärztlicher Anweisung besonders wichtig und muß ggf. variiert und situationsentsprechend dosiert werden. In Frage kommt hier insbesondere die „unterstützende Atemtherapie". Das bedeutet z. B., daß der Widerstand für das Diaphragma nur vom Abdomen her gegeben wird, so daß der Thorax keiner unmittelbaren Kompression unterliegt.

Bei gelegentlich auftretenden akut bedrohlichen Situationen, wie Atemstillstand oder Lungenödem, muß der Physiotherapeut die Behandlung in die Hand des Arztes und der Pflege übergeben. Das gleiche gilt für evtl. notwendige künstliche bzw. assistierte Beatmung.

3.1.2. Lagerung, Ausstreichen der Beine (Thromboembolieprophylaxe) und passives Bewegen der oberen und unteren Extremitäten

3.1.2.1. Lagerung der oberen und unteren Extremitäten

Den nachteiligen Folgen der durch die Lähmung und Ruhigstellung bedingten Immobilität des Patienten mit Tetraplegie muß in den ersten 10–12 Wochen durch gezielte, frühestmöglich eingeleitete Maßnahmen entgegengewirkt werden. Hierzu gehört insbes. die Behandlung durch spezifische Lagerung. Sie stellt neben der korrekten Pflege eine wesentliche Voraussetzung für die Verwirklichung der physiotherapeutischen Behandlungsziele dar. Die Tatsache, daß die Lagerung über 24 Stunden, die physiotherapeutische Behandlung dagegen zweimal täglich über ca. 45 Minuten erfolgt, macht deutlich, wie sehr der Behandlungsverlauf von schmerzfreier und funktionell durchdachter Lagerung abhängt. In Zusammenarbeit mit der Pflege wird daher ein Lagerungsplan erarbeitet, der den Zeitpunkt des Lagewechsels sowie Anzahl und Lage des Lagerungsmaterials in Form einer Zeichnung enthält (s. 8.2.1.). Dieser Plan ist über dem Bett des Patienten allen an Pflege und Therapie Beteiligten zugänglich zu machen.

- Im Bereich der *komplett-gelähmten* Körperabschnitte sollte die Lagerung insbesondere unter dem Gesichtspunkt der Einhaltung der *Nullstellung* in den Gelenken durchgeführt werden. Auf diese Weise kann der Gefahr von Elastizitätsverlust in Muskel, Sehne und Kapsel, aber auch der Gefahr von Druckstellen am besten entgegengewirkt werden.
- Im Bereich der *teilgelähmten* Körperabschnitte, also insbesondere im Bereich der oberen Extremitäten, muß die Lagerung zur Vermeidung von Schmerzzuständen sowohl unter dem *Gesichtspunkt der Ruhestellung,* als auch dem des bestmöglichen Ausgleichs des *gestörten muskulären Gleichgewichts* durchgeführt werden.
- Die Maßnahmen zur korrekten Einstellung und zur Ruhigstellung der *Wirbelsäule* werden vom Arzt angeordnet. Sie dürfen durch die Lagerung oder das passive Bewegen der angrenzenden Extremitätengelenke nicht beeinträchtigt werden.

Lagerung der oberen Extremitäten
Die Lagerung der oberen Extremitäten dient der Vermeidung von Elastizitätsverlust in Muskel, Sehne und Kapsel, der Verhütung oder Verminderung von Schmerzzuständen und dem Schutz erhaltener Teilfunktionen. Folgende Gesichtspunkte sind für den späteren funktionellen Einsatz der oberen Extremitäten von besonderer Wichtigkeit:

Bei den Handhabungen des täglichen Lebens, wie beim Schreiben, Essen oder bei der Körperpflege werden vorwiegend die Funktionen der *Innenrotation* und der *Pronation* eingesetzt. Dagegen kommt beim Hochstemmen des eigenen Körpergewichtes und beim Übersetzen der passiven Blockierbarkeit des Ellenbogens (durch *Außenrotation* und *Supination*) besondere Bedeutung zu. Das häufige Überwiegen der Funktion des M. biceps brachii bei fehlender Innervation des M. triceps brachii erschwert aber die passive Blockierbarkeit. Die sich daraus ergebende Gefahr der Beugekontraktur im Ellenbogengelenk muß also durch vermehrte Lagerung in Überstreckung und Supination ausgeglichen werden.

Bei einer Tetraplegie unterhalb C 4 dagegen bleibt das muskuläre Gleichgewicht im Ellenbogengelenk annähernd erhalten (M. biceps brachii, C4–6); der M. biceps brachii ist nur schwach innerviert und kann nicht überwiegen. Die Lagerung der Arme in einer Beugestellung von 5–10° im Ellenbogengelenk bringt den geschwächten Muskel in Annäherung und schafft somit in diesem Fall die Voraussetzungen für die angestrebte Funktionsverbesserung des M. biceps brachii.

Der Lagerungsplan ergibt sich also aus dem individuellen Muskel- und Gelenkbefund. Es bieten sich nach unserer Erfahrung *alternierend* folgende zwei Lagerungsmöglichkeiten in Rückenlage und Bauchlage an:

Lagerung der oberen Extremitäten

Rückenlage
- *Skapula:* Die Stellung der Skapula ist durch die Lagerung der Halswirbelsäule und des Armes bestimmt. Es sollte jedoch darauf geachtet werden, daß das Überwiegen der Elevationsmuskulatur und damit die Tendenz zum „Hochziehen der Schul-

Bauchlage
- *Skapula:* s. Rückenlage

tern" nicht durch die Lagerung verstärkt wird.

– *Humeroskapulargelenk:*

ca. 20° Flexion
ca. 30° Abduktion
Außenrotation

– Obwohl die Ruhestellung im *Ellenbogengelenk* bei 70° Flexion und 10° Supination gegeben ist, erfolgt die Lagerung in maximaler Extension und *Supination* (bei erhaltener Funktion des M. biceps brachii).

– Obwohl die Ruhestellung der *Finger-Hand-Gelenke* in leichter Flexionsstellung in allen Gelenken gegeben ist, erfolgt die Lagerung in 30° Dorsalflexion, 90° Flexion der Fingergrund-, -mittel- und -endgelenke und „halber Opposition" des Daumens, um so die sogenannte „Funktionshandstellung" anzustreben (Abb. 4 a).

– *Humeroskapulargelenk:*
(s. Rückenlage:)
ca. 10° Flexion
ca. 30° Abduktion
Innenrotation

– Die Lagerung im *Ellenbogengelenk* erfolgt in ca. 5° Flexion und *Pronation*.

– Die Lagerung der *Finger-Hand-Gelenke* erfolgt in Funktionshandstellung bei: 30° Dorsalflexion, 90° Flexion der Fingergrund-, mittel- und -endgelenke und „halber Oppostition" des Daumens (Abb. 4 b).

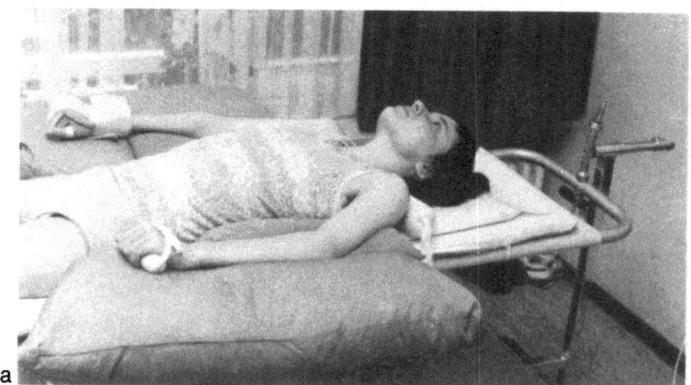

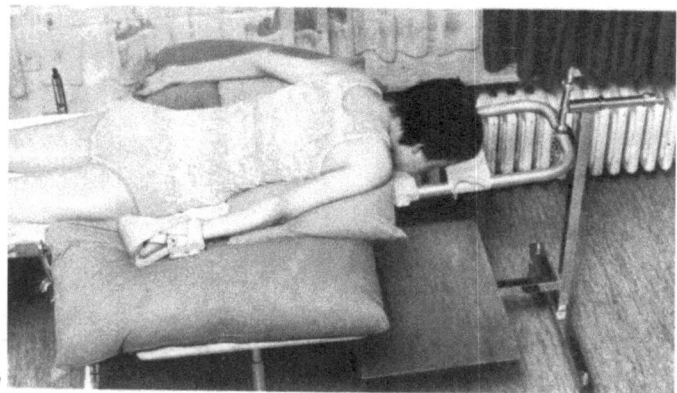

Abb. 4 a u. b. Lagerung der oberen Extremitäten. **a** Rückenlage: **b** Bauchlage

Das Bemühen um diese „**Funktionshandstellung**" ist für die Greiffunktion besonders bedeutsam. Trotz fehlender Innervation der Fingerflexoren kann das Greifen durch die erhaltene Funktion des M. extensor carpi radialis erlernt werden (Abb. 5 a u. b). Wenn nämlich durch Anspannen des M. extensor carpi radialis die Beugesehnen der Finger unter Zug geraten, so werden diese zu einem passiven Faustschluß gebeugt. Der Daumen stellt sich dabei in „halbe Oppositionsstellung" (*aktive Funktionshand*). Die Festigkeit des Faustschlusses wird durch das Ausmaß der Verkürzung der Fingerbeuger (bei erhaltener Gelenkbeweglichkeit!) bestimmt. Dieser Vorgang ist erwünscht, denn andernfalls könnte sich eine Verformung der gelähmten Hand im Sinne einer „Krallenhand" (d. h. Streckung der Grundgelenke, Beugung der Fingergelenke, Unmöglichkeit einer Opposition des Daumens) oder einer „schlaffen, offenen Hand" entwickeln. Die funktionsgerechte Lagerung der Hand ist also für die späteren Gebrauchsbewegungen von wesentlicher Bedeutung und liegt verantwortlich in der Hand des Therapeuten.

Auch für Patienten mit höheren Halsmarkläsionen wird eine solche Funktionshandstel-

Abb. 5. a Entsprechende Handstellung (bei Patienten ohne aktive Fingerfunktion). **b** Faustschluß durch Anspannen des M. extensor carpi radialis (bei Patienten ohne aktive Fingerfunktion) = aktive Funktionshand

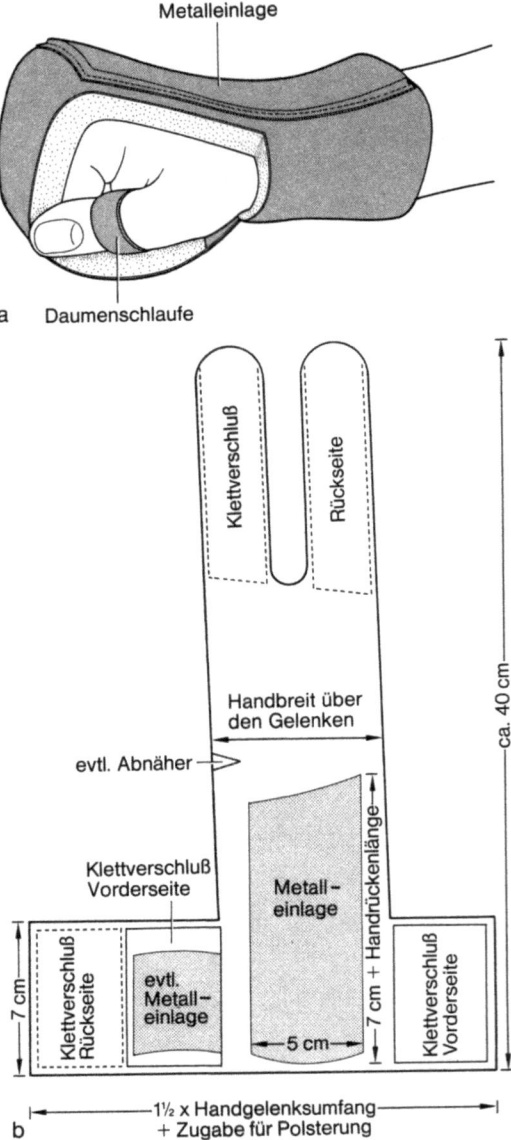

Abb. 6. a Lagerung der Funktionshand mit Hilfe des „Funktionshandschuhs". **b** Funktionshandschuh Schablone

lung angestrebt: Zwar ist infolge zu schwacher oder fehlender Innervation des M. extensor carpi radialis kein willkürliches Greifen möglich, doch sind die Finger in Beugestellung funktionsfähiger und darüber hinaus weniger verletzungsgefährdet als bei Streck- oder Krallenhandstellung. Außer psychologischen Gründen ist die Tatsache zu beachten, daß auch diese *passive Funktionshand* über die erhaltene Supination im Unterarm funktionell eingesetzt werden kann.

Häufig ist die korrekte Funktionshandstellung durch die Lagerung allein nicht ausreichend gewährleistet. Deswegen ist der Gebrauch des *„Funktionshandschuhs"* neben dem passiven Bewegen (3.1.2.3.) eine besonders wichtige Maßnahme zur Erzielung und Aufrechterhaltung der funktionsgerechten Finger-Hand-Stellung: Dieser Funktionshandschuh wird aus Leder und Schaumstoff individuell für den Patienten angefertigt (Abb. 6 a u. b). Er wird nach einer Gewöhnungszeit bis zu 3 Std am Tage, vor allem aber während der Nacht, regelmäßig angelegt.

Bei Neigung zu Schwellungen oder Rötungen der Haut kann das sogenannte *„Röllchen"* alternativ zum Funktionshandschuh gebraucht werden. Durch Anwendung dieses einfachen Hilfsmittels wird verhindert, daß der Zug über die beim Funktionshandschuh forcierte Handgelenkstellung zu stark auf die Finger einwirkt und so möglicherweise die Ödemneigung verstärkt. (Ein mit Stülpa überzogenes Watteröllchen wird auf der Höhe der Grundgelenke in die Innenhand

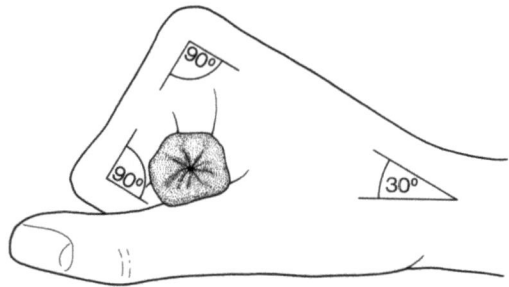

Abb. 7. Lagerung der Funktionshand mit Hilfe des „Röllchens"

gelegt, um 90° Flexion zu garantieren; die Finger werden mit hautfreundlichem Pflaster oder einem Stülpaüberzug in Funktionsstellung gehalten.) (Abb. 7).

Lagerung der unteren Extremitäten

Für die Lagerung der unteren Extremitäten gelten grundsätzlich die gleichen Prinzipien wie bei den oberen Extremitäten. Der Schwerpunkt liegt jedoch auf der Erhaltung der Elastizität von Muskeln, Sehnen und Bändern und damit bei der Anwendung der *Nullstellung*. Angesichts der kompletten motorischen und sensiblen Lähmung können Fragen wie Schmerzempfindlichkeit und gestörtes muskuläres Gleichgewicht unberücksichtigt bleiben (bei starker Spastizität oder parossalen Ossifikationen muß die Lagerung allerdings entsprechend den jeweiligen Gegebenheiten modifiziert werden). Demnach kommen folgende zwei Lagerungsmöglichkeiten bei Rücken- bzw. Bauchlage zur Anwendung:

Lagerung der unteren Extremitäten

Rückenlage
– *Hüftgelenk:*
Flexion/Extension: Nullstellung

Innen- Außenrotation: Nullstellung
Abduktion: 20°–30°
– *Kniegelenk:*
Nullstellung (keine Überstreckung)

Bauchlage
– *Hüftgelenk:*
Flexion/Extension: möglichst 10° Überstreckung (wegen verstärkter Gefahr einer Hüftbeugekontraktur)
Innen- Außenrotation: Nullstellung
Abduktion: 20°–30°
– *Kniegelenk:*
Nullstellung (keine Überstreckung)

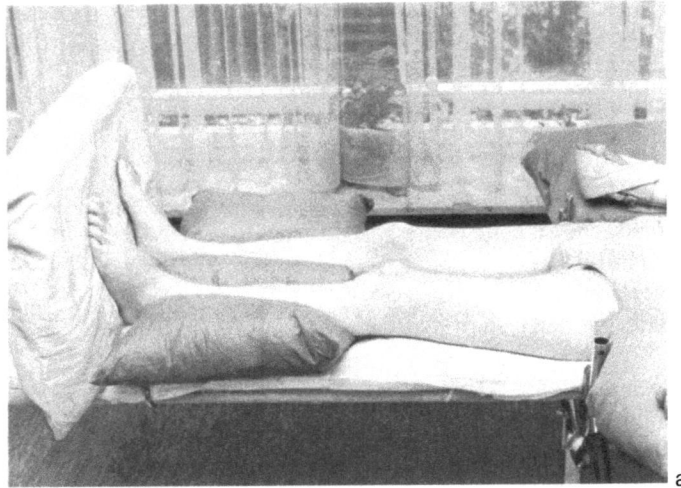
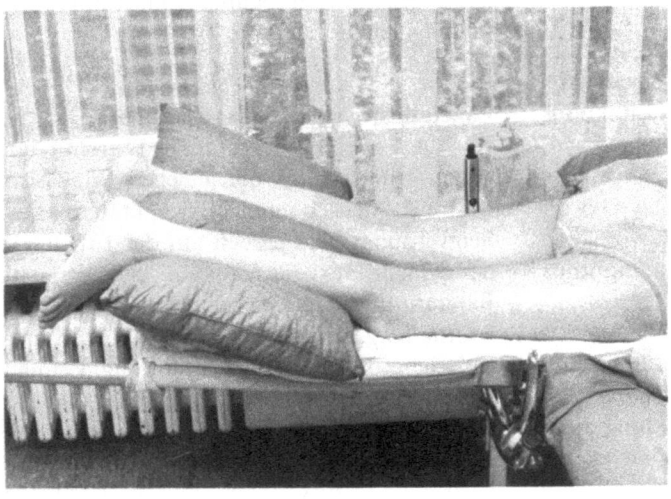

Abb. 8 a u. b. Lagerung der unteren Extremitäten. a Rückenlage; b Bauchlage

– *Fußgelenk:*
Nullstellung im oberen und unteren Sprunggelenk. Fersen frei lagern (Abb. 8 a).

– *Fußgelenk:*
Nullstellung im oberen und unteren Sprunggelenk (Abb. 8 b).

Lagerung in Seitlage
Häufig ist es notwendig, die Lagerung auf der Seite durchzuführen, etwa wenn Druckgeschwüre, z. B. über dem Kreuzbein, die Rückenlage unmöglich machen. Aus physiotherapeutischer Sicht ist in dieser Stellung besonders auf die schmerzfreie Lagerung der Humeroscapulargelenke zu achten (s. Abb. 99 c u. d). Die Stellung der unteren Extremitäten weicht bei dieser Lagerung zugunsten besserer Stabilität insofern etwas ab, als das „untere Bein" in Hüft- und Knieflexion gelagert wird; die daraus möglicherweise resultierende Tendenz zur Kontraktur kann durch das passive Bewegen wieder ausgeglichen werden. Im übrigen gelten für die oberen und unteren Extremitäten die gleichen Lagerungsprinzipien wie in Rücken- und Bauchlage.

3.1.2.2. Ausstreichen der unteren Extremitäten (Thromboembolieprophylaxe)

Der Verlust der Willkürmotorik, die Minderung des Muskeltonus und die Immobilität des Patienten in Verbindung mit der Vasomotorenlähmung, der Beeinträchtigung des venösen Rückstromes, der Hypotonie und der Herabsetzung der Lungenventilation erhöhen für den Querschnittgelähmten in der Frühphase erheblich die Thrombose- und Thromboemboliegefahr. Die Ausfälle der Sensibilität erschweren darüber hinaus die Frühdiagnose.

Aus diesem Grunde wird der Patient zum einen regelmäßig umgelagert. Zum anderen werden die gelähmten Körperabschnitte unter gleichzeitiger Berücksichtigung der Wirbelfraktur passiv bewegt und, der bekannten Technik gemäß, *ausgestrichen*. Zwei- bis dreimal tägliches Ausstreichen der Beine sowie im rhythmischen Wechsel durchgeführte Flexion/Extension im oberen Sprunggelenk sind geeignete Maßnahmen, um die fehlende Wirkung der Muskelpumpe auf die Gefäße teilweise zu kompensieren. Da die akute Gefahr einer Thrombose nach vier Wochen deutlich gemindert ist, kann das Ausstreichen zu diesem Zeitpunkt, bei starker Spastizität entsprechend früher, abgesetzt werden.

Die *medikamentöse Thromboembolieprophylaxe* (Gabe von Heparin, Cumarin oder Salicylsäurederivaten) wird, sofern keine Kontraindikationen (z. B. Hämatothorax) vorliegen, vom Unfalltage an bis zur Belastungsfähigkeit im Rollstuhl durchgeführt.

3.1.2.3. Passives Bewegen der oberen und unteren Extremitäten

Im Bereich der **gelähmten und teilgelähmten Muskulatur** wird das passive Bewegen zur Vermeidung eines Elastizitätsverlustes der Muskulatur angewendet. Es dient gleichzeitig dem Kreislauftraining, der Thromboembolieprophylaxe und der Reduzierung der Spastizität. *Traktionen* und *Gleiten* werden zur Verbesserung des Rollgleitens **im Gelenk** und bei schmerzhaften Kapselschrumpfungen durchgeführt (KALTENBORN).

Durch das regelmäßige Umlagern besteht unter Berücksichtigung des Lagerungsplanes (s. 3.2.1.) die Möglichkeit, das passive Bewegen abwechselnd in Rückenlage, Seitlage oder in Bauchlage durchzuführen. So bietet es sich beispielsweise an, die aus Rückenlage nicht mögliche Dehnung des M. quadriceps femoris aus Bauchlage durchzuführen.

Passives Bewegen der oberen Extremitäten
Die schmerzfreie Gelenkbeweglichkeit und die Erhaltung der Elastizität in allen Muskeln der oberen Extremitäten sind die wesentlichen Voraussetzungen für ein erfolgreiches Funktionstraining und die spätere Einübung von „Trickbewegungen" (s. 3.1.4.). Das Beherrschen derartiger Trickbewegungen muß für die Nutzung der verbliebenen Teilfunktionen zu Gebrauchsbewegungen im täglichen Leben systematisch erarbeitet werden.

Unter Berücksichtigung der Fraktur in der Halswirbelsäule werden alle Muskeln ihrem Verlaufe entsprechend passiv gedehnt.

Bezüglich der Beweglichkeit des Schultergürtels sei darauf hingewiesen, daß beim passiven Bewegen zwischen der *Verschieblichkeit der Skapula* auf dem Thorax und der *Beweglichkeit im Humeroskapulargelenk* zu unterscheiden ist. Aufgrund der anatomischen Gegebenheiten der Kapsel des Humeroskapulargelenks kommt es hier erfahrungsgemäß besonders häufig und schnell zu Irritationen und schmerzhaften Bewegungseinschränkungen bei der Außenrotation. Diesem Beschwerdebild liegt meist eine *Kapselschrumpfung* zugrunde. Jedes Gelenk neigt in charakteristischer Reihenfolge zur Schrumpfung besonderer Kapselanteile. Dementsprechend kommt es zu charakteristischen Bewegungseinschränkungen, die im Humeroskapulargelenk zuerst die Außenrotation, dann die Abduktion und schließlich die Innenrotation betreffen.

Die *Ellenbogenbeweglichkeit* ist wegen der meist überwiegenden Funktion des M. biceps brachii im Sinne der Flexion und Supination in erheblichem Maße gefährdet. Wegen des Überwiegens der Flexions- und Supinationsfunktion muß der Unterarm besonders intensiv in *Extension/Pronation* bewegt werden. Bei drohender oder bereits vorhandener Einschränkung muß das *Seit-*

gleiten (meist Ulnargleiten) im Humeroulnargelenk überprüft werden, weil auch die Verkürzung der ulnaren Weichteile die Streckung verhindern kann.

Das passive Bewegen der *Finger-Handgelenke* und die sie umgebende Muskulatur ist zwar zunächst unter dem Gesichtspunkt der Erhaltung der Gelenkbeweglichkeit und Muskelelastizität durchzuführen; gleichzeitig ist aber auch die „Funktionshandstellung" anzustreben (s. 3.1.2.1.). Deshalb muß nachdrücklich vor dem forcierten passiven Dehnen *der* Muskeln gewarnt werden, deren gewünschte Verkürzung die Greiffunktion im Sinne einer Funktionshand erst möglich macht, nämlich der Fingerflexoren. Das bedeutet, daß diese Gelenke passiv bewegt werden, ohne dabei die vielgelenkige Flexionsmuskulatur mitzudehnen. Ähnliches gilt für das passive Bewegen des *Daumens,* ohne dessen Oppositionsstellung zu den Fingern das Greifen nicht möglich ist. Daher kein Dehnen in die Extension und Abduktion, weil dies der gewünschten Verkürzung der Adduktoren und Flexoren entgegenwirken würde! Umgekehrt muß die Notwendigkeit des Dehnens der Mm. interossei und Mm. lumbricales betont werden: Infolge ihres Verlaufes ist die Dehnung bei Extension in den Grundgelenken und gleichzeitiger Flexion der Mittelphalangen gewährleistet.

Wenn es trotz Lagerungsbehandlung und physiotherapeutischer Maßnahmen zu Bewegungseinschränkungen oder zum Auftreten von Schmerzen gekommen ist, muß die Behandlung mit Eis und den Techniken der manuellen Therapie (artrogen: Traktion, Gleiten; myogen: tiefe Friktionsmassage) intensiviert werden, um so einer weiteren Kapselschrumpfung, dem verminderten Rollgleiten in den Gelenken oder Tendinitiden vorzubeugen bzw. sie zu reduzieren.

Passives Bewegen der unteren Extremitäten

Die freie passive Gelenkbeweglichkeit und die Erhaltung der Elastizität in allen Gelenken, sowie der sie umgebenden Muskulatur der *komplett gelähmten* unteren Extremitäten stellt eine wesentliche Voraussetzung für das Erlernen der Gebrauchsbewegungen im täglichen Leben dar. Das passive Bewegen der unteren Extremitäten wird beim Patienten mit Tetraplegie zur Erhaltung der Muskelelastizität, zur Anregung des peripheren Kreislaufes und Reduzierung von Spasmus durchgeführt. Bei Einliegen einer Schädelextension muß dabei die *Fortdauer des Zuges,* gegebenenfalls durch eine Hilfsperson, die die Schultern vom Kopfende her im Sinne einer Depression fixiert, abgesichert werden. Bei Dehnung der ischiokruralen Muskulatur ist zu berücksichtigen, daß damit ein indirekter Zug auf Nackenmuskulatur und Halswirbelsäule bewirkt wird. Die Dehnung der ischiokruralen Muskulatur sollte im übrigen bei 90° Hüftflexion (bei gestrecktem Knie) begrenzt werden, da andernfalls später das Erlernen der Sitzbalance infolge übermäßiger Elastizität dieser Muskelgruppen erschwert oder unmöglich gemacht wird.

Die Beine werden auch aus der Bauchlage bewegt. Hier muß das besondere Interesse der Erhaltung der vollen Elastizität in den Hüftflexoren und dem M. quadriceps gelten, wobei auf die Vermeidung von Ausweichbewegungen (Lendenlordose, bzw. Hüftflexion) zu achten ist.

Die Maßnahmen des passiven Bewegens sollen ruhig, gleichmäßig und ohne Anwendung von Gewalt erfolgen. Es muß angenommen werden, daß ein Verstoß gegen diese Regel zur Teilursache für die Entstehung von Weichteilverknöcherungen (s. 2.3.5.1.) werden kann.

Wenn sich während der Frühphase dennoch *parossale Ossifikationen* ausbilden, muß die Weiterführung der Behandlungsmaßnahmen, müssen insbesondere ihr Ausmaß und ihre Häufigkeit unter Berücksichtigung des klinischen Befundes, der Labordaten (vgl. 2.3.5.1.) und des Röntgenbefundes von detaillierten ärztlichen Anweisungen abhängig gemacht werden:

- Das passive Bewegen wird vorsichtig im gegebenen Bewegungsausmaß unter Ver-

Die *Aktivierung im Rollstuhl* bei Patienten mit Tetraplegie erfolgt ebenfalls nach einem festgelegten Plan:

1. Tag für einmal eine Viertelstunde
2. Tag für zweimal eine Viertelstunde
3. Tag für einmal 1/2 Std
4. Tag für zweimal 1/2 Std
5. Tag für einmal 1 Std
6. Tag für zweimal 1 Std
7. Tag für einmal 2 Std
8. Tag für zweimal 2 Std
9. Tag für einmal 3 Std
10. Tag für zweimal 3 Std

Während das Gewicht des Patienten bei liegender Position während der Bettlägerigkeit auf eine große Unterstützungsfläche verteilt war, führt das Sitzen im Rollstuhl zu vermehrter Druckstellengefahr, die nur durch regelmäßiges und häufiges Entlasten kompensiert werden kann. Da der Patient in dieser ersten Rollstuhlphase sehr unsicher und schwach ist, muß das Entlasten von einer Hilfsperson durchgeführt werden. Der Leibgurt wird zum Anheben des Patienten benutzt, um eine Überanstrengung des noch schwachen Schultergürtels und seiner Gelenke zu vermeiden (Abb. 10 a – c).

Die physiotherapeutische Behandlung wird vom Krankenzimmer in die allgemeinen Behandlungsräume verlegt, sobald der Patient erstmals eine Rollstuhlbelastung von einmal 3 Std erfahren hat.

3.2. Physiotherapie in der Frühphase der Paraplegie

Sofortmaßnahmen und physiotherapeutische Behandlungsverfahren in der Frühphase erfolgen bei Paraplegikern grundsätzlich in der gleichen Weise wie beim Tetraplegiker. Nachfolgend werden daher unter Zugrundelegung des vorhergehenden Abschnittes lediglich Ergänzungen und Abweichungen erörtert, wie sie sich bei Brustmark- und Lendenmarkläsionen ergeben (s. Anhang I).
Die Frühphase des Patienten mit Paraplegie umfaßt einen Zeitabschnitt von 8–10 Wochen, d. h. die Zeit vom Tage des Unfalls (oder des Erkrankungsbeginns) bis zum Aufsitzen im Rollstuhl.

3.2.1. Atemtherapie und Pflege der Atemwege

Das notwendige Ausmaß der Atemtherapie richtet sich zunächst nach der Läsionshöhe:
Bei Patienten mit einer Schädigung unterhalb Th 1 bis einschließlich unterhalb Th 9 findet sich eine partielle oder vollständige Lähmung der Interkostalmuskultur bei gleichzeitigem Ausfall der „Bauchpresse" (s. Anhang I). Die Behandlung muß daher weitgehend oder vollständig der eines Patienten mit Tetraplegie entsprechen.
Bei mittleren und tiefen Thorakalläsionen beherrscht der Patient nach einigen Tagen die gegenüber der Norm nur wenig veränderten Atemtechniken so zuverlässig, daß die einmal tägliche Überprüfung der respiratorischen Verhältnisse mit gleichzeitiger Messung der Vitalkapazität ausreicht. Patienten mit Läsionen ab unterhalb Th 9 können, da die Bauchmuskulatur nur teilweise oder nicht gelähmt ist, auch selbständig abhusten. Wiederholte Kontrollen der Atmung sind dennoch angezeigt.

3.2.2. Korrekte Lagerung, Ausstreichen und passives Bewegen der unteren Extremitäten

Während des spinalen Schocks ist das endgültige neurologische Bild noch nicht abzusehen. Daher ist es Aufgabe der Physiotherapie und der Pflege, die bestmöglichen Voraussetzungen für die spätere Nutzung eventuell rückkehrender Funktionen zu schaffen. Bei Läsionen im Lenden- bzw. Sakralbereich ist die Gefahr der Entwicklung von Kontrakturen besonders groß: Bei kompletter Paraplegie unterhalb L 1/2 beispielsweise sind die Hüftflexoren (Th 12–L 2) und die Adduktoren (L 1–2) voll innerviert, die Antagonisten (L 4–S 2) aber gelähmt. Die Neigung zu Flexions/Adduktionskontrakturen bei derart

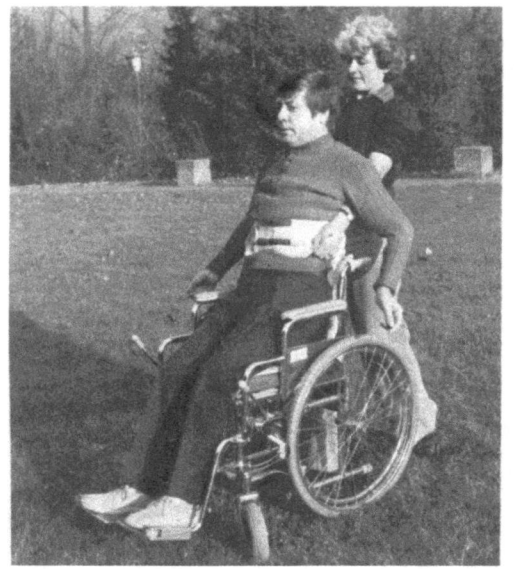
a

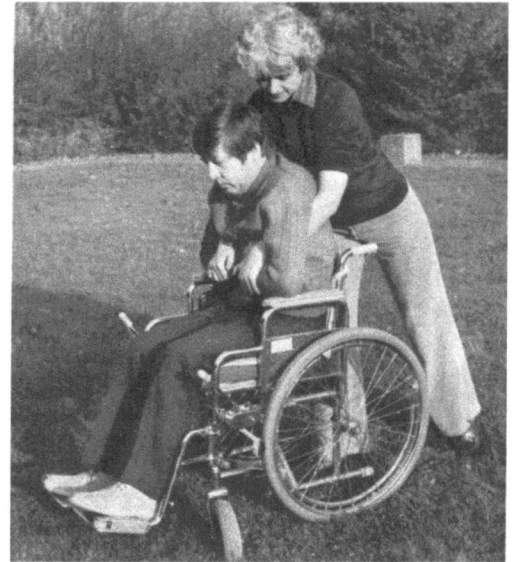
b

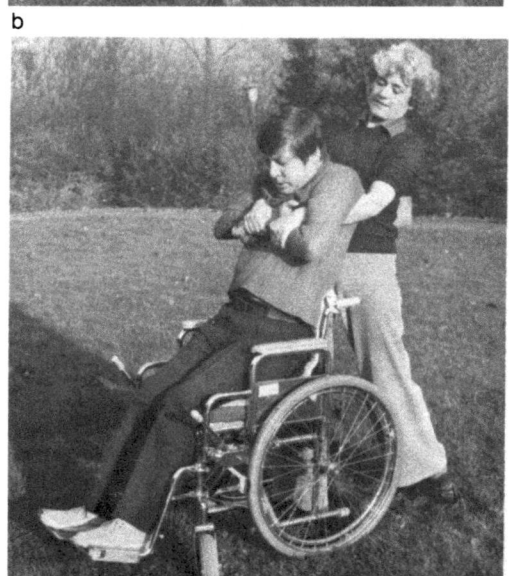
c

Abb. 10 a–c. Entlasten des Gesäßes mit Hilfe

Rollstuhl, benötigt der Patient einen *Leibgurt* (Breite: Abstand Sternumspitze/Beckenkamm) (Abb. 9). Diesen trägt er zur Abstützung des Rumpfes ebenso wie elastische Strümpfe zur Kreislaufstützung bis zur Erzielung einer ausreichenden Vasomotorenkontrolle.

In dieser Zeit reicht eine einmal tägliche Behandlung aus, es sei denn, daß Besonderheiten im Verlauf die Aufrechterhaltung der zwei- bis dreimal täglichen Behandlung notwendig machen, wie etwa starke Spastizität, Schmerzen in den Weichteilen oder in den Gelenken oder fortdauernde Beeinträchtigung der Atemfunktion bei älteren Patienten. Gleichzeitig wird die Intensität des aktiven Trainings der nicht gelähmten Muskulatur gesteigert, da die Wirbelfraktur jetzt in Flexion und Rotation zunehmend mehr belastet werden darf.

kulatur zu erhalten und die teilgelähmte Muskulatur zu trainieren. Während der Ruhigstellung der Fraktur müssen aber Technik und Intensität des aktiven Trainings dem Stand der Frakturheilung angepaßt werden. Die Übungen hierzu erfolgen im wesentlichen in Form von dosierten, *isometrischen* Spannungsübungen nach „PNF". Bei Beherrschung der Prinzipien dieser Behandlungstechnik können die an die behandelte Extremität angrenzenden Gelenke über dosierten Druck oder Zug so stabilisiert werden, daß bei maximalem Widerstand kaum eine Mitbewegung der Halswirbelsäule, wohl aber eine Aktivierung der Nackenmuskulatur erfolgt.

Einige der dabei angewandten Bewegungsmuster sind geeignet, die Funktionen von gelähmten Muskeln, die an sich für den jeweiligen Bewegungsablauf von Bedeutung wären, über Trickbewegungen zu kompensieren.

Unter *Trickbewegungen* verstehen wir kompensatorische Bewegungsabläufe, die z. B. durch Muskelschwäche, Bewegungseinschränkung oder Schmerz ausgelöst werden. Sie werden unter Nutzung von Schwung, Gewichtsverlagerung, veränderter Hebewirkung oder deren Kombination vom Patienten spontan gefunden oder therapeutisch bewußt erarbeitet und nachfolgend im Sinne von Ausweich- und Ersatzbewegungen vom Patienten kompensatorisch eingesetzt.

Das bedeutet beispielsweise bei Lähmung des M. triceps brachii, also *fehlender aktiver Streckfähigkeit* im Ellenbogengelenk, daß diese durch Einsatz des M. extensor carpi radialis und der Außenrotatoren im Schultergelenk sowie durch gleichzeitiges Entspannen des M. biceps brachii ersetzt werden kann, wenn diese Bewegung mit Schwung abläuft. Patienten mit Tetraplegie unterhalb C6 sind mit Hilfe dieser passiven Ellenbogenstreckfähigkeit später beispielsweise in der Lage, Tischtennis zu spielen, wobei diese Armbewegung ständig gefordert ist (s. 4.5.2.).

Mit passiv gestrecktem Ellbogen ist der Patient weiterhin fähig, sein eigenes Körpergewicht durch Abstützen auf die Hände hochzustemmen (vgl. Abb. 43) – eine entscheidende Möglichkeit, um das Entlasten und Übersetzen vom Rollstuhl selbständig wahrzunehmen.

3.1.5. Physiotherapeutische Überwachung während der Aufrichtephase und Rollstuhlgewöhnung

Wenn die Röntgenkontrolle eine ausreichende Konsolidierung der Fraktur zeigt, bei Tetraplegie im allgemeinen nach 10 Wochen, wird der Patient vom Spezialbett in ein normales Bett verbracht und innerhalb von 10 Tagen allmählich in eine Sitzposition von 90° aufgerichtet:

1. Tag 10° für einmal 1/2 Std
2. Tag 20° für zweimal 1/2 Std
3. Tag 30° für einmal 1 Std
4. Tag 40° für zweimal 1 Std
5. Tag 60° für einmal 1 1/2 Std
6. Tag 80° für zweimal 1 1/2 Std
7. Tag 90° für einmal 2 Std

Bis zu einer Aufrichtung bis zu 40° trägt der Patient eine weiche Krawatte, ab 40° wird die Halswirbelsäule durch eine steife Krawatte gesichert, die der Tetraplegiker bis zur 18. Woche trägt. Auf diese Weise wird plötzlichen und extremen Bewegungen in der Halswirbelsäule vorgebeugt.

Beim Aufrichten im Bett, ebenso wie während der anfänglichen Belastungsphase im

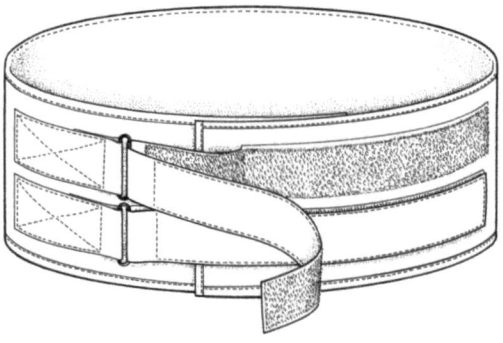

Abb. 9. Leibgurt

meidung von Abduktion und Rotation fortgesetzt, solange die alkalische Serumphosphatase einen kritischen Wert beibehält oder ansteigt.
- Bei zunehmender Bewegungseinschränkung, z. B. im Bereich des Hüftgelenkes, wird mit der Lagerung in 40° Hüftflexion begonnen (unter Vermeidung der Bauchlage), um im Falle einer nachfolgenden Ankylosierung die Versteifung in der für den rollstuhlabhängigen Querschnittgelähmten funktionell günstigsten Stellung zu erreichen.
- Eis- und Wärmetherapie haben hier keine nachweisliche Besserung erbracht.

Dauer des passiven Bewegens
Das passive Bewegen wird in der Frühphase zweimal täglich, aus Bauch- und aus Rückenlage, durchgeführt. Bei fettleibigen Patienten, bei starker Spastizität und bei bereits eingetretener Bewegungseinschränkung muß diese Maßnahme häufiger und längerdauernd aufgewandt werden (ggf. unter Hilfestellung durch eine zweite Person zur Fixation des Patienten.)

3.1.3. Innervationsschulung (Hilfen zur Muskelkontraktion) und fortlaufende Kontrolle hinsichtlich möglicher Reinnervationen der gelähmten und teilgelähmten Muskeln

Wir können davon ausgehen, daß eine zunächst motorisch-komplette Querschnittlähmung inkomplett werden *kann,* und daß infolgedessen auch die Läsionshöhe eine Änderung erfährt. Damit ergibt sich stets die Notwendigkeit einer Überprüfung und ggf. Neufestsetzung des therapeutischen Vorgehens. So ist das frühzeitige Erkennen und Einbeziehen derart wiederkehrender Willkürfunktionen in die Behandlung von großer Wichtigkeit.
Besonders in den dem Läsionsbereich entsprechenden sogenannten Übergangssegment sind evtl. Reinnervationen zu erwarten: Wenn Aktionspotentiale im Muskel zwar vorhanden, aber klinisch nicht nachweisbar sind, weil ihre Summation nicht zu einer fühl- oder sichtbaren Willkürkontraktion ausreicht, so können diese durch Techniken der propriozeptiven-neuromuskulären Facilitation („PNF-Technik", s. d.) stimuliert und mit Hilfe kontinuierlichen Reizens bis hin zu einer klinisch nachweisbaren willkürlichen Muskelkontraktion trainiert werden.
Bei einer Tetraplegie unterhalb C 5/6, die motorisch, sensibel und vegetativ komplett ist, ist die Muskulatur der oberen Extremitäten vermittels der segmentalen Innervation teilweise innerviert. Diese teilgelähmten Muskeln werden auch in die Innervationsschulung einbezogen, um sich im Laufe der Behandlung bessernde Funktionen konsequent zu nutzen. Die jeweiligen Fortschritte sind im Muskeltest zu fixieren.
Wie häufig die gelähmte und die nur schwach innervierte Muskulatur jenseits der eigentlichen Akutphase auf wiederkehrende oder sich bessernde Funktionen im Rahmen der Innervationsschulung überprüft werden, hängt von der Wahrscheinlichkeit ab, mit der solche Reinnervationen zu erwarten sind. Wenn sich die anfänglich gestellte Diagnose einer kompletten Querschnittlähmung im Sinne einer inkompletten Lähmung verändert, so sind es in der Regel zunächst sensible und erst danach motorische Funktionen, die zurückkehren. Das bedeutet, daß es nur bei einer sensibel inkompletten Lähmung sinnvoll ist, die Innervationsschulung zu beginnen. Außerdem sollte die frustrierende Wirkung einer fortlaufenden und vergeblichen Innervationsschulung für den Patienten berücksichtigt werden.
Die Innervationsschulung im Bereich der oberen Extremitäten findet bei Patienten mit Tetraplegie ihre Fortsetzung in der sorgfältigen ergotherapeutischen Funktionsschulung.

3.1.4. Aktives Training der nicht- und der teilgelähmten Muskulatur und Schulung von Trickbewegungen

Mit den Maßnahmen des aktiven Trainings der Schultergürtel-Armmuskulatur wird angestrebt, die Kraft der nichtgelähmten Mus-

gleiten (meist Ulnargleiten) im Humeroulnargelenk überprüft werden, weil auch die Verkürzung der ulnaren Weichteile die Streckung verhindern kann.

Das passive Bewegen der *Finger-Handgelenke* und die sie umgebende Muskulatur ist zwar zunächst unter dem Gesichtspunkt der Erhaltung der Gelenkbeweglichkeit und Muskelelastizität durchzuführen; gleichzeitig ist aber auch die „Funktionshandstellung" anzustreben (s. 3.1.2.1.). Deshalb muß nachdrücklich vor dem forcierten passiven Dehnen *der* Muskeln gewarnt werden, deren gewünschte Verkürzung die Greiffunktion im Sinne einer Funktionshand erst möglich macht, nämlich der Fingerflexoren. Das bedeutet, daß diese Gelenke passiv bewegt werden, ohne dabei die vielgelenkige Flexionsmuskulatur mitzudehnen. Ähnliches gilt für das passive Bewegen des *Daumens,* ohne dessen Oppositionsstellung zu den Fingern das Greifen nicht möglich ist. Daher kein Dehnen in die Extension und Abduktion, weil dies der gewünschten Verkürzung der Adduktoren und Flexoren entgegenwirken würde! Umgekehrt muß die Notwendigkeit des Dehnens der Mm. interossei und Mm. lumbricales betont werden: Infolge ihres Verlaufes ist die Dehnung bei Extension in den Grundgelenken und gleichzeitiger Flexion der Mittelphalangen gewährleistet.

Wenn es trotz Lagerungsbehandlung und physiotherapeutischer Maßnahmen zu Bewegungseinschränkungen oder zum Auftreten von Schmerzen gekommen ist, muß die Behandlung mit Eis und den Techniken der manuellen Therapie (artrogen: Traktion, Gleiten; myogen: tiefe Friktionsmassage) intensiviert werden, um so einer weiteren Kapselschrumpfung, dem verminderten Rollgleiten in den Gelenken oder Tendinitiden vorzubeugen bzw. sie zu reduzieren.

Passives Bewegen der unteren Extremitäten

Die freie passive Gelenkbeweglichkeit und die Erhaltung der Elastizität in allen Gelenken, sowie der sie umgebenden Muskulatur der *komplett gelähmten* unteren Extremitäten stellt eine wesentliche Voraussetzung für das Erlernen der Gebrauchsbewegungen im täglichen Leben dar. Das passive Bewegen der unteren Extremitäten wird beim Patienten mit Tetraplegie zur Erhaltung der Muskelelastizität, zur Anregung des peripheren Kreislaufes und Reduzierung von Spasmus durchgeführt. Bei Einliegen einer Schädelextension muß dabei die *Fortdauer des Zuges,* gegebenenfalls durch eine Hilfsperson, die die Schultern vom Kopfende her im Sinne einer Depression fixiert, abgesichert werden. Bei Dehnung der ischiokruralen Muskulatur ist zu berücksichtigen, daß damit ein indirekter Zug auf Nackenmuskulatur und Halswirbelsäule bewirkt wird. Die Dehnung der ischiokruralen Muskulatur sollte im übrigen bei 90° Hüftflexion (bei gestrecktem Knie) begrenzt werden, da andernfalls später das Erlernen der Sitzbalance infolge übermäßiger Elastizität dieser Muskelgruppen erschwert oder unmöglich gemacht wird.

Die Beine werden auch aus der Bauchlage bewegt. Hier muß das besondere Interesse der Erhaltung der vollen Elastizität in den Hüftflexoren und dem M. quadriceps gelten, wobei auf die Vermeidung von Ausweichbewegungen (Lendenlordose, bzw. Hüftflexion) zu achten ist.

Die Maßnahmen des passiven Bewegens sollen ruhig, gleichmäßig und ohne Anwendung von Gewalt erfolgen. Es muß angenommen werden, daß ein Verstoß gegen diese Regel zur Teilursache für die Entstehung von Weichteilverknöcherungen (s. 2.3.5.1.) werden kann.

Wenn sich während der Frühphase dennoch *parossale Ossifikationen* ausbilden, muß die Weiterführung der Behandlungsmaßnahmen, müssen insbesondere ihr Ausmaß und ihre Häufigkeit unter Berücksichtigung des klinischen Befundes, der Labordaten (vgl. 2.3.5.1.) und des Röntgenbefundes von detaillierten ärztlichen Anweisungen abhängig gemacht werden:

– Das passive Bewegen wird vorsichtig im gegebenen Bewegungsausmaß unter Verdes Patienten in Verbindung mit der Vasomotorenlähmung, der Beeinträchtigung des venösen Rückstromes, der Hypotonie und der Herabsetzung der Lungenventilation erhöhen für den Querschnittgelähmten in der Frühphase erheblich die Thrombose- und Thromboemboliegefahr. Die Ausfälle der Sensibilität erschweren darüber hinaus die Frühdiagnose.

Aus diesem Grunde wird der Patient zum einen regelmäßig umgelagert. Zum anderen werden die gelähmten Körperabschnitte unter gleichzeitiger Berücksichtigung der Wirbelfraktur passiv bewegt und, der bekannten Technik gemäß, *ausgestrichen*. Zwei- bis dreimal tägliches Ausstreichen der Beine sowie im rhythmischen Wechsel durchgeführte Flexion/Extension im oberen Sprunggelenk sind geeignete Maßnahmen, um die fehlende Wirkung der Muskelpumpe auf die Gefäße teilweise zu kompensieren. Da die akute Gefahr einer Thrombose nach vier Wochen deutlich gemindert ist, kann das Ausstreichen zu diesem Zeitpunkt, bei starker Spastizität entsprechend früher, abgesetzt werden.

Die *medikamentöse Thromboembolieprophylaxe* (Gabe von Heparin, Cumarin oder Salicylsäurederivaten) wird, sofern keine Kontraindikationen (z. B. Hämatothorax) vorliegen, vom Unfalltage an bis zur Belastungsfähigkeit im Rollstuhl durchgeführt.

3.1.2.3. Passives Bewegen der oberen und unteren Extremitäten

Im Bereich der **gelähmten und teilgelähmten Muskulatur** wird das passive Bewegen zur Vermeidung eines Elastizitätsverlustes der Muskulatur angewendet. Es dient gleichzeitig dem Kreislauftraining, der Thromboembolieprophylaxe und der Reduzierung der Spastizität. *Traktionen* und *Gleiten* werden zur Verbesserung des Rollgleitens **im Gelenk** und bei schmerzhaften Kapselschrumpfungen durchgeführt (KALTENBORN).

Durch das regelmäßige Umlagern besteht unter Berücksichtigung des Lagerungsplanes (s. 3.2.1.) die Möglichkeit, das passive Bewegen abwechselnd in Rückenlage, Seitlage oder in Bauchlage durchzuführen. So bietet es sich beispielsweise an, die aus Rückenlage nicht mögliche Dehnung des M. quadriceps femoris aus Bauchlage durchzuführen.

Passives Bewegen der oberen Extremitäten

Die schmerzfreie Gelenkbeweglichkeit und die Erhaltung der Elastizität in allen Muskeln der oberen Extremitäten sind die wesentlichen Voraussetzungen für ein erfolgreiches Funktionstraining und die spätere Einübung von „Trickbewegungen" (s. 3.1.4.). Das Beherrschen derartiger Trickbewegungen muß für die Nutzung der verbliebenen Teilfunktionen zu Gebrauchsbewegungen im täglichen Leben systematisch erarbeitet werden.

Unter Berücksichtigung der Fraktur in der Halswirbelsäule werden alle Muskeln ihrem Verlaufe entsprechend passiv gedehnt.

Bezüglich der Beweglichkeit des Schultergürtels sei darauf hingewiesen, daß beim passiven Bewegen zwischen der *Verschieblichkeit der Skapula* auf dem Thorax und der *Beweglichkeit im Humeroskapulargelenk* zu unterscheiden ist. Aufgrund der anatomischen Gegebenheiten der Kapsel des Humeroskapulargelenks kommt es hier erfahrungsgemäß besonders häufig und schnell zu Irritationen und schmerzhaften Bewegungseinschränkungen bei der Außenrotation. Diesem Beschwerdebild liegt meist eine *Kapselschrumpfung* zugrunde. Jedes Gelenk neigt in charakteristischer Reihenfolge zur Schrumpfung besonderer Kapselanteile. Dementsprechend kommt es zu charakteristischen Bewegungseinschränkungen, die im Humeroskapulargelenk zuerst die Außenrotation, dann die Abduktion und schließlich die Innenrotation betreffen.

Die *Ellenbogenbeweglichkeit* ist wegen der meist überwiegenden Funktion des M. biceps brachii im Sinne der Flexion und Supination in erheblichem Maße gefährdet. Wegen des Überwiegens der Flexions- und Supinationsfunktion muß der Unterarm besonders intensiv in *Extension/Pronation* bewegt werden. Bei drohender oder bereits vorhandener Einschränkung muß das *Seit-*

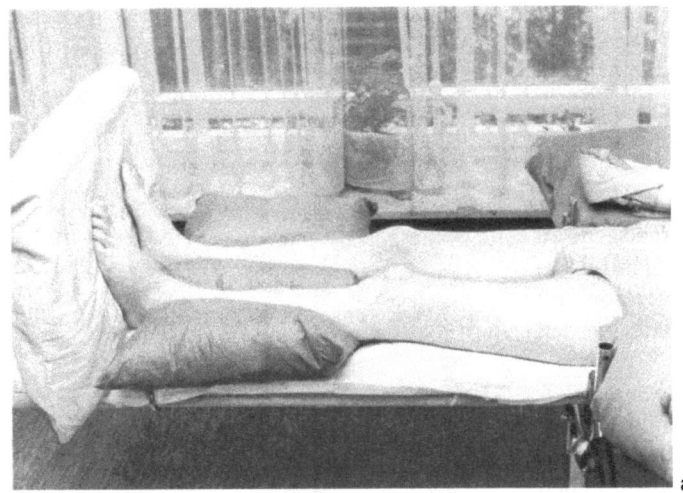

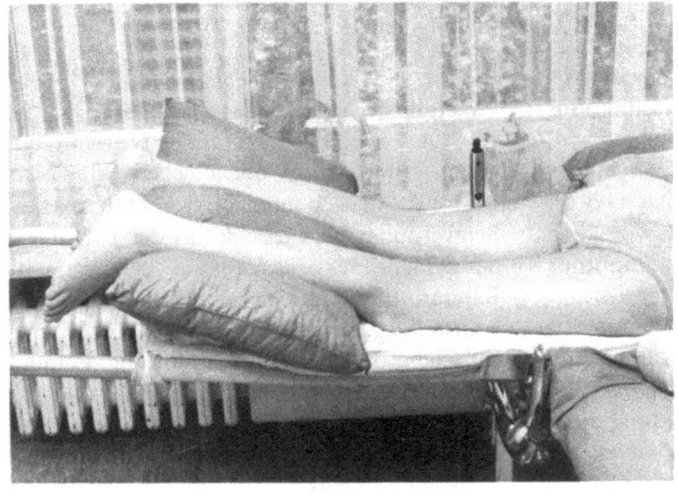

Abb. 8 a u. b. Lagerung der unteren Extremitäten. **a** Rückenlage; **b** Bauchlage

- *Fußgelenk:*
  Nullstellung im oberen und unteren Sprunggelenk. Fersen frei lagern (Abb. 8 a).

- *Fußgelenk:*
  Nullstellung im oberen und unteren Sprunggelenk (Abb. 8 b).

Lagerung in Seitlage

Häufig ist es notwendig, die Lagerung auf der Seite durchzuführen, etwa wenn Druckgeschwüre, z. B. über dem Kreuzbein, die Rückenlage unmöglich machen. Aus physiotherapeutischer Sicht ist in dieser Stellung besonders auf die schmerzfreie Lagerung der Humeroscapulargelenke zu achten (s. Abb. 99 c u. d). Die Stellung der unteren Extremitäten weicht bei dieser Lagerung zugunsten besserer Stabilität insofern etwas ab, als das „untere Bein" in Hüft- und Knieflexion gelagert wird; die daraus möglicherweise resultierende Tendenz zur Kontraktur kann durch das passive Bewegen wieder ausgeglichen werden. Im übrigen gelten für die oberen und unteren Extremitäten die gleichen Lagerungsprinzipien wie in Rücken- und Bauchlage.

3.1.2.2. Ausstreichen der unteren Extremitäten (Thromboembolieprophylaxe)

Der Verlust der Willkürmotorik, die Minderung des Muskeltonus und die Immobilität

lung angestrebt: Zwar ist infolge zu schwacher oder fehlender Innervation des M. extensor carpi radialis kein willkürliches Greifen möglich, doch sind die Finger in Beugestellung funktionsfähiger und darüber hinaus weniger verletzungsgefährdet als bei Streck- oder Krallenhandstellung. Außer psychologischen Gründen ist die Tatsache zu beachten, daß auch diese *passive Funktionshand* über die erhaltene Supination im Unterarm funktionell eingesetzt werden kann.

Häufig ist die korrekte Funktionshandstellung durch die Lagerung allein nicht ausreichend gewährleistet. Deswegen ist der Gebrauch des *„Funktionshandschuhs"* neben dem passiven Bewegen (3.1.2.3.) eine besonders wichtige Maßnahme zur Erzielung und Aufrechterhaltung der funktionsgerechten Finger-Hand-Stellung: Dieser Funktionshandschuh wird aus Leder und Schaumstoff individuell für den Patienten angefertigt (Abb. 6 a u. b). Er wird nach einer Gewöhnungszeit bis zu 3 Std am Tage, vor allem aber während der Nacht, regelmäßig angelegt.

Bei Neigung zu Schwellungen oder Rötungen der Haut kann das sogenannte *„Röllchen"* alternativ zum Funktionshandschuh gebraucht werden. Durch Anwendung dieses einfachen Hilfsmittels wird verhindert, daß der Zug über die beim Funktionshandschuh forcierte Handgelenkstellung zu stark auf die Finger einwirkt und so möglicherweise die Ödemneigung verstärkt. (Ein mit Stülpa überzogenes Watteröllchen wird auf der Höhe der Grundgelenke in die Innenhand

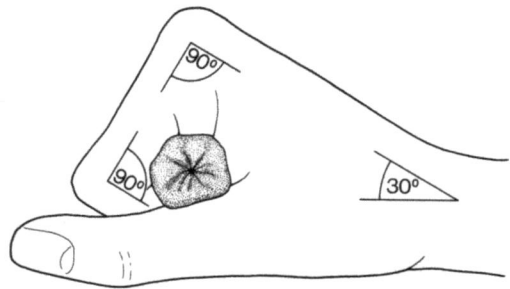

Abb. 7. Lagerung der Funktionshand mit Hilfe des „Röllchens"

gelegt, um 90° Flexion zu garantieren; die Finger werden mit hautfreundlichem Pflaster oder einem Stülpaüberzug in Funktionsstellung gehalten.) (Abb. 7).

Lagerung der unteren Extremitäten

Für die Lagerung der unteren Extremitäten gelten grundsätzlich die gleichen Prinzipien wie bei den oberen Extremitäten. Der Schwerpunkt liegt jedoch auf der Erhaltung der Elastizität von Muskeln, Sehnen und Bändern und damit bei der Anwendung der *Nullstellung*. Angesichts der kompletten motorischen und sensiblen Lähmung können Fragen wie Schmerzempfindlichkeit und gestörtes muskuläres Gleichgewicht unberücksichtigt bleiben (bei starker Spastizität oder parossalen Ossifikationen muß die Lagerung allerdings entsprechend den jeweiligen Gegebenheiten modifiziert werden). Demnach kommen folgende zwei Lagerungsmöglichkeiten bei Rücken- bzw. Bauchlage zur Anwendung:

Lagerung der unteren Extremitäten

Rückenlage
– *Hüftgelenk:*
 Flexion/Extension: Nullstellung

 Innen- Außenrotation: Nullstellung
 Abduktion: 20°–30°
– *Kniegelenk:*
 Nullstellung (keine Überstreckung)

Bauchlage
– *Hüftgelenk:*
 Flexion/Extension: möglichst 10° Überstreckung (wegen verstärkter Gefahr einer Hüftbeugekontraktur)
 Innen- Außenrotation: Nullstellung
 Abduktion: 20°–30°
– *Kniegelenk:*
 Nullstellung (keine Überstreckung)

Das Bemühen um diese „**Funktionshandstellung**" ist für die Greiffunktion besonders bedeutsam. Trotz fehlender Innervation der Fingerflexoren kann das Greifen durch die erhaltene Funktion des M. extensor carpi radialis erlernt werden (Abb. 5 a u. b). Wenn nämlich durch Anspannen des M. extensor carpi radialis die Beugesehnen der Finger unter Zug geraten, so werden diese zu einem passiven Faustschluß gebeugt. Der Daumen stellt sich dabei in „halbe Oppositionsstellung" (*aktive Funktionshand*). Die Festigkeit des Faustschlusses wird durch das Ausmaß der Verkürzung der Fingerbeuger (bei erhaltener Gelenkbeweglichkeit!) bestimmt. Dieser Vorgang ist erwünscht, denn andernfalls könnte sich eine Verformung der gelähmten Hand im Sinne einer „Krallenhand" (d. h. Streckung der Grundgelenke, Beugung der Fingergelenke, Unmöglichkeit einer Opposition des Daumens) oder einer „schlaffen, offenen Hand" entwickeln. Die funktionsgerechte Lagerung der Hand ist also für die späteren Gebrauchsbewegungen von wesentlicher Bedeutung und liegt verantwortlich in der Hand des Therapeuten.

Auch für Patienten mit höheren Halsmarkläsionen wird eine solche Funktionshandstel-

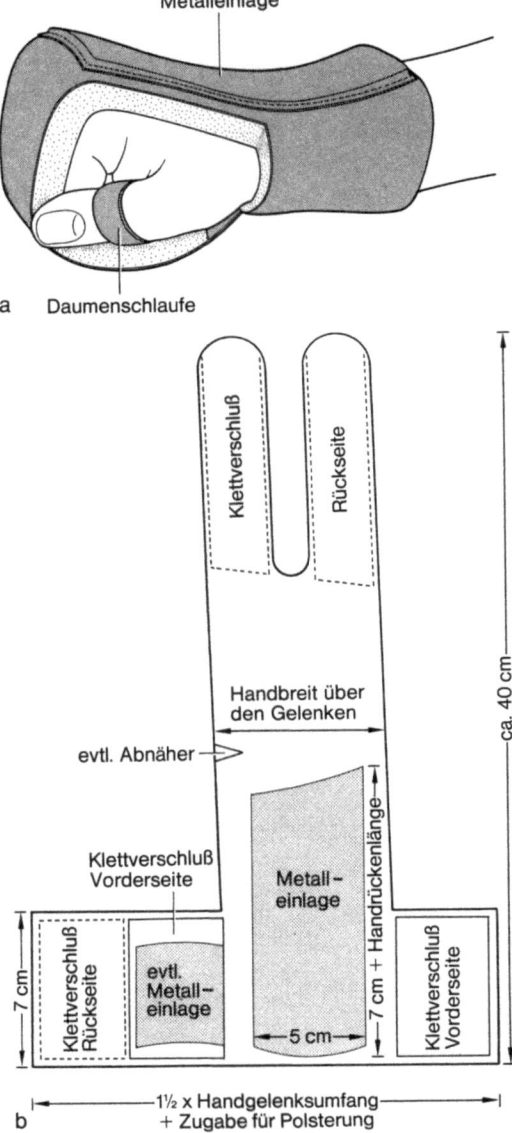

Abb. 5. a Entsprechende Handstellung (bei Patienten ohne aktive Fingerfunktion). **b** Faustschluß durch Anspannen des M. extensor carpi radialis (bei Patienten ohne aktive Fingerfunktion) = aktive Funktionshand

Abb. 6. a Lagerung der Funktionshand mit Hilfe des „Funktionshandschuhs". **b** Funktionshandschuh Schablone

tern" nicht durch die Lagerung verstärkt wird.

– *Humeroskapulargelenk:*

ca. 20° Flexion
ca. 30° Abduktion
Außenrotation

– *Humeroskapulargelenk:*
(s. Rückenlage:)
ca. 10° Flexion
ca. 30° Abduktion
Innenrotation

– Obwohl die Ruhestellung im *Ellenbogengelenk* bei 70° Flexion und 10° Supination gegeben ist, erfolgt die Lagerung in maximaler Extension und *Supination* (bei erhaltener Funktion des M. biceps brachii).

– Die Lagerung im *Ellenbogengelenk* erfolgt in ca. 5° Flexion und *Pronation*.

– Obwohl die Ruhestellung der *Finger-Hand-Gelenke* in leichter Flexionsstellung in allen Gelenken gegeben ist, erfolgt die Lagerung in 30° Dorsalflexion, 90° Flexion der Fingergrund-, -mittel- und -endgelenke und „halber Opposition" des Daumens, um so die sogenannte „Funktionshandstellung" anzustreben (Abb. 4 a).

– Die Lagerung der *Finger-Hand-Gelenke* erfolgt in Funktionshandstellung bei: 30° Dorsalflexion, 90° Flexion der Fingergrund-, mittel- und -endgelenke und „halber Oppostition" des Daumens (Abb. 4 b).

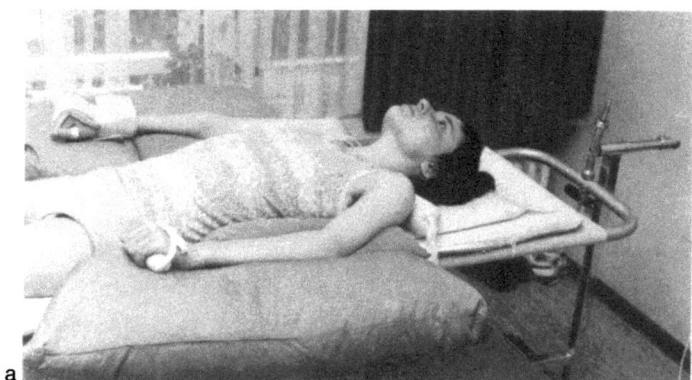

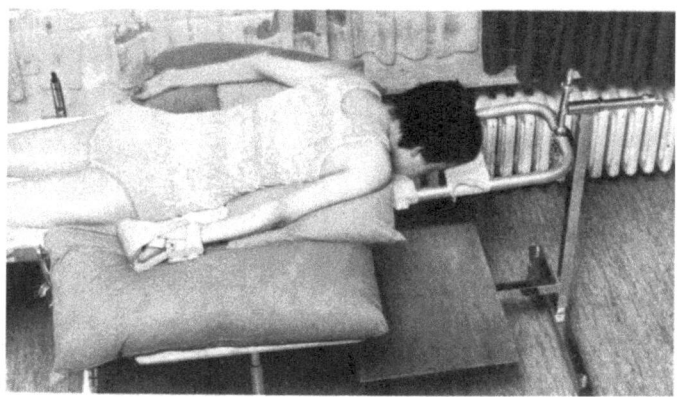

Abb. 4 a u. b. Lagerung der oberen Extremitäten. **a** Rückenlage; **b** Bauchlage

wie sehr der Behandlungsverlauf von schmerzfreier und funktionell durchdachter Lagerung abhängt. In Zusammenarbeit mit der Pflege wird daher ein Lagerungsplan erarbeitet, der den Zeitpunkt des Lagewechsels sowie Anzahl und Lage des Lagerungsmaterials in Form einer Zeichnung enthält (s. 8.2.1.). Dieser Plan ist über dem Bett des Patienten allen an Pflege und Therapie Beteiligten zugänglich zu machen.

- Im Bereich der *komplett-gelähmten* Körperabschnitte sollte die Lagerung insbesondere unter dem Gesichtspunkt der Einhaltung der *Nullstellung* in den Gelenken durchgeführt werden. Auf diese Weise kann der Gefahr von Elastizitätsverlust in Muskel, Sehne und Kapsel, aber auch der Gefahr von Druckstellen am besten entgegengewirkt werden.
- Im Bereich der *teilgelähmten* Körperabschnitte, also insbesondere im Bereich der oberen Extremitäten, muß die Lagerung zur Vermeidung von Schmerzzuständen sowohl unter dem *Gesichtspunkt der Ruhestellung*, als auch dem des bestmöglichen Ausgleichs des *gestörten muskulären Gleichgewichts* durchgeführt werden.
- Die Maßnahmen zur korrekten Einstellung und zur Ruhigstellung der *Wirbelsäule* werden vom Arzt angeordnet. Sie dürfen durch die Lagerung oder das passive Bewegen der angrenzenden Extremitätengelenke nicht beeinträchtigt werden.

Lagerung der oberen Extremitäten
Die Lagerung der oberen Extremitäten dient der Vermeidung von Elastizitätsverlust in Muskel, Sehne und Kapsel, der Verhütung oder Verminderung von Schmerzzuständen und dem Schutz erhaltener Teilfunktionen. Folgende Gesichtspunkte sind für den späteren funktionellen Einsatz der oberen Extremitäten von besonderer Wichtigkeit:
Bei den Handhabungen des täglichen Lebens, wie beim Schreiben, Essen oder bei der Körperpflege werden vorwiegend die Funktionen der *Innenrotation* und der *Pronation* eingesetzt. Dagegen kommt beim Hochstemmen des eigenen Körpergewichtes und beim Übersetzen der passiven Blockierbarkeit des Ellenbogens (durch *Außenrotation* und *Supination*) besondere Bedeutung zu. Das häufige Überwiegen der Funktion des M. biceps brachii bei fehlender Innervation des M. triceps brachii erschwert aber die passive Blockierbarkeit. Die sich daraus ergebende Gefahr der Beugekontraktur im Ellenbogengelenk muß also durch vermehrte Lagerung in Überstreckung und Supination ausgeglichen werden.
Bei einer Tetraplegie unterhalb C4 dagegen bleibt das muskuläre Gleichgewicht im Ellenbogengelenk annähernd erhalten (M. biceps brachii, C4–6); der M. biceps brachii ist nur schwach innerviert und kann nicht überwiegen. Die Lagerung der Arme in einer Beugestellung von 5–10° im Ellenbogengelenk bringt den geschwächten Muskel in Annäherung und schafft somit in diesem Fall die Voraussetzungen für die angestrebte Funktionsverbesserung des M. biceps brachii.

Der Lagerungsplan ergibt sich also aus dem individuellen Muskel- und Gelenkbefund. Es bieten sich nach unserer Erfahrung *alternierend* folgende zwei Lagerungsmöglichkeiten in Rückenlage und Bauchlage an:

Lagerung der oberen Extremitäten

Rückenlage
- *Skapula:* Die Stellung der Skapula ist durch die Lagerung der Halswirbelsäule und des Armes bestimmt. Es sollte jedoch darauf geachtet werden, daß das Überwiegen der Elevationsmuskulatur und damit die Tendenz zum „Hochziehen der Schul-

Bauchlage
- *Skapula:* s. Rückenlage

meist auf ein Hindernis in den Atemwegen, meist durch Sekretstau, oder auf zusätzliche Komplikationen, wie Pneumonie, Lungenembolie oder Atelektasen zurückzuführen. Natürlich muß gewährleistet sein, daß die Therapiemaßnahmen insbesondere das Abhusten, jederzeit durchgeführt werden können. Das bedeutet, daß beim frischverletzten Tetraplegiker physiotherapeutische Maßnahmen auch „rund um die Uhr" erbracht werden müssen.

Alle zur Betreuung des Patienten eingesetzten Mitarbeiter des therapeutischen und pflegerischen Dienstes müssen in der Durchführung dieser atemtherapeutischen Handgriffe so geübt sein, daß sie den Patienten mit Tetraplegie jederzeit die notwendige Hilfestellung geben können. Da diese Maßnahmen einen permanenten Einsatz über Stunden und Tage erforderlich machen können, ist der Therapeut auf eine ökonomische Arbeit im Sinne der Hebetechnik angewiesen (s. Kap. 5).

Darüber hinaus bleibt die Atmung bei allen Halsmarkverletzten während der gesamten Zeit der Frühphase unter besonders sorgfältiger Beobachtung.

Es muß alles daran gesetzt werden, eine aktive Mitarbeit des Patienten für die Maßnahmen zur Atemtherapie zu erzielen. Dazu müssen er und seine Angehörigen über die veränderte Atemmechanik unterrichtet werden. Außerdem ist eine sorgfältige Einweisung in die Techniken der Atemtherapie notwendig. Nur so ist es möglich, daß sich der Patient in Zukunft bei Verschlechterung der Atemsituation (z. B. Erkältung) selber helfen kann, ohne mit Angst und Unsicherheit zu reagieren.

Tracheotomien, die leider auch heute noch manchmal als notwendige Sofortmaßnahmen bei kompletter Tetraplegie angesehen werden, können bei Durchführung einer systematischen und konsequenten Atemtherapie fast immer vermieden werden. Selbst bei Läsionen unterhalb C 3/4 läßt sich bei jungen und sonst gesunden Patienten mit elastischem Thorax und gesundem Lungengewebe durch entsprechendes Training eine Vitalkapazität von 2000–3000 ml erzielen.

3.1.1.4. Begleitverletzungen des Thorax

Rippenausrißfrakturen, Rippenserienfrakturen, Sternalfrakturen, Hämatothorax, Hämatopneumothorax oder Ventilpneu, kommen bei Zervikal- und vor allem bei Thorakalläsionen häufig vor. In diesen Fällen ist die Atemtherapie gemäß detaillierter ärztlicher Anweisung besonders wichtig und muß ggf. variiert und situationsentsprechend dosiert werden. In Frage kommt hier insbesondere die „unterstützende Atemtherapie". Das bedeutet z. B., daß der Widerstand für das Diaphragma nur vom Abdomen her gegeben wird, so daß der Thorax keiner unmittelbaren Kompression unterliegt.

Bei gelegentlich auftretenden akut bedrohlichen Situationen, wie Atemstillstand oder Lungenödem, muß der Physiotherapeut die Behandlung in die Hand des Arztes und der Pflege übergeben. Das gleiche gilt für evtl. notwendige künstliche bzw. assistierte Beatmung.

3.1.2. Lagerung, Ausstreichen der Beine (Thromboembolieprophylaxe) und passives Bewegen der oberen und unteren Extremitäten

3.1.2.1. Lagerung der oberen und unteren Extremitäten

Den nachteiligen Folgen der durch die Lähmung und Ruhigstellung bedingten Immobilität des Patienten mit Tetraplegie muß in den ersten 10–12 Wochen durch gezielte, frühestmöglich eingeleitete Maßnahmen entgegengewirkt werden. Hierzu gehört insbes. die Behandlung durch spezifische Lagerung. Sie stellt neben der korrekten Pflege eine wesentliche Voraussetzung für die Verwirklichung der physiotherapeutischen Behandlungsziele dar. Die Tatsache, daß die Lagerung über 24 Stunden, die physiotherapeutische Behandlung dagegen zweimal täglich über ca. 45 Minuten erfolgt, macht deutlich,

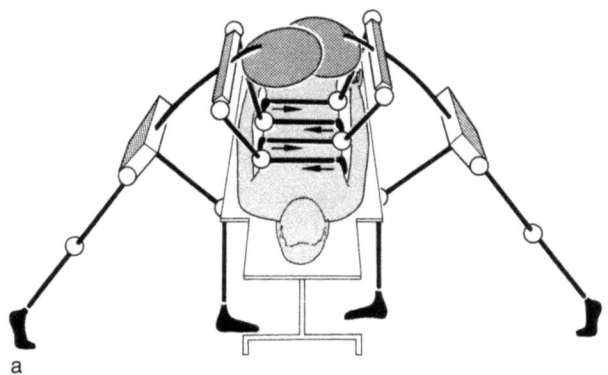

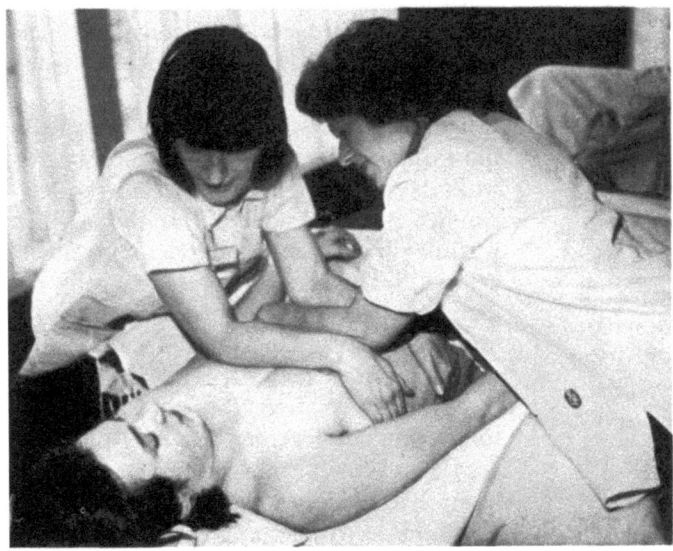

Abb. 3. a Hebetechnik beim Abhusten. b Unterstützung des Abhustens

Die Atemfunktion wird durch die *Bauchlagerung* zusätzlich unterstützt. Im Liegen auf dem Bauch sind nämlich vordere Brust- und Bauchwand vom Körpergewicht belastet, so daß der intraabdominelle Druck noch mehr als in Rückenlage ansteigt und das Diaphragma weit in den Brustraum hineingetrieben wird. Während der Inspirationsphase muß der Tetraplegiker gegen den Druck der komprimierten Eingeweide anarbeiten, was einen erheblichen Widerstand für das Diaphragma bedeutet. Außerdem wird in Bauchlage die stärkste Belüftung der lumbo-dorsalen Lungenabschnitte erreicht.

3.1.1.3. Kontrollen der Atem- und Kreislauffunktion

Sie werden insbesondere in den ersten Tagen, je nach Befund, stündlich bis täglich durchgeführt. Neben der Blutgasanalyse ermöglicht die *tägliche Spirometermessung* eine gewisse Kontrolle über die Atemsituation. Bei frischverletzten Patienten mit Tetraplegie liegen die Werte der Vitalkapazität meist zwischen 500 ml und 1000 ml. Sie kann bei entsprechender Behandlung in den ersten zwei Wochen auf 1800 ml bis 2000 ml gesteigert werden. Ein Abfall der Werte ist

expiratorische Kraft erhöht werden (modifiziert nach COMROE).

Im einzelnen kommen für das Diaphragmatraining folgende Techniken zur Anwendung:
– zum Training des Diaphragma durch *Führungswiderstand* umfaßt der Therapeut die unteren Thoraxanteile und das Abdomen, um so die fehlende, antagonistisch wirkende Bauchmuskulatur zu ersetzen und einen adäquaten Widerstand zu geben.
– Durch *Vergrößerung der Nasenstenose* – d. h. ein Nasenloch wird zugehalten und durch das andere wird in kurzen Stößen „schnüffelnd" eingeatmet – kommt es zum Trainingseffekt. Der inspiratorische Widerstand ergibt sich aus der Enge des Nasenweges.
– Die Verlangsamung und Verlängerung der Expirationsphase, etwa durch *Engstellung der Lippen* (Lippenbremse), bewirkt ein langsames Nachlassen der Diaphragmaspannung und gleichzeitig eine Verlängerung der Sprechdauer. (Die Aktivität des Diaphragma endet nicht mit der Inspirationsphase, sondern dauert in Abhängigkeit von der Atemtiefe bis zum Ende der Exspirationsphase an (s. COMROE).

Die forcierte Sekretabgabe zur **Pneumonieprophylaxe** und normale Belüftungs- Durchblutungs-Verhältnisse werden durch Abhusten gewährleistet. Da die Bauchpresse fehlt, ist es für den Patienten mit Tetraplegie nicht möglich, ohne Hilfe abzuhusten.

Sekretverhaltungen sind insbesondere Folgen der lähmungsbedingten Immobilität. Besonders häufig wird Sekretstau in den Bronchien und Bronchiolen bei starken Rauchern oder nach Badeunfällen mit Aspiration beobachtet.

Im einzelnen kommen für die Pneumonieprophylaxe folgende Techniken zur Anwendung:
– das *Abhusten* wird durch einen oder – günstiger – zwei Therapeuten unterstützt. Dazu wird der Patient aufgefordert, auf der Höhe der Inspiration zu husten. Die Therapeuten komprimieren im gleichen Moment mit den auf der unteren Thoraxapertur aufliegenden Unterarmen und den die seitlichen Thoraxpartien umfassenden Händen Brustkorb und Bauch, um einen hohen intrapulmonalen Druck aufzubauen und das schnelle Ausströmen der Luft sicherzustellen (Abb. 3 a u. b).
– Bei stärkerer Ansammlung von Sekret wird vor der Durchführung dieser Maßnahmen mit schleimlösenden Substanzen für die Dauer von 5 Min. bis zu 4mal täglich *inhaliert*
– eine zusätzliche Hilfe bietet die *Luftbefeuchtung* durch den Feinvernebler. Als günstiger Zeitpunkt hat sich die Zeit nach der jeweiligen Umlagerung des Patienten erwiesen.

Erhaltung der Elastizität aller Thoraxanteile
Bei inspiratorischem Kontraktionsbeginn wirkt das Diaphragma auf die unteren Rippen hebend. Am Ende der Inspiration sehen wir allerdings, daß die unteren Rippen bei tieferer Einatmung nach innen gezogen werden. Dadurch geht der nach caudal gewonnene Volumenzuwachs des Thoraxraumes durch die Einziehung der seitlichen Thoraxwand wieder verloren. Dieser Mechanismus sollte vermieden werden, da die Entfaltung der Lunge nach lateral gefördert werden soll. Die respiratorische Wirkung des (passiven) Vorgangs der Ausatmung beruht auf der jeweiligen Qualität der Lungen- und Thoraxelastizität; d. h., daß der exspiratorische intrapulmonale Druckaufbau durch die Retraktionskraft der Lunge geleistet wird. Aus diesem Grunde sind intensive Bemühungen zur Erhaltung der Elastizität erforderlich.

Die Erhaltung der Thoraxelastizität wird durch folgende Maßnahmen gewährleistet:
– Das *Diaphragmatraining* unterstützt die Elastizität des Thorax automatisch (s. o.).
– Der Thorax wird im Atemrhythmus des Patienten vom Behandler durch *Kompression* in Exspirationsstellung gebracht. Dabei sollten alle Thoraxanteile erfaßt werden.
– Diese Maßnahmen werden durch sorgfältiges *Ausstreichen der Intercostalräume* ergänzt.

und Weise bezeichnet, wie das erforderliche Atem-Minutenvolumen geleistet wird.)

3.1.1.1. Pathologie und Pathophysiologie der Atmung bei Tetraplegie

Die Atemmechanik ist durch die Veränderung der muskulären Verhältnisse beeinträchtigt. Die Interkostalmuskulatur und die Bauchmuskulatur sind bei erhaltener Funktion des Diaphragma (C2–C4) und der Atemhilfsmuskulatur ausgefallen. Das bedeutet, daß der Thorax infolge der fehlenden Muskelfunktionen die Gleichgewichtslage des anatomischen Bänderapparates einnimmt, die nahe der Inspirationsstellung liegt. Durch die Ruhigstellung der Fraktur in Hyperextension wird die Inspirationsstellung des Thorax in Rückenlage noch verstärkt. Die Atemmittellage ist daher zum Inspirium verschoben (Abb. 2).

Da das Diaphragma in Ruhe etwa 60% des Volumenwechsels bewirkt, ist die Ventilation des Tetraplegikers mit einer Läsion unterhalb C4/5 und tiefer *unter Ruhebedingungen* noch ausreichend. Bei Belastung durch körperliche Arbeit, bei Sekretansammlung oder bei zusätzlichen Komplikationen, wie z. B. bei Hämatothorax, würde der Verletzte ohne therapeutische Maßnahmen hypoventilieren. Die Hypoventilation würde infolge eines Anstiegs des arteriellen Kohlendioxyddrucks (PCO_2) und Absinkens des arteriellen Sauerstoffdrucks (PO_2) zur Hypoxie (mit Zyanose) führen und gleichzeitig den Patienten in seiner cardiorespiratorischen Leistungsfähigkeit beeinträchtigen.

> *Die Behandlungsziele der Atemtherapie bei Tetraplegie* sind unter Berücksichtigung des jeweils vorliegenden Lähmungsbildes:
> - Training des Diaphragma zur systematischen Vergrößerung des Atemzugvolumens und damit der Vitalkapazität (VK),
> - Pneumonieprophylaxe durch Sekretabgabe und Eröffnen von Atelektasen,
> - Beschleunigung der Blutzirkulation im Kleinen Kreislauf
> - Erhaltung der Thoraxelastizität

3.1.1.2. Maßnahmen der Atemtherapie

Zur Verwirklichung der genannten Ziele kommen im Rahmen der Atemtherapie beim Tetraplegiker folgende Maßnahmen zur Anwendung:

Training des Diaphragma zur systematischen Vergrößerung des Atemzugvolumens und damit der Vitalkapazität über eine Vertiefung der Inspiration. Auf diese Weise werden die elastischen Lungengewebsbestandteile intensiver gedehnt, so daß die Retraktionskraft der Lunge verstärkt und damit die

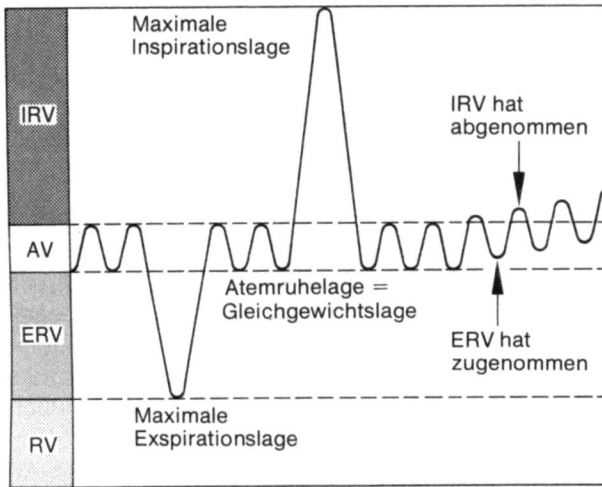

Abb. 2. Die Volumina und Kapazitäten der Lunge (modifiziert nach Comroe, J. H.: Physiologie der Atmung). IRV = Inspiratorisches Reservevolumen; AV = Atemzugvolumen; ERV = Exspiratorisches Reservevolumen; RV = Residualvolumen

3. Physiotherapeutische Maßnahmen bei Querschnittlähmung

3.1. Physiotherapie in der Frühphase der Tetraplegie

Die *Frühphase* in der Behandlung des Querschnittgelähmten umfaßt einen Zeitabschnitt von 10–12 Wochen und umschließt die Sofortmaßnahmen, die Phase der Intensivtherapie und den nachfolgenden Zeitraum der Ruhigstellung bis zum Aufsitzen im Rollstuhl.

Die *Sofortbehandlung* beginnt in besonders kritischen Fällen bereits während des Transportes (im Hubschrauber oder Krankenwagen), z. B. durch Freihalten der Atemwege, Atemtherapie, Abhusten.

Unmittelbar nach der Ankunft des Patienten in der Klinik erfolgen im Rahmen der Primärdiagnostik
- eine sofortige *Überprüfung der vitalen Funktionen* (Atmung, Kreislauf)
- eine orientierende *neurologische Untersuchung*
- eine *Röntgenuntersuchung* der Wirbelsäule
- die erforderliche *Labordiagnostik*.

Der neurologische Befund mit *Sensibilitätsstatus* (s. 2.1.1.), *Muskelstatus* (s. Anhang I) und *Reflexstatus* muß in den ersten 14 Tagen nach Eintreten der Querschnittlähmung 12stündlich, in den darauffolgenden Tagen täglich wiederholt werden. Das gilt besonders vor und nach operativen Eingriffen (Anlegen eines Schädelzuges, Repositionsmaßnahmen, operativen Stabilisationsmaßnahmen). Auf diese Weise können Verbesserungen oder Verschlechterungen des Befundes rechtzeitig erkannt werden.

Ob ein Muskeltest nach der Bewertungsmethode 0–5 durchgeführt werden kann, ist vom Allgemeinzustand des Patienten abhängig. Gegebenenfalls wird lediglich getestet, ob die dem geschädigten Rückenmarksegment entsprechenden Muskeln „gut innerviert" (gi), „innerviert" (i) oder „nicht innerviert" (0) sind. Motorischer und sensibler Status zusammen ermöglichen eine erste Aussage über das Ausmaß der Lähmung und damit über die Diagnose. Die fortlaufende Wiederholung dieser Untersuchungen gewährleistet die korrekte Überwachung der neurologischen Funktionen.

Der Verletzte wird auf einem Spezialbett (s. 9.2.2.) einer *systematischen Lagerungs-Dreh-Behandlung* unterzogen. Dadurch wird
- die ausreichende Ruhigstellung der Fraktur sichergestellt
- der Gefahr einer Druckschädigung vorgebeugt
- die Thromboembolieprophylaxe unterstützt
- die Atemfunktion verbessert
- der periphere Kreislauf angeregt
- der Entwicklung von Kontrakturen entgegengewirkt.

3.1.1. Atemtherapie und Pflege der Atemwege

Die Atemtherapie hat für die Rehabilitation Querschnittgelähmter besondere Bedeutung, da Kreislauffunktion und allgemeines Leistungsvermögen von ausreichender Atemfunktion abhängen. Physiotherapeutische Möglichkeiten zur Verbesserung der Ventilation liegen in Verfahren, die auf unwillkürlichem und willkürlichem Wege die Atemform verändern. (Mit Atemform wird die Art

Darüber hinaus sind operative Eingriffe in der Frühphase so gut wie nie angezeigt. Gelegentlich werden Wirbelluxationen, die durch konservative Maßnahmen – Extension der Halswirbelsäule, Lagerungsbehandlung in Hyperextension – nicht eingerichtet werden können, vor dem Röntgenbildwandler reponiert. Die Hoffnung, durch „Entlastungsoperationen" könnte die Funktionstüchtigkeit des verletzten Rückenmarks wiederhergestellt werden, hat sich nicht bestätigt. Auf der anderen Seite besteht die Gefahr, daß durch größere operative Eingriffe, insbesondere durch Laminektomien ohne gleichzeitige stabilisierende Maßnahmen, die ohnehin verschlechterte Stabilität der Körperachse weiter beeinträchtigt wird. Besonders bei jüngeren Menschen kommt es im weiteren Verlauf dann nicht selten zu schweren kyphoskoliotischen Deformierungen der Wirbelsäule.

Zu einem späteren Zeitpunkt können operative Maßnahmen zur Behandlung von Dekubitalulzera einerseits, zur Behebung oder Minderung schwerer Gelenkkontrakturen und quälender Spasmen andererseits erforderlich werden. Durch derartige Eingriffe kann dem betroffenen Querschnittgelähmten oftmals nachhaltig geholfen werden.

2.5. Grundregeln der Behandlung Querschnittgelähmter

Bei der Behandlung eines Querschnittgelähmten müssen alle Beteiligten also davon ausgehen,

– daß eine zunächst lebensbedrohliche Verletzung oder Erkrankung vorliegt, die den sofortigen gezielten Einsatz von Maßnahmen der Akutversorgung und Intensivbehandlung erforderlich macht

– daß schon in der Frühphase in der Regel feststeht, daß aus der Rückenmarkschädigung aller Voraussicht nach eine lebenslange schwere Behinderung resultieren wird, auf deren Beherrschung das gesamte Therapieprogramm von vornherein abzielen muß („Rehabilitation der ersten Stunde"),

– daß es sich bei der Querschnittlähmung **nicht** um eine *chronische Krankheit* handelt, sondern daß der gut rehabilitierte Paraplegiker und Tetraplegiker als *„bedingt gesund"* angesehen werden muß. Das bedeutet, daß er unter den außerordentlich belastenden Bedingungen einer schweren oder auch sehr schweren Behinderung leben muß, daß er aber eben auch sinnvoll, aktiv und menschenwürdig leben kann und

– daß die Behandlung und Rehabilitation Querschnittgelähmter niemals allein auf die Bemühungen **einer** bestimmten Personengruppe (des pflegerischen Dienstes oder der therapeutischen Dienste oder des ärztlichen bzw. des Sozialdienstes) aufgebaut werden darf. Ein derartiger Versuch würde mit Sicherheit zu einem schweren Fehlschlag führen. Erforderlich ist vielmehr die Bewältigung dieser umfassenden und langdauernden Aufgabe im Rahmen eines kooperationsbereiten und kooperationsfähigen, patientenorientiert arbeitenden Rehabilitationsteams.

nach Ankunft des Patienten in der Klinik. Sie besteht anfangs vor allem in einer sorgfältigen Atemtherapie, im täglich mehrmaligen Bewegen der gelähmten Körperabschnitte und im aktiven Training der teilgelähmten und nichtgelähmten Körperareale sowie in der gezielten Thromboembolieprophylaxe.

Acht bis zehn Wochen nach dem Unfall wird der Verletzte allmählich im Bett aufgerichtet und innerhalb von ca. 10 Tagen an das Sitzen im Rollstuhl gewöhnt. Er erfährt jetzt im Rahmen eines erweiterten Trainingsprogramms eine Schulung in der Sitz- und Stehbalance und in der Benutzung des Rollstuhls und Unterweisungen in den Handhabungen des täglichen Lebens. Im Falle einer Paraplegie wird der Patient mit Stützapparaten versorgt und in die Gangschulung eingeführt.

2.4.4. Soziale, schulisch-berufliche Rehabilitation

Die Vorbereitungen für die Einleitung schulisch-beruflicher Rehabilitationsmaßnahmen oder die Wiederaufnahme einer späteren Tätigkeit, sei es der Führung eines Haushaltes, sei es eines Berufs, werden in Zusammenarbeit mit dem Patienten im Rahmen des Rehabilitationsteams getroffen. Der Behinderte erwirbt den Kraftfahrzeugführerschein. Die Wohnverhältnisse werden durch die zuständigen Fachdienste – Ergotherapie, Sozialdienst – überprüft, gegebenenfalls wird nach Wegen für die Beschaffung neuer geeigneter Wohnmöglichkeiten gesucht.

Sechs bis acht Monate nach Eintritt der Querschnittlähmung können die meisten dieser Patienten als klinisch ausreichend rehabilitiert angesehen und nach Hause entlassen werden.

Jetzt schließt sich, falls eine Rückgliederung in die frühere Tätigkeit nicht infrage kommt, die berufliche Eingliederung an. Hierfür müssen gegebenenfalls verschiedene Stufen (Berufsfindung und Arbeitserprobung, Vorförderung, Adaptations- und Qualifikationsmaßnahmen auf dem beruflichen Gebiet, Umschulung) durchschritten werden.

2.4.5. Information und Schulung

Der frischverletzte Querschnittgelähmte wird, sofern er bei Bewußtsein ist und keine besonderen Gründe gegen ein derartiges Vorgehen sprechen, sogleich, d. h. nach der ersten ärztlichen Untersuchung, schonend aber dennoch klar und eindeutig über die bei ihm vorliegende Verletzung und ihre Folgen informiert. Ein Verzicht auf diese Information erweist sich stets als im weiteren Verlauf für den Patienten außerordentlich belastend und macht die notwendige aktive Kooperation zwischen dem Verletzten und dem klinischen Team unmöglich.

Im Rahmen des nachfolgenden monatelangen Krankenhausaufenthaltes wird der Querschnittgelähmte sodann so weit geschult, daß er in der Lage ist, seine Situation und deren Konsequenzen zu verstehen. Er lernt die Bedingungen und Gefährdungen kennen und zu beachten, denen er Zeit seines Lebens unterworfen sein wird.

2.4.6. Operationsindikationen

Regelmäßig wird – verständlicherweise – von den Patienten und ihren Angehörigen die Frage gestellt, ob die tragischen Folgen der Rückenmarkverletzung nicht durch chirurgische Eingriffe behoben werden können. Über den Nutzen operativer Maßnahmen sind die Auffassungen geteilt. Als allgemein anerkannte Indikation für sofortige oder frühzeitige Eingriffe gelten (MEINECKE, F.-W., 1976):

– ein freies Intervall zwischen Unfall und Beginn der Lähmung
– das deutliche Fortschreiten einer partiellen oder das Aufsteigen einer vollständigen Lähmung über mehrere Segmente,
– ein nachgewiesener Bandscheibenschaden mit Kompression des Rückenmarks sowie
– offene Rückenmarkverletzungen.

läre oder paraartikuläre Injektionen von Novocain oder Cortico-Steroiden Abhilfe geschaffen werden. Die Gabe von Analgetica läßt sich nicht immer vermeiden.

Im Frakturbereich klagen viele Querschnittgelähmte vorübergehend oder auch längerdauernd über Schmerzen. Hier muß das Vorliegen von radikulären Reizzuständen angenommen werden. Eine Infiltrationsbehandlung mit Lokalanästhetica auf der einen Seite, die über einige Monate gehende Abstützung durch ein halbelastisches Stützmieder andererseits erweisen sich mitunter als brauchbare Therapie.

Bei inkompletten Querschnittlähmungen, bei denen die sensiblen Qualitäten also nicht vollständig ausgefallen sind, wird häufig über quälende Mißempfindungen (Parästhesien, Paralgesien, auch Hyperästhesien) geklagt. Diese Beschwerden sind sehr schwer zu beeinflussen. Meist muß der Patient lernen, sie zu ertragen, mit ihnen zu leben, sich durch körperliche Aktivitäten von ihnen abzulenken.

Die Beobachtung zeigt, daß Schmerzen und sehr starke, ebenfalls schmerzhaft empfundene Spasmen nicht selten bei solchen Patienten gefunden werden, denen es nicht oder noch nicht gelungen ist, die Tatsache ihrer schweren Behinderung aktiv zu bewältigen. Ihre biographische Anamnese macht häufig deutlich, daß hier auch vor dem zur Querschnittlähmung führenden Ereignis besondere psychosoziale Belastungen bestanden haben, von denen die Persönlichkeitsstruktur geprägt wurde. Angesichts einer solchen Situation muß gegebenenfalls die Einleitung psychotherapeutischer Maßnahmen erwogen werden.

2.4. Behandlungsverlauf, Prinzipien der Therapie und Rehabilitation bei Querschnittgelähmten

2.4.1. Morbidität, Letalität

In der Bundesrepublik Deutschland ist mit einem jährlichen Zugang von etwa 1 000–1 200 frischen Querschnittlähmungen zu rechnen. Hierin enthalten sind ca. 300 rehabilitationsbedürftige Kinder mit angeborenen Fehlbildungen des Spinalkanals.

Die Sterblichkeit der Querschnittgelähmten, die noch vor 20 Jahren innerhalb der ersten 2 Jahre nach Eintritt der Rückenmarkschädigung im Falle der Paraplegie mit 50–60%, im Falle der kompletten Tetraplegie mit 100% beziffert werden mußte, ist heute auf weniger als 10% gesunken. Das bedeutet, daß der ganz überwiegende Teil der auf diese Weise Verletzten und Erkrankten auf eine rechtzeitig einsetzende und über lange Zeit korrekt durchgeführte Spezialbehandlung und Rehabilitation angewiesen ist. Die internationale Erfahrung zeigt, daß die Durchführung des hierbei erforderlichen Behandlungsprogramms im allgemeinen nur in Spezialabteilungen möglich ist. Der frischverletzte Querschnittgelähmte sollte daher, heute in der Regel auf dem Luftwege, nach Möglichkeit sogleich in eine Querschnittgelähmtenabteilung verbracht werden. Die Behandlung erfolgt hier nach relativ einheitlichen Grundprinzipien:

2.4.2. Sofortmaßnahme, Frühbehandlung

Der Frischverletzte wird, in der Regel auf einem Spezialbett liegend, einer systematischen Lagerungs-Dreh-Behandlung unterzogen. Zur Beherrschung der bestehenden atonischen Blasenlähmung wird anfangs die Methode des intermittierenden Katheterisierens angewandt. Mit Abklingen des spinalen Schocks – nachgewiesen durch wiederkehrende Reflexaktivität – wird mit dem sogenannten Blasentraining begonnen. Der zunächst fast immer bestehende Subileus oder Ileus wird durch Infusionen und Abführmaßnahmen beherrscht. In der Mehrzahl der Fälle wird heute durch eine am ersten oder zweiten Tage beginnende Antikoagulantientherapie der drohenden Thromboemboliegefahr vorgebeugt.

2.4.3. Physiotherapie

Die physiotherapeutische Behandlung beginnt, ebenso wie die Ergotherapie, sogleich

In jedem Fall ist die (gegebenenfalls chirurgische) Beseitigung der Nekrosen, danach eine Behandlung mit Verbänden bis zur Reinigung des Geschwürgrundes anzustreben. Bei größeren Geschwüren ist zur Vermeidung sehr langdauernder Krankenhausaufenthalte die plastisch-operative Deckung zu erwägen.

2.3.5.2. Paraosteoarthropathien (POA)
Parossale Ossifikationen, also pathologische Weichteilverknöcherungen insbesondere in der Umgebung der großen Gelenke, treten relativ häufig als mitunter schwerwiegende Folgeerkrankung nach Rückenmarktraumen auf. Betroffen von dem Verknöcherungsprozeß ist ausschließlich das Muskelbindegewebe. Seine Entstehung ist letztlich ungeklärt. Wahrscheinlich kommt es durch das Zusammenwirken einer Störung im autonomen Nervensystem und einer lokalen Schädigung in der Weichteilumgebung der großen Gelenke zur Auslösung derartiger pathologischer Stoffwechselvorgänge. Bei einem Teil der betroffenen Personen resultiert nur ein hinsichtlich der funktionellen Auswirkungen belangloser Nebenbefund. Im Röntgenbild finden sich dann mehr oder weniger ausgedehnte kalkdichte Verknöcherungszonen, etwa im Bereich der Adduktoren oder der Glutäen. In anderen Fällen aber kommt es im Verlauf dieses Bindegewebsumbaues zur Ausbildung massiver knöcherner Überbauungsvorgänge, die beispielsweise von den lateralen Anteilen des Darmbeins bis zum Trochantermassiv reichen. Über die schon bestehende Lähmung hinaus kann hierdurch die passive Gelenkbeweglichkeit vollständig blockiert und so die Behinderung in ihren Auswirkungen entscheidend verstärkt werden.
Der Beginn eines derartigen Ossifikationsprozesses deutet sich gelegentlich durch eine Schwellung, Rötung und Überwärmung an. Dieser Befund führt nicht selten zur fälschlichen Annahme des Vorliegens von Thrombophlebitiden. Später findet sich eine Einschränkung der passiven Gelenkbeweglichkeit im betroffenen Bereich. Die Laborwerte für die alkalische Serumphosphatase und die Kreatinphosphokinase steigen mäßig oder stark an. Ein positiver Röntgenbefund ist häufig erst nach weiteren 14 Tagen zu erheben.
Es kann nicht ausgeschlossen werden, daß forcierte passive Bewegungsübungen – betonte Abduktion oder kräftige Überstreckung der Hüftgelenke – mit der Folge dadurch ausgelöster sogen. „Mikrotraumen", also kleinerer Blutungen in der Muskulatur, zur Ingangsetzung eines solchen Prozesses beitragen. Deshalb wird beim ersten Hinweis auf das Vorliegen eines derartigen Geschehens die physiotherapeutische Behandlung der betroffenen Gelenkabschnitte zunächst für einen Zeitraum von 3–4 Tagen völlig eingestellt. Danach wird sie mit größter Vorsicht wieder aufgenommen. Das passive Dehnen der betroffenen Muskeln unterbleibt aber so lange, bis Röntgenbefunde und Labordaten dafür sprechen, daß der Ossifikationsprozeß zur Ruhe gekommen ist (s. 3.1.2.3).
Bei vollständigen Gelenkblockierungen muß zu einem späteren Zeitpunkt die Frage der operativen Behandlung diskutiert werden. Wegen der hohen Rezidivgefahr kommen derartige Maßnahmen aber frühestens nach 12 bis 18 Monaten in Frage.
Klinisch einsetzbare Verfahren zur Verhütung der POA stehen bisher nicht zur Verfügung.

2.3.5.3. Schmerzen und schmerzhafte Spasmen
Schmerzhaft empfundene Parästhesien und Paralgesien sowie Schmerzphantome werden von vielen Patienten mit kompletten und inkompletten Lähmungen angegeben. Charakteristisch sind beispielsweise die oft sehr quälenden Schmerzen im Schulter-Arm-Bereich bei frischen Tetraplegien in der Zeit der Bettlägerigkeit und zu Beginn der Rollstuhlphase. Hier kann gelegentlich durch besonders sorgfältige Lagerung, durch Eisbehandlungen, durch Maßnahmen im Sinne der manuellen Therapie oder durch intraartiku-

einseitigem Muskelzug ist infolgedessen sehr ausgeprägt. Da die Frakturheilung meist eine Lagerung in Hyperextension der Lendenwirbelsäule erfordert, liegt das Bein im Hüftgelenk in Flexionsstellung, welche durch verstärktes passives Bewegen in Bauchlage ausgeglichen werden muß. Für den weiteren Verlauf würde sich sonst die Gefahr einer schwerwiegenden und kaum zu korrigierenden Beeinträchtigung der Gehfähigkeit ergeben, da eine stabile Ausgangsstellung für den Schwunggang wie auch für den Vierpunktegang von der Überstreckbarkeit in den Hüften abhängig ist (s. 3.4.).

Der Therapeut trägt in jedem Falle, auch bei Entwicklung einer sehr ausgeprägten Spastizität, für die Erhaltung der vollen Gelenkbeweglichkeit und der vollen Elastizität der Muskulatur, also für eine zuverlässige Kontrakturprophylaxe die Verantwortung.

Die Frakturheilung darf durch das passive Bewegen in den Hüftgelenken nicht beeinträchtigt werden. Bei Bewegungen in die Hüftflexion aus der *Rückenlage* ist die Gefahr einer Mitbewegung der Lendenwirbelsäule aber sehr groß. Besonders in den ersten Wochen (1.–5. Woche) muß sich daher das Ausmaß der vertretbaren passiven Flexion im Hüftgelenk nach der Frakturhöhe richten! Folgende Grundregeln sind zu beachten:

- bei Frakturen bis zum 6. BWK einschließlich – volle Hüftflexion
- bei Frakturen des 7. und 8. BWK einschließlich – 90° Hüftflexion
- bei Frakturen des 9. und 10. BWK einschließlich – 45° Hüftflexion
- bei Frakturen des 11. BWK bis 5. LWK einschließlich – keine Hüftflexion.

Das Ausmaß der Bewegung in die Hüftflexion mit gestrecktem Knie ist abhängig von der Elastizität der ischiokruralen Muskulatur. Starke Dehnung dieser Muskelgruppe würde sich auf den Bandapparat und die spinale Muskulatur übertragen und möglicherweise eine Beeinträchtigung der Frakturheilung in physiologischer Stellung bewirken.

Sechs Wochen nach dem Unfall kann die Hüftflexion in jedem Falle langsam bis zum vollen Bewegungsausmaß gesteigert werden; der Patient kann so zu Beginn der 9. Woche, also zu Beginn der Aufrichtephase, sitzfähig sein.

Das passive Bewegen in die Hüftextension und hyperextension, ebenso wie in die Rotation erfolgt in *Bauchlage* bei Fixierung des Beckens. Zur Dehnung des M. quadriceps femoris wird das Knie gleichzeitig in Flexion gehalten. Der M. triceps surae wird in Rückenlage bei gleichzeitiger Kniestreckung intensiv bis 10°–15° Dorsalflexion gedehnt. Auf diese Weise wird außer der Spitzfußprophylaxe die Voraussetzung für die spätere Vorlage des Beckens beim Gehen geschaffen.

Der M. tensor fasciae latae neigt erfahrungsgemäß bei schlaffer Lähmung in besonderem Maße zu Elastizitätsverlust. Er wird bei *gebeugtem Knie* und *gestreckter Hüfte* in Adduktion/Innenrotation gedehnt.

3.2.3. Innervationsschulung

Für die Innervationsschulung bei Paraplegie gelten die gleichen Prinzipien wie bei Tetraplegie (s. 3.1.3.)

3.2.4. Aktives Training der nichtgelähmten Muskulatur

Von der 4. Woche an wird mit symmetrischen und statischen Spannungsübungen im Sinne von „PNF" begonnen. Gleichzeitig wird der Patient in ein gezieltes Hanteltraining für die Handgelenks- und Unterarmmuskulatur eingewiesen.

Ab der 6. Woche erlernt der Patient das symmetrische Eigentraining mit Expandern. Durch diese Übungen werden die oberen Extremitäten auf die spätere starke Belastung beim Gehen vorbereitet.

Bei Lähmung im oberen Brustmarkbereich muß besonders sorgfältig auf die durch die Bauchlage auf dem Stryker-Bett bedingte Tendenz zur Verkürzung des M. pectoralis major geachtet werden. Dieser Tendenz wird durch Entspannungstechniken im Sinne von „PNF" zur Erhaltung der vollen Flexion in beiden Schultergelenken vorgebeugt.

3.2.5. Physiotherapeutische Überwachung während der Aufrichtephase und Rollstuhlgewöhnung

Acht Wochen nach Eintreten der Paraplegie wird der Patient in Abhängigkeit vom Stand der Wirbelfrakturheilung vom Spezialbett in ein normales Bett verlegt und im Verlauf von ca. 4–6 Tagen unter Beibehaltung der Streckung in der Wirbelsäule *im Bett aufgerichtet:*

1. Tag   ca. 20°   2–3mal 30 min
2. Tag   ca. 40°   2–3mal 1 Std
3. Tag   ca. 60°   2 Std
4. Tag   ca. 80°   2 Std
5. Tag   90°   2 Std
6. Tag   Beginn der Belastung im Rollstuhl

Ab 45° Aufrichtung erhalten Patienten mit Frakturen im Bereich des 6. Brustwirbels bis 2. Lendenwirbels – wenn eine stärkere keilförmige Deformierung des frakturierten Wirbelkörpers vorliegt, eine mangelhafte knöcherne Konsolidierung des Frakturbereiches gefunden wird oder der Verdacht auf eine instabile Fraktur gegeben ist – vorsorglich ein halbelastisches Stützmieder, das extreme Bewegungen bremst und eine gewisse Abstützung des Rumpfes bewirkt.

Die physiotherapeutische Behandlung wird während dieser Zeit im Rahmen des aktiven Trainings intensiviert, da die Belastung der Wirbelfraktur unter fortdauernder Vermeidung extremer Bewegungen in Flexion und Rotation jetzt zunehmend gesteigert werden kann.

Die *Belastung im Rollstuhl* erfolgt ebenso nach einem festgelegten Plan:

1. Tag – 1mal 1/2 Std
2. Tag – 2mal 1/2 Std
3. Tag – 1mal 2 Std
4. Tag – 2mal 2 Std

usw. bis zur ganztägigen Belastung.

Die Sitzhaltung des Patienten im Rollstuhl (s. 3.5.3.1.) wird durch den Ergotherapeuten und den Physiotherapeuten kontrolliert. Der Patient mit Paraplegie wird in dieser frühen Phase in den Maßnahmen zur Verhütung von Druckschäden, die er später eigentätig wahrnehmen wird, noch durch den Therapeuten unterstützt, da er zu diesem Zeitpunkt meist noch sehr unsicher und schwach ist (s. Abb. 10 b):

– Die Bremsen sind festgestellt.
– Der Therapeut steht in Schrittstellung hinter dem Patienten.
– Der Therapeut umfaßt den Thorax seitlich und greift die überkreuzten Unterarme. Sein Oberkörper ist über den des Patienten geneigt.
– Der Therapeut hebt den Patienten im Sinne der Hebetechnik hoch (s. Kap. 5) und lehnt sich auf das hintere Bein zurück, so daß das Gewicht auf seinem Oberschenkel ruht.
– Nach kurzem Halten in dieser Position wird der Patient wieder abgesetzt.

Die physiotherapeutische Behandlung wird aus dem Krankenzimmer in die allgemeinen Behandlungsräume verlegt, sobald der Patient erstmals eine Belastung im Rollstuhl von zweimal 2 Std erfahren hat.

3.3. Physiotherapie in der Spätphase der Paraplegie

Für den Patienten fängt mit der Rollstuhlgewöhnung und dem Beginn des umfassenden Therapieprogramms die unmittelbare Auseinandersetzung mit den vielfachen Auswirkungen der Querschnittlähmung an. Das bedeutet unter anderem, daß er im Gegensatz zur totalen Abhängigkeit während der Frühphase nunmehr eigene Aktivitäten entwickeln muß, um bis zur Entlassung ein Höchstmaß an Selbständigkeit zu erlernen.

In den ersten Tagen und Wochen erleben die meisten Patienten ihre Hilflosigkeit vom Rollstuhl aus und die veränderten Formen der Begegnung mit der Umwelt als sehr belastend, oft als quälend. Es ist daher wichtig, daß der Patient rechtzeitig in informativen und psychagogischen Gesprächen auf diese Situation vorbereitet und daß versucht wur-

Stundenplan für: *Paraplegie – Spätphase ab der 16. Woche*   gültig ab:

Uhrzeit	Montag	Dienstag	Mittwoch	Donnerstag	Freitag	Samstag
8.15 – 9.00	*Gangschule*	*Konditionstraining*	*KG*	*Konditionstraining*	*Gangschule*	
9.00 – 9.45	*Bogenschießen*	*Bogenschießen*	*Gehtraining*	*Bogenschießen*	*Bogenschießen*	*Schwimmen*
9.45 – 10.15	*Blasentraining*					
10.15 – 11.00	*KG*	*KG*	*Schlingentisch*	*KG*	*KG*	
11.15 – 13.00	*Mittagspause und Blasentraining*					
13.00 – 13.45	*Rollstuhltraining*	*Gehtraining*	*Mattentraining*	*Schlingentisch*	*Rollstuhltraining*	
13.45 – 14.30	*KG*	*Tischtennis*	*Mattentraining*	*Gehtraining*	*Tischtennis*	
14.30 – 15.30	*Schlingentisch*	*KG*	*KG*	*KG*	*KG*	
15.30 – 16.00	*Blasentraining*					
16.00 – 17.00	*Patienteninformation*	*Schwimmen*	*Schlingentisch*	*Schlingentisch*	–	

behdl. Arzt:
behdl. BT:
behdl. KG:
behdl. Sozialarbeiter:

Diagnose:
Unfall-Datum:

de, ihm eine Perspektive für den weiteren Therapieverlauf und den möglichen Behandlungserfolg zu eröffnen. Nur so können die Voraussetzungen für die gute Mitarbeit seitens des Patienten geschaffen werden (s. 5.6.1.).

Die Behandlung wird während der ersten Woche hinsichtlich Dauer und Intensität allmählich gesteigert. Das schließlich ganztägig ablaufende Therapieprogramm wird, zusammen mit den anderen Fachbereichen, in Form eines Stundenplanes zusammengestellt und im weiteren Verlauf, jeweils in Abhängigkeit vom augenblicklichen Rehabilitationsstand, dem Leistungsvermögen des Patienten angepaßt.

Die Therapiezeiten müssen mit den anderen pflegerischen und therapeutischen Erfordernissen, wie den Mahlzeiten und dem Blasentraining in Übereinstimmung gebracht werden.

Die wesentliche Zielsetzung der Spätphase ist – jeweils in Abhängigkeit vom Ausmaß der Lähmung – die Erreichung größtmöglicher Selbständigkeit und damit weitgehender Unabhängigkeit in den Handhabungen des täglichen Lebens. Inwieweit dieses Ziel erreicht wird, ist abhängig von
- der Läsionshöhe
- Komplikationen und Nebenverletzungen und daraus resultierenden funktionellen Beeinträchtigungen
- Lebensalter und körperlicher Konstitution
- der Einstellung des Patienten seiner Behinderung gegenüber und der damit verbundenen Kooperationsbereitschaft
- der psycho-sozialen Situation (z. B. familiären und beruflichen Verhältnissen u. a. m.).

Nachdem die Wirbelsäule während der Phase der Ruhigstellung in Hyperextension gelagert war, muß bei beginnender Belastung

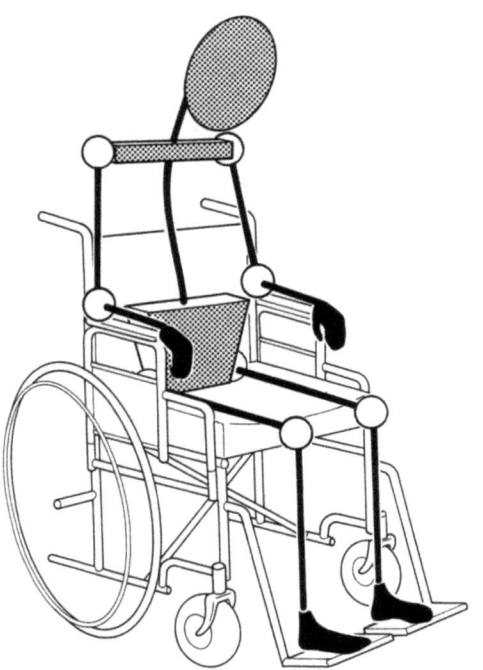

Abb. 11. Korrekte Sitzposition im Rollstuhl

- selbständige und sichere Rollstuhlhandhabung (s. 4.2.)
- Beherrschung von Gebrauchsbewegungen
- Fähigkeit zum Stehen im Barren oder auf dem Stehbrett
- Fähigkeit zum selbständigen Gehen in Oberschenkelstützapparaten, im Barren, an zwei Unterarmstützen.

3.3.1. Überprüfung des korrekten Sitzens im Rollstuhl und des Entlastens aus sitzender Position

Bei einer Position von 90° Hüftbeugung, 90° Kniebeugung und Nullstellung des oberen Sprunggelenkes ist die größtmögliche Unterstützungsfläche für das Sitzen gegeben (Abb. 11). Daher übt der Querschnittgelähmte zunächst das Sitzen im Sinne eines gezielten Trainings zur Sitzbalance im Roll-

darauf geachtet werden, daß sie erst *nach der 16. Woche* forciert flektiert werden darf. Dies hat für die physiotherapeutische Behandlung ebenso wie für das Selbsthilfetraining Konsequenzen, die später zu erläutern sind.

> **Merke:** Patient und Therapeut sind mit beginnender Aktivierung auf die ständig drohende Gefahr von Druckstellen hinzuweisen, um so mehr, als das individuelle Ausmaß der Druckempfindlichkeit zu Beginn noch nicht bekannt ist. Daher muß unbedingt auf eine voll ausreichende Polsterung der Unterstützungsfläche in jeder Situation und zu jeder Zeit geachtet werden.

Die Voraussetzungen für die angestrebte Selbständigkeit sind:
- sichere Sitz- und Stehbalance
- bestmöglich auftrainierte Schultergürtel-, Arm- und Rumpfmuskulatur
- freie Gelenkbeweglichkeit und volle Elastizität der Muskulatur unterhalb der Läsion

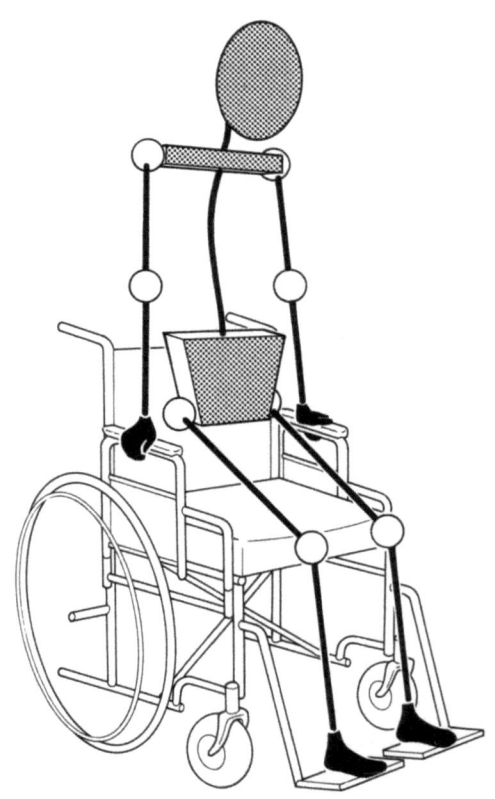

Abb. 12. Entlasten des Gesäßes im Rollstuhl durch Hochstemmen des Körpergewichtes

stuhl, anfangs unter Spiegelkontrolle, später unter für den Patienten erschwerten Bedingungen (ohne Spiegel, mit geschlossenen Augen, bei gleichzeitigem Ballspiel), um so die Sicherheit und die Reaktionsfähigkeit zu verbessern.

Er wird über die Möglichkeiten zur Entlastung des Gesäßes aus sitzender Position informiert. Die erforderliche Technik muß dem Patienten detailliert und mehrfach erklärt werden. Sie besteht, nach Feststellung der Bremsen, im Auf- und Hochstützen auf den Seitenlehnen oder den Rädern bei gesenktem Schultergürtel (Abb. 12). Diese Maßnahme sollte während der Zeit noch unsicherer Sitzbalance von einem Therapeuten überwacht und alle 15–20 min für eine Zeitdauer von 20–30 sec regelmäßig durchgeführt werden.

Erst wenn der Patient für die Druckempfindlichkeit seiner Haut und seines Gewebes ein „Gespür" gewonnen hat, kann der zeitliche Abstand zwischen dem Entlasten in gewissem Umfang verlängert werden.

3.3.2. Fortsetzung des passiven Bewegens der gelähmten und teilgelähmten Körperabschnitte

Das passive Bewegen wird auch in der Spätphase fortgesetzt. Es dient jetzt vor allem der Erhaltung der Elastizität aller gelähmten oder teilgelähmten Muskelgruppen. Bei starker Spastizität in bestimmten Muskelgruppen müssen diese Maßnahmen intensiviert werden. Gleichzeitig kann durch Dauerdehnlagerungen im Schlingentisch (ROLF u. KAEPPEL, 1971) dem drohenden Elastizitätsverlust entgegengewirkt werden.

Bei sehr starker Spastizität der Rumpfmuskulatur wird diese gegebenenfalls im *Oberkörperüberhang* gedehnt (Abb. 13). Diese Maßnahme wirkt sich auch auf den M. pectoralis major aus, der während der Bauchlagerung auf dem Stryker-Bett in der Frühphase möglicherweise eine Verkürzung erfahren hat.

Zu Beginn der 16. Woche wird der Patient in der *Technik des selbständigen passiven Be-*

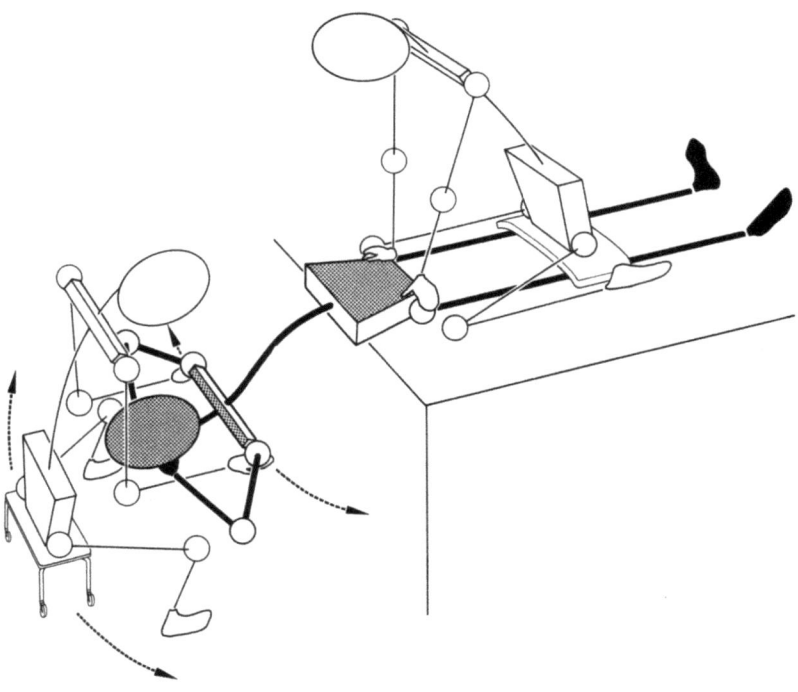

Abb. 13. „Oberkörperüberhang" zur Dehnung der ventralen und lateralen Rumpfmuskulatur

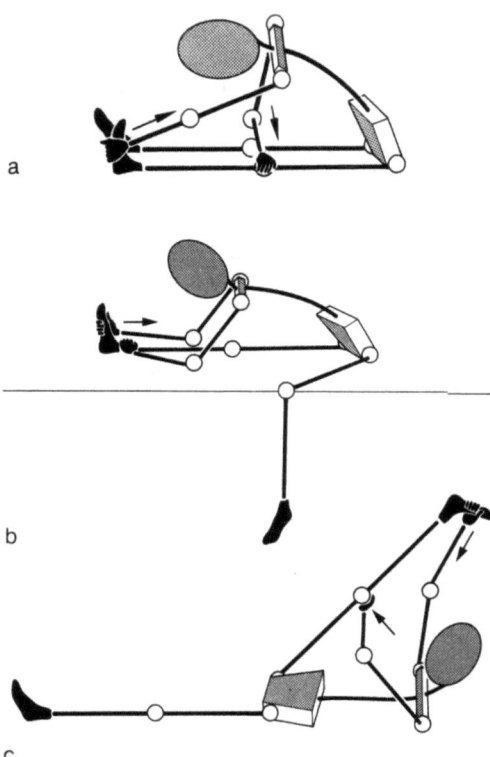

Abb. 14a u. b. Selbständiges passives Dehnen und Bewegen im Langsitz. **c** Selbständiges passives Bewegen und Dehnen in der Rückenlage

wegens der gelähmten Gliedmaßenabschnitte unterwiesen, das er bei Beherrschung selbständig durchführt.

Alle Fußgelenke, auch die Kleinen, werden aus dem *Langsitz* bewegt (Abb. 14 a u. b). Voraussetzung hierfür ist gute Elastizität der ischiokruralen Muskulatur. Gleichzeitig mit der Dorsalflexion des Fußes muß mit der freien Hand das Knie gestreckt werden, um auf diese Weise den M. triceps surae voll zu dehnen. Hierauf folgen Übungen zur Abduktion. Dazu wird zunächst das eine Bein weit über die seitliche Kante der Behandlungsbank gehängt und darauf das andere gestreckt in die Abduktion verbracht. Auf diese Weise wird die ischiokrurale Muskulatur durch weitestmögliches Vorbeugen gedehnt.

Anschließend legt sich der Patient in *Rückenlage* und nimmt dabei ein Bein mit in die Hüftbeugung und Außenrotation (Abb. 14c). Nun werden Innen- und Außenrotation in 90° Hüftbeugung bei angebeugtem Knie mehrfach durchgeführt und die ischiokrurale Muskulatur gedehnt.

Das passive Bewegen sollte, wenn möglich, einmal täglich erfolgen. Mit Beherrschung der Technik verfügt der Patient über eine wichtige Möglichkeit zur Kontrakturprophylaxe, deren er sich auch nach Klinikentlassung regelmäßig bedienen sollte. Führt der Patient ein regelmäßiges und intensives Gehtraining im Barren durch, so kann das passive Bewegen zum Teil entfallen, da er seine Rumpf- und Beinmuskulatur ausreichend im Barren zu dehnen vermag (s. 3.4.4.2.).

3.3.3. Üben der Sitzbalance

Da bei kompletter Querschnittlähmung der Muskeltonus verändert ist und die Willkürmotorik sowie Tiefen- und Oberflächensensibilität ausgefallen sind, müssen zur Beherrschung der Sitzbalance die visuelle Kontrolle, die erhaltenen motorischen und sensiblen Funktionen oberhalb der Läsion und die höheren Kontrollsysteme (Innenohr, Kleinhirn u. a. m.) kompensatorisch eingesetzt werden. Besonders diejenigen Muskeln, die eine hohe Innervation und einen relativ distalen Ansatz haben, wie der M. latissimus dorsi, bilden eine Brücke zwischen den nicht gelähmten und den gelähmten Körperteilen und sind somit besonders am Aufbau eines neuen Körperschemas beteiligt. Ohne systematische Schulung der Sitzbalance sind die Voraussetzungen zum Erlernen von Bewegungsabläufen zur Erreichung größtmöglicher Selbständigkeit in den Belangen des täglichen Lebens nicht gegeben. (s. 3.5.3.1. u. 2.) Das aufbauende Trainingsschema zur Sitzbalance umfaßt Übungen aus dem Sitz an der Kante der Behandlungsbank mit aufgestellten Füßen und seitlich abgestellten Händen (Abb. 15 a u. b)

– Der Therapeut kniet hinter dem Patienten, um ihm die anfangs notwendige Si-

cherheit und Hilfestellung zu geben, falls er die Balance verliert.
- Der Therapeut beginnt mit stabilisierenden Übungen nach „PNF" von Kopf und Schultern her, um das Gefühl für die Sitzposition zu verbessern. Schließlich versucht der Patient sich mit den Händen auf den Knien abzustützen, und die stabilisierenden Maßnahmen werden wiederholt.

Der Patient muß sich dabei intensiv konzentrieren. Da er zu Beginn dieser Übungsphase eine – nur zu verständliche – Nervosität zeigt, erweist es sich als besonders wichtig, daß der Therapeut ihm in dieser Situation besonders zugewandt ist und ihm das Gefühl der Sicherheit vermittelt. Es sollten auch kleine Pausen eingelegt werden.

Mit fortschreitendem Übungsverlauf versucht der Patient einen Arm möglichst gestreckt anzuheben, zur Seite zu strecken und wieder auf dem Knie abzusetzen. Ganz allmählich werden die Bewegungen in alle Richtungen und schließlich auch mit beiden Armen gleichzeitig durchgeführt.

Der Patient soll beim „Verlieren der Balance" ermuntert werden, sich nicht gleich wieder abzustützen. Es kommt vielmehr darauf an, daß er das instabile Gleichgewicht selber korrigiert, indem er durch Einsetzen der Arme den Körperschwerpunkt wiederzufinden lernt. Auf diese Weise und mit Hilfe des Spiegels gewinnt der Paraplegiker zunehmend ein neues Körperschema.

- Erst bei sicherer Sitzbalance unter Augenkontrolle werden die gleichen Übungen auch ohne Spiegel aufbauend erarbeitet.
- Die Übungen zur Sitzbalance können mit Erlangen voller Elastizität der ischiokruralen Muskulatur auch im Langsitz (größere Unterstützungsfläche) durchgeführt werden.
- Schließlich folgen, im Sitz an der Kante oder im Langsitz, erschwerte Übungen: Armbewegungen mit geschlossenen Augen und mit Übungsgeräten, z. B. Zuwerfen eines Balls aus verschiedenen Richtungen, um das Reaktionsvermögen zu verbessern (es sitzt weiterhin ein Therapeut zur Sicherheit hinter dem Patienten).

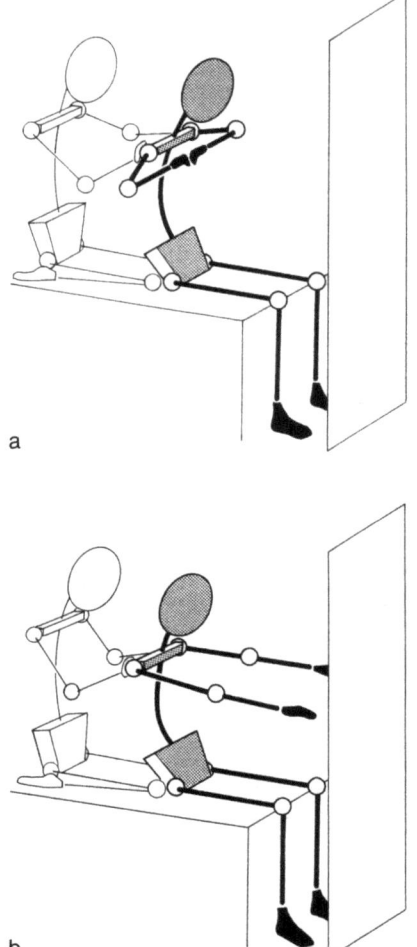

Abb. 15a u. b. Üben der Sitzbalance vor dem Spiegel

Das Ausmaß der erreichbaren Stabilität in der Sitzbalance ist abhängig von der Lähmungshöhe. Die Rumpfmuskulatur, die segmental innerviert ist, kann um so weniger eingesetzt werden, je höher die Läsion lokalisiert ist. Für Patienten mit Schädigung im oberen Brustmarkanteil (Th 1–Th 8) und für Patienten mit Tetraplegie unterhalb C 6/7, stellt der M. latissimus dorsi die einzige Verbindung zwischen Schultergürtel und Bekken dar. Bei noch höheren Halsmarkschäden sind auch diese Kontrollmöglichkeiten nicht mehr gegeben. Das bedeutet, daß der Grad der aufrechten Haltung und die Stabilität im

Sitzen vom Umfang der innervierten Rumpfmuskulatur abhängen. Patienten mit hoher Paraplegie sitzen demnach in mehr kyphotischer Haltung als Patienten mit tiefer Paraplegie.

Die Übungen zur Sitzbalance können erst abgeschlossen werden, wenn das gesamte Übungsprogramm unabhängig von der Labilität der Ausgangsstellung sicher beherrscht wird. Das bedeutet bei Paraplegie unterhalb Th 5, daß nach einer Zeit von ca. drei Wochen täglichen Trainings diese Sicherheit erreicht werden kann.

3.3.4. Intensives Training der Muskulatur oberhalb der Läsion

3.3.4.1. Behandlung nach „PNF"

Für die Einzelbehandlung sind die vielseitigen „PNF"-Techniken besonders geeignet, um spinal geschädigte Muskulatur gezielt und maximal zu trainieren. Die Koordination neu zu erlernender Bewegungsabläufe wird gefördert. Die Vermutung, es käme in der teilgelähmten und gelähmten Muskulatur durch die Anwendung von PNF zu einer Verstärkung der Spastizität kann nicht bestätigt werden. Für das Training der nichtgelähmten Muskulatur ist die Behandlung nach PNF so lange geeignet, wie der Therapeut dosierten Widerstand geben kann. Die bereits sehr kräftige Muskulatur muß sodann durch weitere Maßnahmen (klinischer Sport, Schlingentisch etc.) trainiert werden.

3.3.4.2. Stemm- und Stützübungen

Die Fähigkeit zum Hochstemmen des eigenen Körpergewichtes erfordert vom Paraplegiker eine kräftige Schultergürtel-Armmuskulatur und sichere Sitzbalance, um während des Hochstemmens nicht die Kontrolle zu verlieren. Für den Lagewechsel in Bett und Rollstuhl, für das Übersetzen sowie für das spätere Gehen mit Gehapparaten muß die Stützfähigkeit sicher beherrscht werden. Zur Vorbereitung dafür wird das Stemmen und Stützen aus verschiedenen Ausgangspositionen geübt.

Aus dem Langsitz: Die Voraussetzung hierfür ist wiederum die volle Elastizität der ischiokruralen Muskulatur (Abb. 16 a).

– Der Therapeut sitzt hinter dem Patienten und gibt ihm gezielte Hinweise und Hilfestellung. Zusammen mit dem Patienten beobachtet und kontrolliert er mittels eines Standspiegels die Bewegungsabläufe.

– Der Therapeut erklärt dem Patienten, daß das senkrechte Hochstemmen bei aufrechter Haltung des Oberkörpers die spätere Gehschule erleichtert. Die Hände sind dazu in Hüfthöhe und nahe am Körper aufgestützt. Die Ellenbogen sind leicht gebeugt. Durch Stabilisieren des Schultergürtels über Adduktion und Depression der Skapulae und durch Einsatz der Ellenbogenstrecker stemmt der Patient sein Gewicht hoch.

– Zum Erlernen des Übersetzens muß der Patient bei starker Oberkörpervorlage unter Schwung und zusätzlichem Einsatz

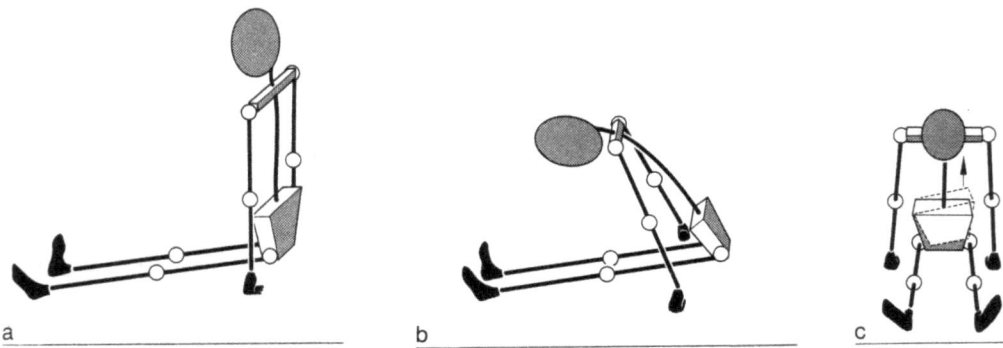

Abb. 16 a–c. Hochstemmen des Körpergewichtes. **a** Bei aufrechter Haltung. **b** Unter Vorlage des Oberkörpers. **c** Unter einseitigem Anspannen der lateralen Rumpfmuskulatur (M. lat. dorsi)

des M. serratus anterior sein Körpergewicht hochstemmen. Das Ausmaß der Vorlage des Oberkörpers sowie die zusätzliche Flexion der Brustwirbelsäule durch Einsatz des M. serratus anterior bestimmen den Abstand, der zur Aufsitzfläche erreicht wird (Abb. 16 b).
– Die Übung des Hochstemmens wird gesteigert, indem während des Stützens jeweils nur eine Beckenseite über den M. latissimus dorsi angehoben wird (Abb. 16 c).

Aus Bauchlage: Hierbei werden die Trainingsmaßnahmen in Form von Liegestützübungen durchgeführt.

Im Barren und an den Römischen Ringen: Der Patient sitzt im Rollstuhl mit festgestellten Bremsen. Entweder stemmt er sich über die Holme des Barrens empor, oder er zieht sich in den Römischen Ringen hoch und stemmt sich dann empor. Dabei hält der Therapeut die Beine in waagerechter Position und gibt von den Füßen her zur weiteren Steigerung der motorischen Leistung eventuell dosierten Widerstand.

3.3.4.3. Hanteltraining
Es wird mit 5–10 kg Gewichten, zunächst unter Anleitung, später im Eigentraining gearbeitet. Dabei sollten alle Bewegungsrichtungen berücksichtigt werden.

3.3.4.4. Einspannungen im Schlingentisch zum Eigentraining und zur Dauerdehnlagerung
Die Einspannungen mit Federungswiderständen werden unter dem Gesichtspunkt einer Schulung der funktionell wichtigsten Muskeln ausgewählt, um auf diese Weise die Ausdauer dieser Muskeln zu verbessern. Dabei wird eine je nach Beherrschung der Sitzbalance stabile oder labile Ausgangsanpassung zugrunde gelegt. Bei drohendem Elastizitätsverlust, z. B. der Hüftbeuger, eignet sich der Schlingentisch zur passiven Dauerdehnlagerung. Ausweichbewegungen können hierbei im Vergleich zur manuellen Dehnung durch Fixationsgurte besser und über einen längeren Zeitraum korrigiert werden. Eine ausführliche Darstellung der verschiedenen Möglichkeiten des Schlingentisches geben ROLF und KAEPPEL (1971).

3.3.4.5. Klinischer Sport
Siehe hierzu Kapitel 4.

3.3.5. Üben von Gebrauchsbewegungen

Um weitestmögliche Selbständigkeit in den Handhabungen des täglichen Lebens zu erreichen, müssen das selbständige Drehen, das Aufsitzen, das Übersetzen vom und in den Rollstuhl und der Lagewechsel (aus dem Langsitz mit Schwung vorwärts, rückwärts oder seitwärts stemmen oder rutschen) geübt werden.

3.3.5.1. Drehen auf die Seite
Es erfolgt zunächst mit überkreuzten Beinen und – eventuell bei gleichzeitiger Unterstützung des Beckens durch den Therapeuten – unter Schwung der Arme, später eventuell ohne Schwung und völlig selbständig (Abb. 17 a u. b).

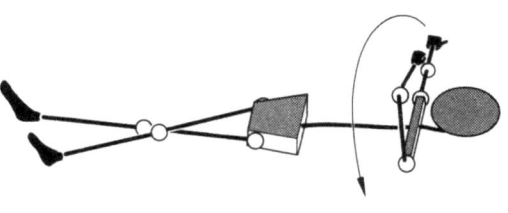

Abb. 17. **a** Einleiten des Drehens durch Schwung von Armen und Kopf her. **b** Drehvorgang auf die Seite unter Mitbewegung des Beckens

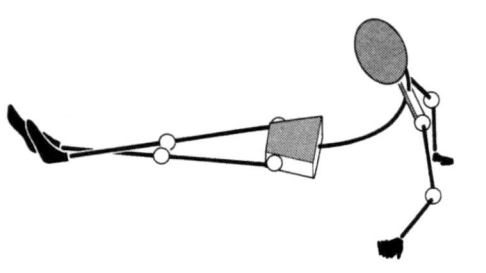

Abb. 18. Hochkommen in den Langsitz über die Seitlage

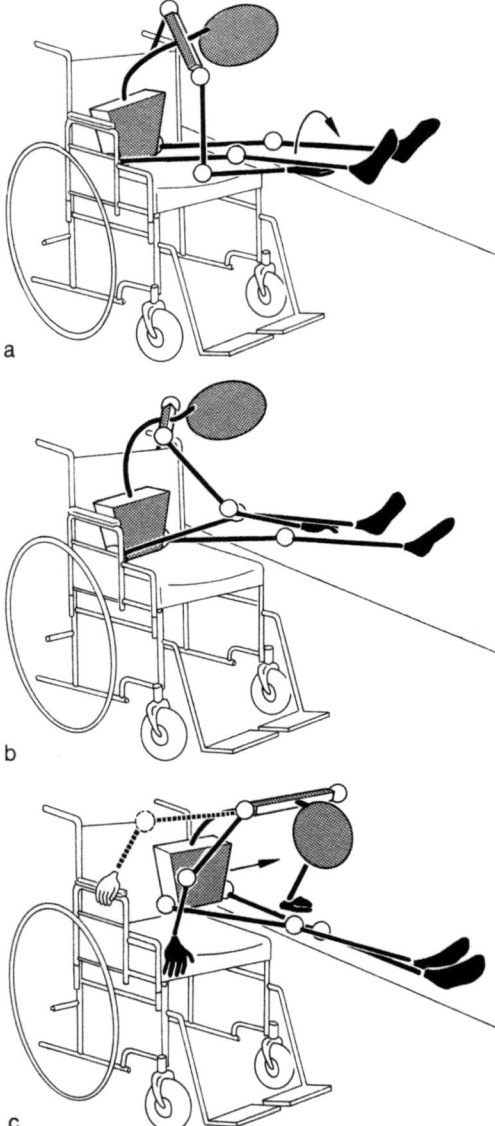

Abb. 19 a–c. Selbständiges Übersetzen Rollstuhl/Bett von den Beinen her

3.3.5.2. Aufrichten zum Sitzen

Es erfolgt entweder als Fortsetzung des Drehens über die Seite mit Schwung oder unmittelbar aus der Rückenlage (Abb. 18).

3.3.5.3. Erlernen des Übersetzens

Das Übersetzen ist erforderlich, um von fremder Hilfe unabhängig zu werden und um Schäden der Haut im Gesäßbereich, die bei unvorsichtigem Übersetzen auftreten können, zu vermeiden. Dazu muß dem Patienten zunächst beim Übersetzen geholfen werden, weil zu dem Zeitpunkt
- die Sitzbalance noch nicht ausreichend sicher ist
- die Wirbelsäule nicht voll flektiert werden darf
- der Patient noch nicht über eine ausreichend kräftige Schultergürtelmuskulatur und Stemmfunktion verfügt.

Das Übersetzen wird in den ersten Tagen mit Hilfe von zwei Therapeuten durchgeführt (s. 5.2.1.): Nach einigem Training kann der Patient seine Stützfunktion und Sitzbalance vermehrt einsetzen, indem er sein Gewicht beim Abheben und Übersetzen durch Abstützen der Arme auf die Armlehnen weitgehend selber hält. Schließlich ist nur noch eine Hilfsperson notwendig.

Mit zunehmender Sicherheit und Kräftigung erlernt der Patient schließlich *das selbständige Übersetzen* (Abb. 19 a – c). Vor dem Übersetzen *auf* die Therapiebank muß er grundsätzlich darauf achten, daß das Gesäß möglichst weit im Rollstuhl nach vorne gebracht wird. Auf diese Weise wird ein Hängenbleiben am Reifen und an den Streben der Rückenlehne im Augenblick des Übersetzens vermieden und ausreichender Bewegungsspielraum nach hinten beim Anheben der Beine gewährleistet (s. 4.2.2.17.). Bei genügend dehnfähiger ischiokruraler Muskulatur werden die Beine zuerst auf die Therapiebank gelegt; unter starker Oberkörpervorlage werden die Hände in Hüfthöhe zum Hoch- und Herüberstemmen aufgestützt.

Das anschließende Übersetzen *von* der Therapiebank dagegen wird vom Gesäß her eingeleitet. Der Patient überkreuzt die Beine,

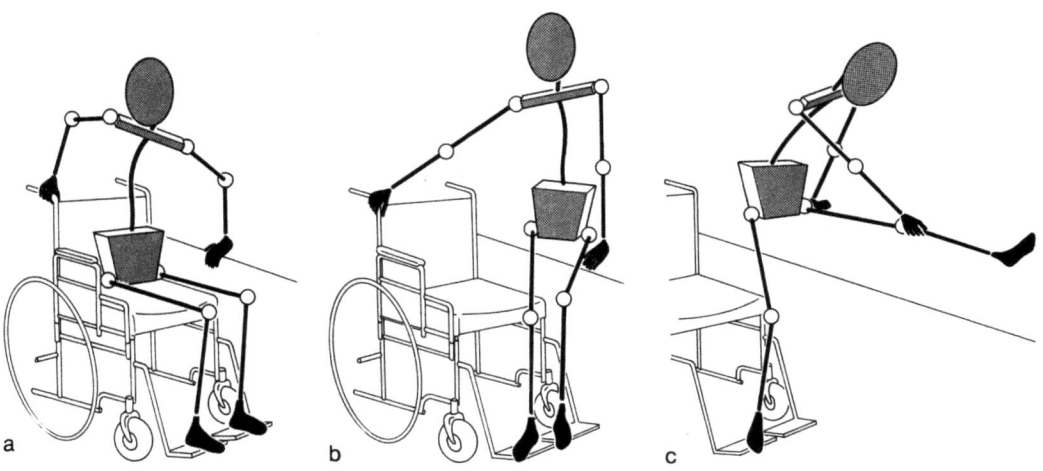

Abb. 20 a–c. Selbständiges Übersetzen Rollstuhl/Bett vom Gesäß her

damit diese beim Übersetzen nicht herunterfallen und setzt sich nahe an die Kante der Therapiebank. Er stemmt – eine Hand am Rollstuhlgriff, die andere dicht am Körper in Hüfthöhe – hoch und in den Rollstuhl herüber. Danach werden die Beine nacheinander auf den Fußrasten abgesetzt.

Es gibt eine Reihe anderer Möglichkeiten, das Übersetzen in Anpassung an unterschiedliche Situationen durchzuführen: So kann bei gleich hoher Sitzfläche zum Rollstuhl und bei guter Sitzbalance das Übersetzen aus dem Rollstuhl vom Gesäß her eingeleitet werden und umgekehrt von den Beinen her (Abb. 20 a – c).

3.3.6. Üben der Stehbalance

Wenn die Sitzbalance ausreichend sicher ist, wird mit dem Training der Stehbalance begonnen. Schon vorher wurde der Patient auf einem elektrohydraulischen Stehbrett zum Zwecke des Kreislauftrainings langsam steigernd aufgerichtet. Es folgen Übungen an einem mechanischen *Stehbrett* in voller Standposition unter ausreichender Fixierung der Beine und des Rumpfes (Abb. 21). Das Training der Stehbalance erfolgt unter den gleichen Gesichtspunkten wie das der Sitzbalance (s. 3.3.3.). Ist eine ausreichende Sicherheit im Stehen erreicht, so beginnt der Patient mit dem Gehtraining (s. 3.4.).

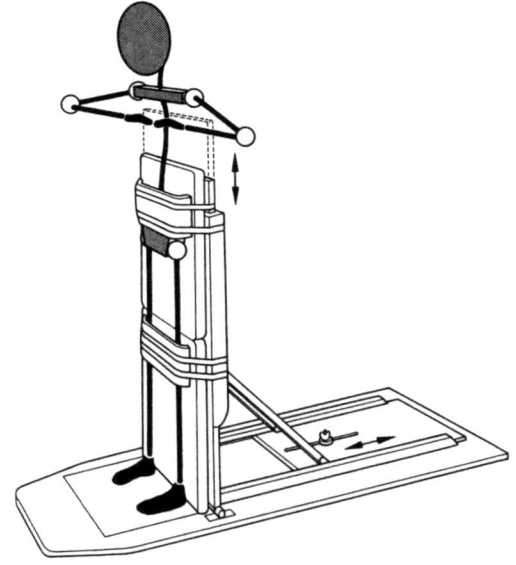

Abb. 21. Über der Stehbalance am mechanischen Stehbrett

3.4. Gehschule

Die Gehschule setzt in Abhängigkeit von der Läsionshöhe nach ca. 11–15 Wochen ein, wenn die nachfolgend genannten Voraussetzungen gegeben sind:
– stabiler Kreislauf
– sichere Sitz- und Stehbalance

- gut auftrainierter Schultergürtel, der das Hochstemmen des eigenen Körpergewichtes ermöglicht
- freie Gelenkbeweglichkeit, insbesondere Überstreckbarkeit der Hüftgelenke als Voraussetzung für sichere, sekundär kontrollierte Statik
- intakte Hautverhältnisse
- Belastbarkeit der langen Röhrenknochen (bei Patienten, die mehrere Jahre nicht gestanden haben, zunächst Röntgenkontrolle).

Die Gehschule schließt, wenn eine möglichst selbständige und sichere Gehfähigkeit für den Patienten erreicht werden soll, eine Vielzahl von Maßnahmen ein und erfordert die Berücksichtigung von verschiedenen Gesichtspunkten, nämlich:
- Information des Patienten über die Gangschule
- Hilfsmittelversorgung
  Stützapparate
  Schuhversorgung
  Unterarmstützen
  Gehgurt
  Gehbarren
- Aufbau des Steh- und Gehtrainings
  selbständiges An- und Ausziehen der Stützapparate
  Aufstehen vom und Hinsetzen in den Rollstuhl mit Stützapparaten
  Einüben der korrekten Ausgangsstellung und Verbesserung der Statik im Stand
  Hochstemmen des Körpereigengewichtes
  Einführung in die Gehtechniken
  Erlernen des Gehens in den verschiedenen Gangtechniken
  Wenden im Barren
  Aufbau der Gehschule an Unterarmstützen
  Maßnahmen zur Verbesserung der Gehfähigkeit in Abhängigkeit von der Läsionshöhe
  Behandlungsziele beim Training der Gehfähigkeit in Abhängigkeit von der Läsionshöhe
- Selbständiges Gehen an Unterarmstützen in Alltagssituationen.
- Zielsetzung der nachstationären Gehschule

3.4.1. Information des Patienten über die Gehschule

Der Patient hat, wenn die Gehschule einsetzt, bereits erste Erfahrungen mit der Bewältigung seiner Behinderung gemacht. Es ist wichtig, daß er vorher rechtzeitig und umfassend über den Sinn, den hohen erforderlichen Energieaufwand und das erreichbare Ausmaß der Selbständigkeit beim Gehen in Abhängigkeit von der Höhe der Läsion informiert wird. Der Aufbau der Gangschule, das Ausmaß der notwendigen Hilfestellung bei der Durchführung, das Vorgehen bei Defekten der Hilfsmittel sowie die Weiterführung der Gehschule unter häuslichen Bedingungen müssen mit dem Patienten und gegebenenfalls auch mit den Angehörigen ausführlich besprochen werden. Nur so kann erwartet werden, daß der einmal erreichte Leistungsstand vom Patienten aus eigener Initiative und selbständig aufrechterhalten wird.

3.4.2. Hilfsmittelversorgung

3.4.2.1. Stützapparate

Diese sind für Patienten mit Läsionen unterhalb C 7/8 bis einschließlich L 3/4 Voraussetzung für die Durchführung der Gehschule. Konstruktion und Materialauswahl richten sich nach der Läsionshöhe, dem Ausmaß der Spastizität und den individuellen körperlichen Gegebenheiten. Grundsätzlich sollen die Stützapparate so leicht wie möglich und vom Patienten selbständig anzulegen sein. Wegen der bestehenden Dekubitusgefahr muß darauf geachtet werden, daß der Druck des Apparates möglichst großflächig auf die Beine verteilt wird (Abb. 22 a u. b).

Die üblichen Oberschenkelschellenapparate weisen zur Sicherstellung einer ausreichenden Fixierung des Beines und der erforderlichen Stabilität vier „Schellen", d. h. breite, abgepolsterte Lederriemen auf: Zwei umgreifen den Oberschenkel, eine das Bein unterhalb des Knies und eine oberhalb des Sprunggelenkes. Die Blockierung des Knies im Stützapparat wird im allgemeinen durch eine sogenannte „Schweizer-Sperre" (auch

„Para-Sperre" genannt) sichergestellt. Diese gibt in sitzender Position die passive Kniegelenksbeweglichkeit frei. Bei passivem Strecken des Beines und leichtem Druck rastet sie ein und garantiert auf diese Weise im Augenblick des Aufstehens die Stabilität im Kniegelenk.

Die Stabilität im Hüftgelenk wird durch Hüftüberstreckung gewährleistet. Dadurch erübrigen sich beim Erwachsenen Verlängerungen der Stützapparate nach oben über das Hüftgelenk hinaus (Beckenkorb, Korsett u. a.). Der Oberrand des Stützapparates muß

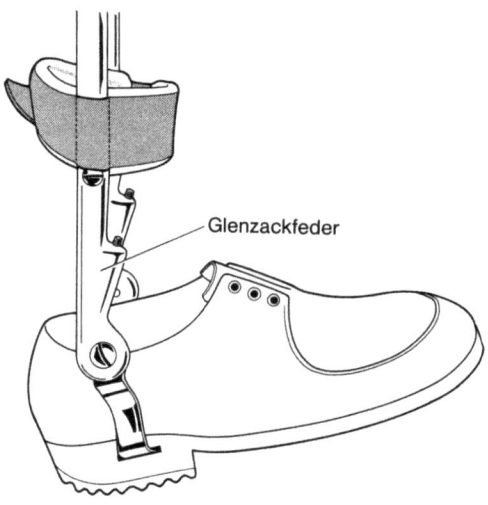

Abb. 23. Glenzackfeder mit „Rollabsatz" und Führung durch flache Buchse im Schuhabsatz

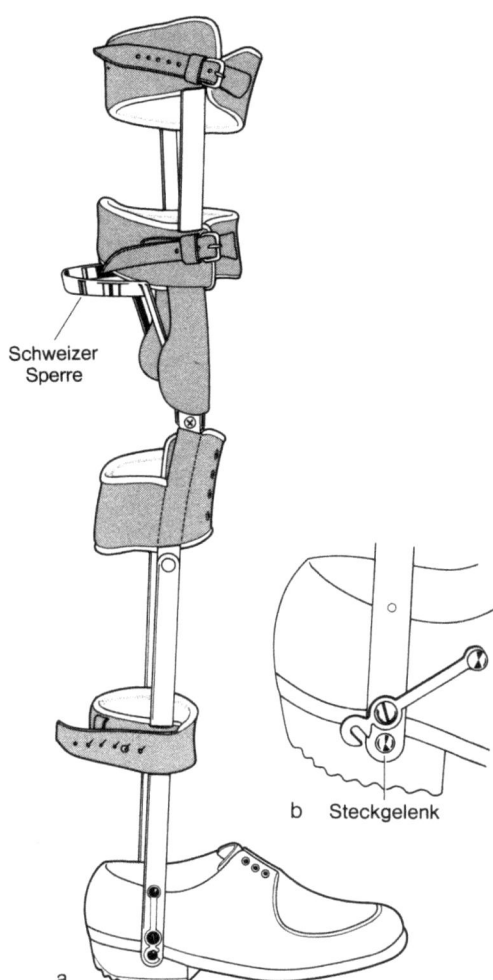

Abb. 22. a Oberschenkelapparat mit Schweizer Sperre und Steckgelenk. **b** Steckgelenk mit „Rollabsatz"

mindestens zwei Finger breit unterhalb des Tuber ossis ischii enden, da sonst einerseits die Überstreckung im Hüftgelenk unmöglich wäre, es andererseits mit Sicherheit zum Auftreten von Sitzbeindekubitus kommen würde. Stützapparate für den Querschnittgelähmten sind also *ohne* Tubersitz anzufertigen!

Die Führung der *Sprunggelenke* wird in der Regel durch Fixierung des Schuhs über das sogenannte „Steckgelenk" an den Apparat hergestellt. Es wird an einer durch die Mitte des Schuhabsatzes geführten Achse befestigt und durch einen Sperrhaken gesichert. Die ausreichende Dorsalflexion des Fußes wird durch die Schelle oberhalb des Sprunggelenkes gewährleistet.

Anstelle des Steckgelenkes kann die sogenannte *„Glenzack"-Feder* verwendet werden (Abb. 23). Durch den veränderten Ansatz der Hebel wird der Drehpunkt auf Höhe des Sprunggelenkes verlagert. Durch den Anschlag im Fuß- oder Schuhbügel kann das Ausmaß der Dorsal- und Plantarflexion festgelegt werden. Ein weiterer Vorteil besteht darin, daß bei bestehender Spastizität im M. triceps surae die Ferse durch die besondere Hebelstellung nicht so leicht aus dem Schuh herausgedrückt werden kann.

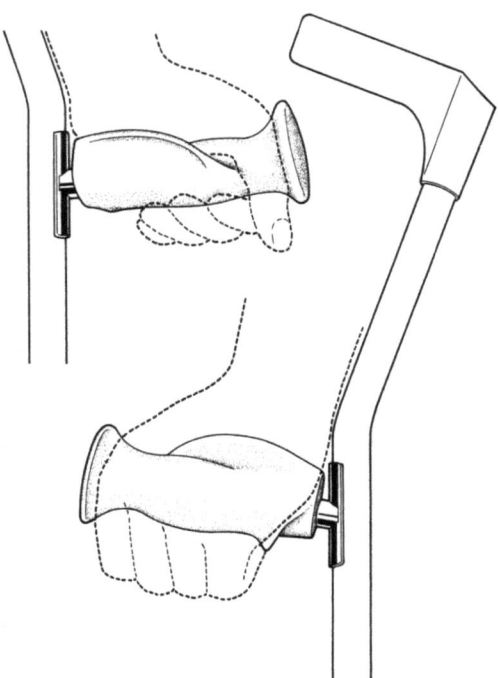

Abb. 24. Unterarmstützen mit anatomischem Griff (zur großflächigen Unterstützung der Handinnenfläche)

3.4.2.2. Schuhversorgung

Die Stützapparate werden in der Regel an Halbschuhen mit abnehmbarem Absatz gefestigt. Das Aufstehen aus dem Rollstuhl wird durch den sogenannten „Rollabsatz", d. h. durch Abrundung der Hinterkante des Absatzes und dessen Belegung mit einer querverlaufenden, grobgerillten Gummidecke gesichert und erleichtert. In der Regel reicht ein stabiler Kaufschuh mit durchgehender Lederbrandsohle, hoher Fersenkappe und hoher Schnürung aus. Bei bestehender oder drohender Fußdeformität, etwa infolge des gestörten Muskelgleichgewichtes, ist die Versorgung mit orthopädischem Schuhwerk erforderlich.

3.4.2.3. Unterarmstützen

Eine normal gebaute und nicht gezielt trainierte Person ist im allgemeinen nicht in der Lage, mit der oberen Extremität die Belastung durch das gesamte Körpergewicht zu übernehmen, wie dies bei der Gangschule des Querschnittgelähmten erforderlich ist. Dieser Mangel muß daher soweit wie möglich bei der Wahl der Unterarmstützen ausgeglichen werden durch

– ausreichende Unterstützungsflächen der Handinnenseite, durch den „anatomischen Griff" (Abb. 24)

– durch ausreichende Absicherung des Unterarmes durch die Schelle

– durch Einüben einer Technik des bestmöglichen Abstützens zur Vermeidung extremer Belastung der Handgelenksstrukturen durch entsprechende Winkelstellung des Griffes.

3.4.2.4. Gehgurt

Da das Körpergewicht beim Gehen des Querschnittgelähmten weitgehend von den Armen getragen wird, müssen in der Anfangsphase der Gehschule Hilfestellung und Korrekturen am Rumpf gegeben werden (Abb. 25). Der individuell angepaßte Gehgurt ermöglicht der Hilfsperson, dem Patienten einen sicheren Halt zu geben und Fehler während der Gehschule zu korrigieren.

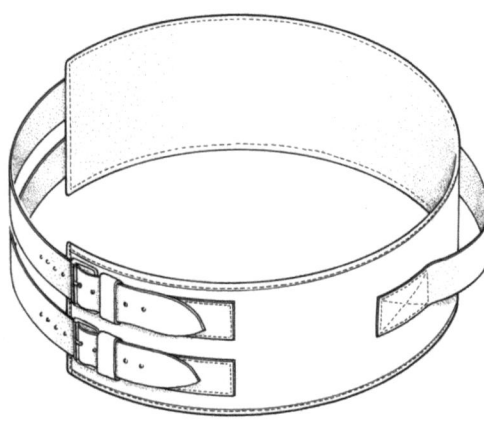

Abb. 25. „Gehgurt" mit Halterung zur Abstützung des Patienten

3.4.2.5. Gehbarren

Zur Durchführung der verschiedenen Gehtechniken wird der Barren individuell eingestellt. Voraussetzung hierfür ist

- Verstellbarkeit in der Barrenbreite
- Verstellbarkeit in der Höhe
- ausreichende (und später unter häuslichen Bedürfnissen angepaßte) Barrenlänge
- ausreichende Stabilität des Barrens (gegebenenfalls Einzelanfertigung).

3.4.3. Aufbau des Steh- und Gehtrainings

3.4.3.1. Selbständiges An- und Ausziehen der Stützapparate

Der Patient erlernt dies zur selbständigen Durchführung der Gehschule. Um das Tragen der Gehapparate unter der Hose zu erleichtern (das Urinal muß von außen an den Apparaten befestigt werden), sollte dem Patienten geraten werden, über die gesamte Hosenbeinlänge an der Innen- oder Außennaht einen Reißverschluß einnähen zu lassen.

3.4.3.2. Aufstehen vom und Hinsetzen in den Rollstuhl mit Stützapparaten

Der Therapeut steht vor dem Patienten in Schrittstellung und hält ihn seitlich am Gehgurt. Dadurch kann dem Patienten beim Hochstemmen anfangs ein Teil seines Gewichtes abgenommen werden. Außerdem läßt sich seine Bewegung leichter kontrollieren. Der Ablauf des Aufstehens durchläuft folgende Stationen:

- Feststellen der Rollstuhlbremse
- Hochklappen der Fußrasten
- Vorrutschen im Rollstuhl, bis die Füße den Boden berühren
- Einrasten der Schweizer Sperre
- unter Vorlage des Oberkörpers und Aufstützen der Hände in Höhe der Schultern stemmt der Patient das eigene Körpergewicht senkrecht nach oben (Abb. 26)

- gleichzeitig werden dabei die Beine in Richtung der Körperlängsachse zurückgezogen, bis sie belastet werden können
- die Hüfte wird unter Einsatz der Schultergürtelmuskulatur nach vorne gebracht
- die Hände greifen nacheinander nach vorne in Hüfthöhe – und der Patient kann die ihm entsprechende Stehposition einnehmen
- das Hinsetzen erfolgt entsprechend in umgekehrter Reihenfolge.

Vor dem Hinsetzen muß der Abstand zum Rollstuhl so gewählt werden, daß die Schweizer Sperre beim Aufsitzen auf der Rollstuhlkante aushängt.

- Unter betonter Vorlage des Beckens werden die Hände nacheinander weit hinter dem Körper aufgesetzt.
- Ähnlich wie beim „Taschenmesserphänomen", nur langsamer und kontrollierter, läßt der Patient das Becken unter Beibehaltung der Spannung im Schultergürtel nach hinten unten auf die Rollstuhlkante gleiten.
- Danach werden die Fußrasten wieder waagerecht gestellt und die angebeugten Beine abgesetzt.

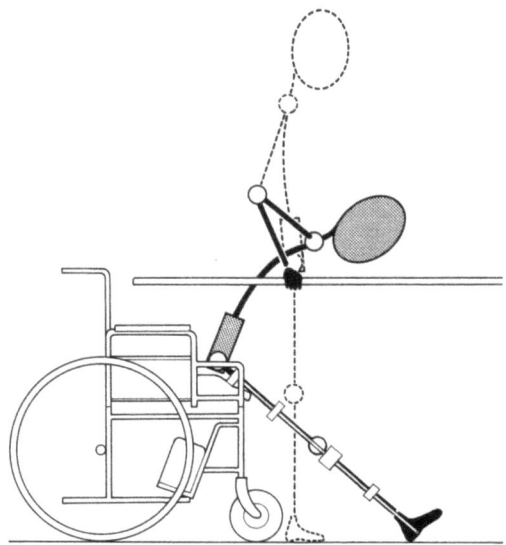

Abb. 26. Aufstehen im Barren aus dem Rollstuhl durch Hochstemmen des Körpergewichtes

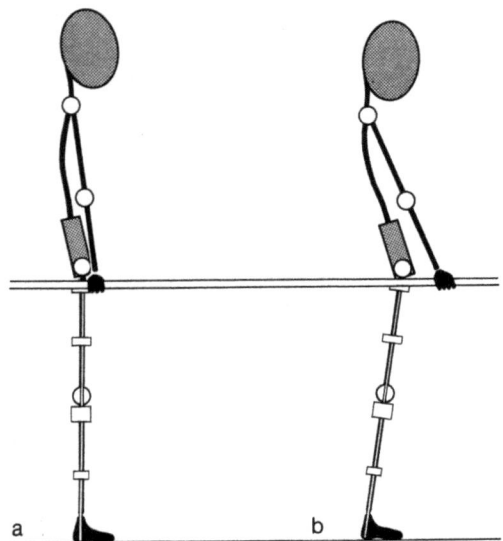

Abb. 27 a u. b. Statik im Stand bei Patienten mit **a** Funktionell einsatzfähiger Rumpfmuskulatur (z. B. u. Th 10) und **b** Funktionell nicht oder kaum einsatzfähiger Rumpfmuskulatur (z. B. u. Th 5)

3.4.3.3. Einüben der korrekten Ausgangsstellung und Verbesserung der Statik im Stand

Als Ausgangsstellung zur Durchführung des Steh- und Gehtrainings, die der Patient auch im Gehen nach jedem Schritt wieder einnehmen muß, wird die Position angestrebt, in der er möglichst entspannt, sicher und aufrecht stehen kann. Diese Position, die die Wiedergewinnung eines statischen Gleichgewichtes ermöglicht, muß vom Patienten, dem infolge der Rückenmarkläsion die Kontrollfunktion der Oberflächen- und Tiefensensibilität für die gelähmten Körperabschnitte fehlt, sorgfältig und individuell erarbeitet werden (Abb. 27 a u. b).

Die *Barrenhöhe* muß in der Ausgangsstellung so angepaßt sein, daß beim Hochstemmen des Körpers mit gespanntem und gesenktem Schultergürtel die Ellenbogen gestreckt sind (Abb. 28 a u. b).

Das Ausmaß der Aufrichtung des Körpers wird wesentlich durch den Abstand der stützenden Hände vom Rumpf bestimmt. Es hängt von der Läsionshöhe (nämlich dem Ausmaß der Lähmung der Rumpfmuskulatur und dem Muskeltonus) ab, in welcher Entfernung vom Körper die Hände zu den Hüften aufgesetzt werden können.

Die angestrebte Ausgangsstellung wird unter Anwendung stabilisierender Maßnahmen von Kopf, Schultern und Becken aus- und unter Einbeziehung der Behandlungstechniken nach „PNF" eingeübt. Mit zunehmender Sicherheit des Patienten kann sich der

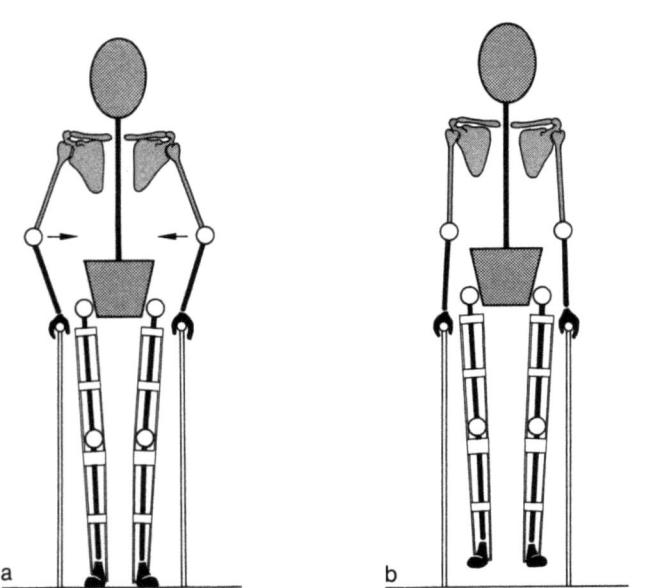
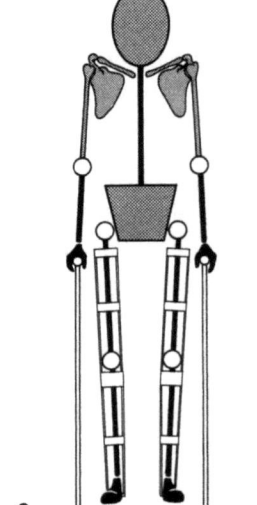

Abb. 28 a–c. Hochstemmen im Barren. **a u. b** Richtig. **c** Falsch

anfangs vor ihm stehende Therapeut hinter ihn stellen, so daß er lernt, seine Körperstellung im Spiegel selbst zu beobachten und zu korrigieren.

3.4.3.4. Hochstemmen des Körpers

Vor dem Erlernen der Gehtechniken muß das korrekte Hochstemmen des Körpers geübt werden (Abb. 28 a – c):

– Die Schultergürtelmuskulatur wird zur Aufrichtung der Brustwirbelsäule im Sinne von Adduktion und Depression der Schulterblätter angespannt.
– Unter Einsatz des M. triceps brachii wird der Körper hochgestemmt (Abb. 28 a u. b richtig – c falsch).
– In dieser Position soll der Patient sein Körpergewicht für eine kurze Zeit halten können.
– Beim Absetzen bleibt der Schultergürtel gespannt – nur der M. triceps brachii gibt nach, bis der Kontakt der Füße zum Boden wiederhergestellt ist.
– Während die Schultern beim Absetzen in Spannung bleiben, wird das Becken beim Aufsetzen nach vorne gebracht.
– Danach wird die Handstellung gewechselt und die Ausgangsstellung wieder eingenommen.
– Der Therapeut kann dabei dem Patienten mittels des Gehgurtes (s. Abb. 25) das notwendige Maß an Hilfestellung und Korrektur geben.

3.4.3.5. Einführung in die Gehtechniken

Das Erlernen der verschiedenen Gehtechniken wird grundsätzlich im Barren vorbereitet, weil das Gehen an Unterarmstützen wegen Instabilität einen gesteigerten Energieaufwand, verbessertes Balancevermögen und erhöhte Geschicklichkeit verlangt. Daher sollte mit dem Gehen an Unterarmstützen erst nach Feststellung des sicheren Gehvermögens am Barren begonnen werden. Der Therapeut steht hinter dem Patienten, um die Bewegung zu stimulieren, zu unterstützen und zu kontrollieren. Zur Durchführung der Gehschule werden drei Gehtechniken unterschieden: der *Zuschwunggang*, der

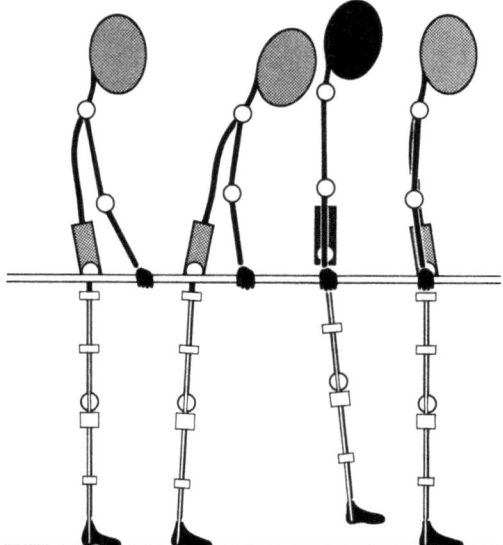

Abb. 29. Zuschwunggang

Durchschwunggang und der *Vierpunktegang. Zuschwunggang* (Abb. 29). Beim Zuschwunggang greift der Patient aus sicherer Ausgangsstellung nacheinander mit beiden Händen auf den Barrenholmen nach vorne. Unter Einsatz der vorher erlernten Technik stemmt er den Körper sodann im Schultergürtel empor, pendelt sich in die Körper-

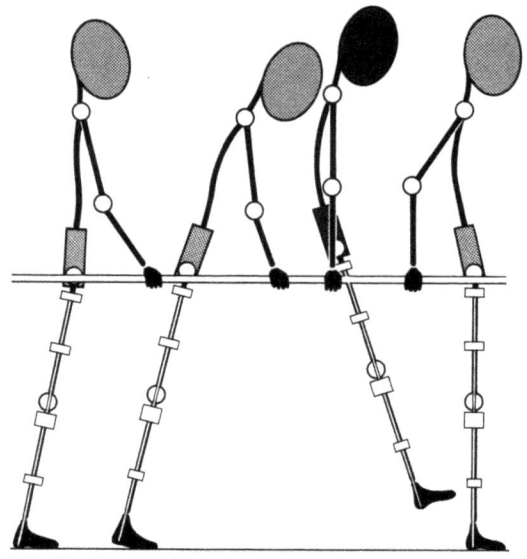

Abb. 30. Durchschwunggang

längsachse ein und schwingt beide Beine gleichzeitig bis in Höhe der vorgesetzten Hände.

Beim Zuschwunggang wird die Unterstützungsfläche beim Zuschwingen des Körpers nur geringfügig verkleinert. Aus diesem Grunde ist sie vor allem für Patienten mit tiefen Zervikal- und hohen bis mittleren Thorakalläsionen sowie für Querschnittgelähmte mit starker Spastizität geeignet.

Durchschwunggang (Abb. 30). Für den Durchschwunggang wird die gleiche Technik wie beim Zuschwunggang angewandt, jedoch schwingt das Becken zwischen den aufgesetzten Händen nach vorne durch, so daß die Füße je nach Körpergröße *vor* der Schulter-Boden-Senkrechten aufsetzen.

Bei dieser Technik wird die Unterstützungsfläche für einen Moment aufgehoben. Voraussetzung zu ihrer Anwendung ist also ein gut trainierter Schultergürtel. Die Schrittlänge ist abhängig vom jeweiligen Trainingsstand, dem Ausmaß der Spastizität und der Läsionshöhe. Diese Gangart wird von den meisten Patienten bevorzugt, weil sie bei guter Beherrschung der Technik die rascheste Fortbewegung ermöglicht.

Vierpunktegang (Abb. 31). Zur Aufrechterhaltung der Balance beim Gehen im Vierpunktegang ist es wichtig, daß das Körpergewicht vor Einsetzen des Spielbeines auf das nach vorne gesetzte Bein übernommen wird. Erst danach wird das Spielbein in Abhängigkeit von der Läsionshöhe durch Einsetzen des M. latissimus dorsi und – falls möglich – mit Unterstützung der Bauchmuskulatur nach vorne gebracht.

Beim Vierpunktegang ist infolge der dabei vorgegebenen größeren Unterstützungsfläche auch eine größere Gangsicherheit erreichbar. Er ist in technischer Hinsicht mit zunehmender Höhe der Läsion schwerer erlernbar, hat aber dafür einen besonders guten Trainingseffekt, da insbesondere die Rumpfmuskulatur differenzierter eingesetzt werden muß.

3.4.3.6. Erlernen des Gehens mittels verschiedener Gehtechniken

Um die Gehtechniken beurteilen und korrigieren zu können, müssen eine Reihe von Gesichtspunkten berücksichtigt werden.

- Zu Beginn des Gehens ist auf das Einhalten eines dem Leistungsstand des Patienten angepaßten *Rhythmus* zwischen Schritt- und Ruhephase zu achten.
- Der *Abstand* der vorn aufgestützten Hände von der Körperlängsachse gibt die

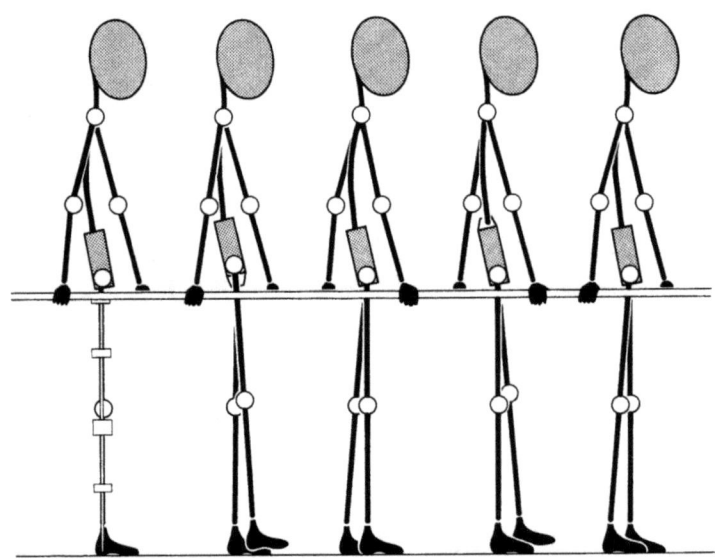
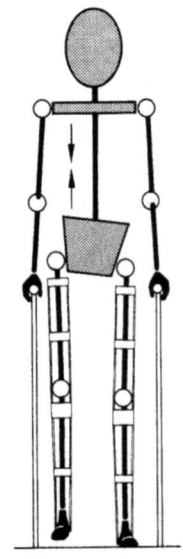

Abb. 31. Vierpunktegang

Schrittlänge vor. Sie ist in Abhängigkeit von der Überstreckbarkeit der Hüfte zu Beginn der Gehschule grundsätzlich kurz zu bemessen. Damit wird der Tendenz zur Zirkumduktion der Beine und zu übermäßiger Gewichtsverlagerung auf nur eine Körperhälfte entgegengewirkt, die der Patient später beim Gehen an Unterarmstützen nicht mehr korrekt abfangen könnte.

- Beim Durchschwunggang ist es zu Beginn leichter, wenn der Barren zum Durchschwingen etwas höher als beim Vierpunktegang eingestellt wird. Die Barrenhöhe richtet sich im übrigen nach der jeweils angewandten Gehtechnik.
- In Abhängigkeit von der Läsionshöhe wird die Hüfte bei den Gehübungen entweder durch alleinigen Einsatz des M. latissimus dorsi oder zusätzlich durch die Abdominalmuskulatur nach vorne gebracht.
- Es muß von Anbeginn an auf exakte Gehtechnik und ein für den Patienten eindeutiges „Kommando", d. h. auf eine systematische, fortlaufend angewandte und sprachlich präzise Anweisung, geachtet werden. Andernfalls könnte der Patient sehr bald seine eigene, für ihn bequeme meist aber sehr unphysiologische Gehweise entwickeln. Beispielsweise könnte er seine Hände mit jedem Schritt jeweils zu weit vor seiner Körperlängsachse aufsetzen und demzufolge die Beine gleichzeitig oder nacheinander nach*ziehen*. Bei diesem Gangbild ruht das Gewicht überwiegend auf den Händen, der Schultergürtel wird kaum eingesetzt und die Hüften werden in Flexion belassen.

3.4.3.7. Wenden im Barren

Dieser Bewegungsablauf muß sorgfältig durchgeführt werden, weil der Patient sonst leicht die Balance verlieren und fallen könnte (Abb. 32). Im einzelnen werden dabei
- die Hände in Schrittstellung aufgesetzt
- der Körper bei gut stabilisiertem Schultergürtel hochgestemmt
- der Rumpf in Richtung Rückhand um 90° gedreht und das Körpergewicht abgesetzt.

Nachdem die Handstellung gewechselt wurde, wiederholt der Patient den gleichen Ablauf mit Drehung um weitere 90° und steht dann in der entgegengesetzten Gehrichtung.

3.4.3.8. Aufbau der Gehschule an zwei Unterarmstützen

Sobald die Gehtechniken im Barren korrekt beherrscht werden (*aber erst dann!*), wird die

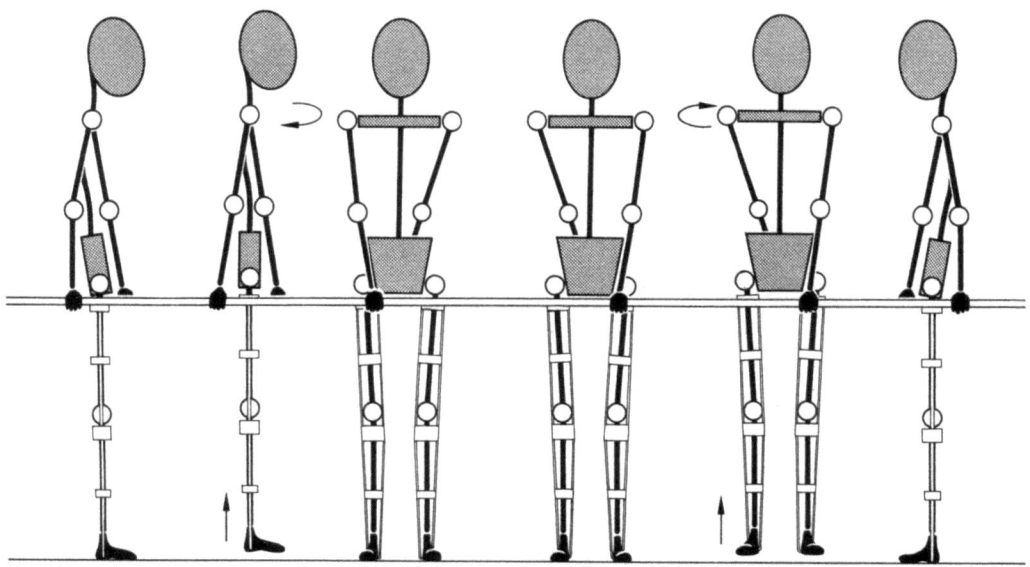

Abb. 32. Wenden im Barren

Gehschule unter Anwendung der erlernten Techniken außerhalb der Holme fortgeführt. Zur *allmählichen Steigerung* kann mit zunächst nur einer Unterarmstütze und Abstützen an einem Barrenholm begonnen werden.
Das Aufstehen vom und das Hinsetzen in den Rollstuhl (Abb. 33 a – e) erfolgen in der gleichen Weise wie im Barren:
- die Unterarmstützen werden ungefähr in Höhe der Vorderräder aufgesetzt, um das Körpergewicht hochzustemmen
- der Therapeut steht vor dem Patienten und hilft ihm unter Benutzung des Gehgurtes beim Aufstehen: Ob die Füße beim Hochstemmen unter der Körperlängsachse ganz zurückgezogen werden oder am Boden bleiben und stattdessen die Hüfte über die Höhe der Füße nach vorne gebracht wird, hängt wiederum von der Läsionshöhe, der Spastizität und der Geschicklichkeit des Patienten ab.

Die Fähigkeit zum *Auf- und Abwärtssteigen von Treppen* sollte prinzipiell für alle Lähmungen unterhalb Th 1 angestrebt werden. Sie stellt den höchsten Schwierigkeitsgrad der Gehschule dar. Beim Aufwärts- wie beim Abwärtssteigen orientiert sich der Patient an der Vorderkante der jeweilig erreichten Stufe.
- *Zum Aufwärtssteigen* (Abb. 34 a – d) von Stufen stemmt der Patient sein Körpergewicht durch Abstützen am Treppengeländer und auf der Unterarmstütze unter maximalem Einsatz seiner Schultergürtelmuskulatur hoch, so daß es zu einer Kyphosierung der Wirbelsäule kommt. So

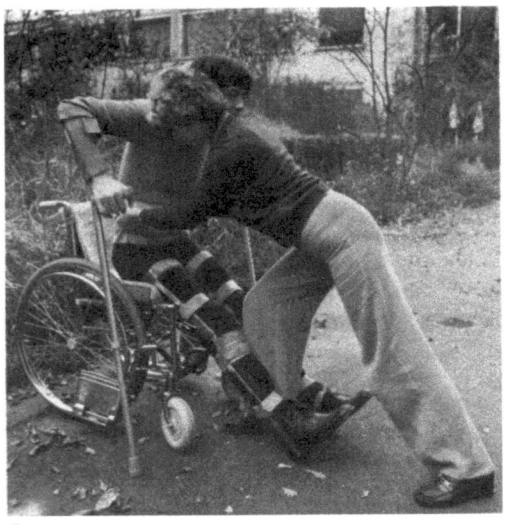

a

Abb. 33 a–e. Aufstehen und Hinsetzen mit Unterarmstützen bei Tetraplegie und C7/8 komplett

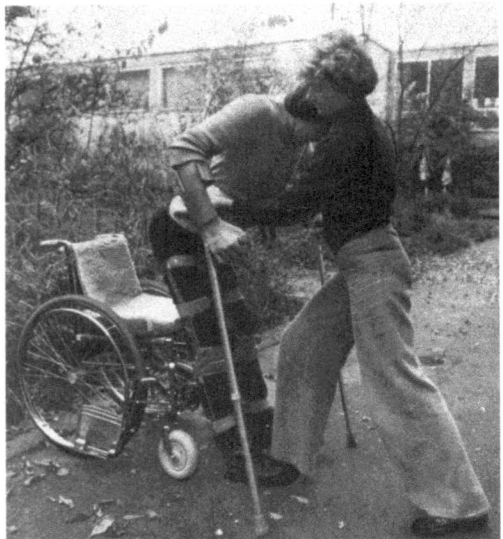

b

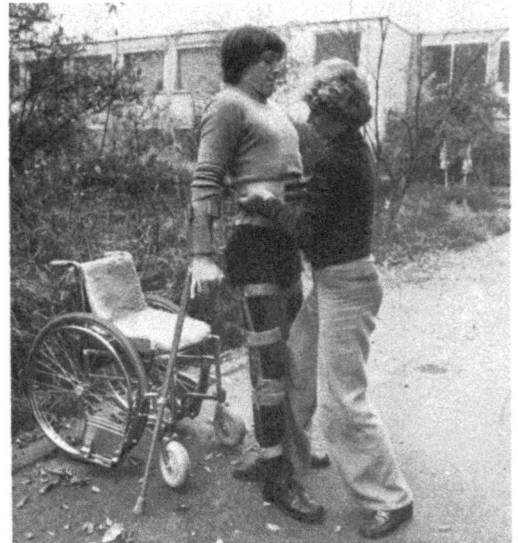

c

gelangen die Füße bis in Höhe der nächsten Stufe. In diesem Moment wird durch maximale Retraktion der Schulterblätter das Becken ausreichend nach vorne gebracht, so daß die Füße auf der nächsten Stufe abgesetzt werden können.
- *Das Abwärtssteigen* (Abb. 35 a–d) über Stufen kann vorwärts wie rückwärts erfolgen. Um eine möglichst große Unterstützungsfläche zu gewährleisten, ist das Aufsetzen der einen Hand am Geländer und der Unterarmstütze auf der günstigsten Stufenhöhe besonders wichtig. Wenn der Patient die Stufen vorwärts absteigt, muß beim Hochstemmen des Körpergewichtes die Brustwirbelsäule maximal aufgerichtet werden, um das Becken so weit nach vorne zu bringen, daß der Fuß über die Fläche der nächsten Stufe gelangt und über den Absatz vor der Vorderwand der nächsten Stufe hinuntergleiten kann.
- Bei starker Spastizität, niedrigem Geländer oder Ängstlichkeit des Patienten kann das Stufenabwärtsgehen auch *rückwärts* geübt werden. Zweifellos ist dieses die sicherere Form des Abwärtssteigens von Stufen. Der Therapeut steht zur Hilfestellung durch Fixierung am Gehgurt immer unterhalb des Patienten, d. h. beim Aufwärtsgehen hinter ihm, beim Abwärtsgehen vor ihm. In der Anfangsphase des Treppensteigens erfolgt die Absicherung gegebenenfalls durch zwei Therapeuten, jeweils einem vor und einem hinter dem Patienten.

Das Fallen aus dem Stand und das Aufstehen vom Boden

Das Aufstehen vom Boden bzw. das Fallen mit Unterarmstützen sollte mit allen Patienten, die an Unterarmstützen gehen lernen, geübt werden. Das Üben des *Fallens* ist wichtig, damit der Patient unvermittelte Stürze mit Armen und Händen abzufangen lernt und beim Aufprall keine Verletzung riskiert. Wichtigste Regeln:
- Lösen der Unterarme aus der Schelle der Unterarmstütze
- im Fallen nach vorne die Unterarmstützen zur Seite wegwerfen (Abb. 36 a u. b).

Das *Aufstehen vom Boden* (Abb. 37 a–c) ist schwierig, sollte aber geübt werden, um es mit möglichst geringer Hilfestellung zu bewältigen:
- Der Patient legt die weggeworfenen Unterarmstützen in Fußhöhe, mit dem Griff zu sich zeigend.
- Hochstemmen aus Bauchlage, bis sich die

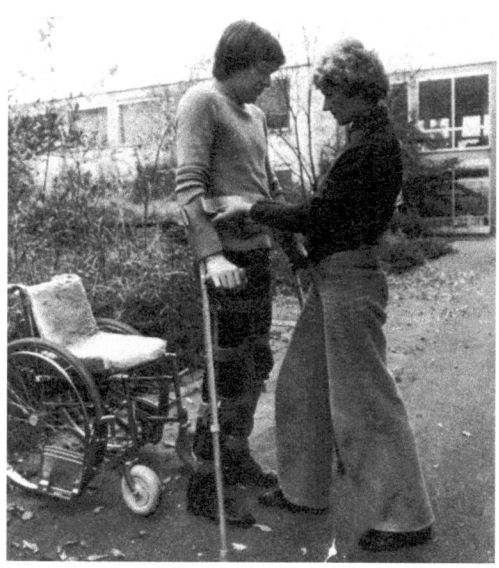

d

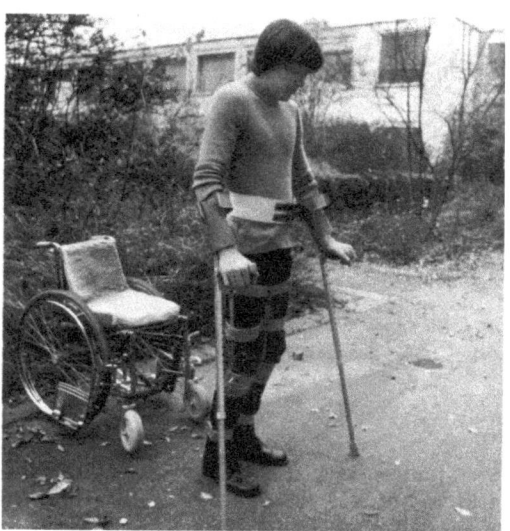

e

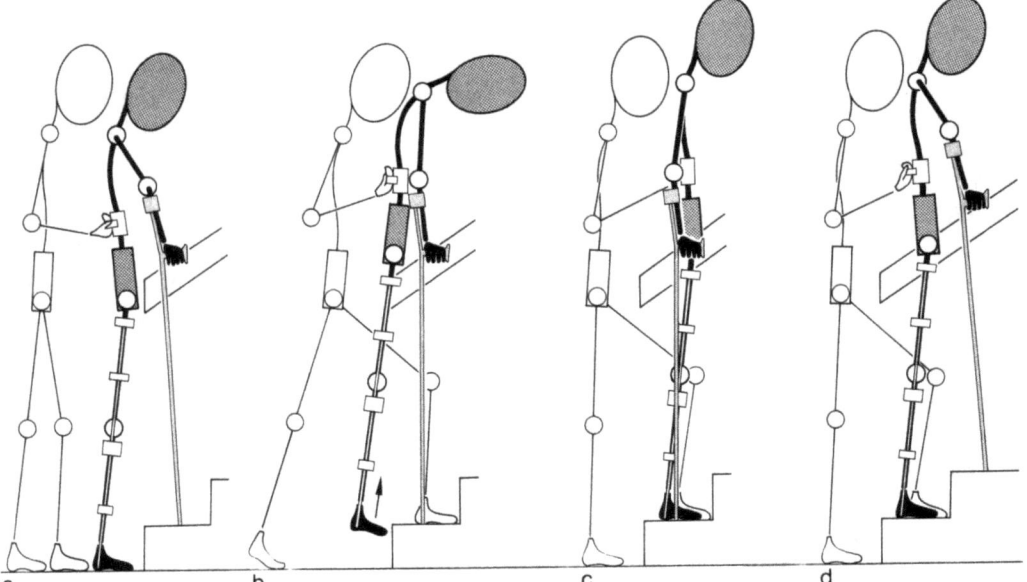

Abb. 34 a–d. Treppe aufwärtsgehen. **a** Ausgangsstellung: Unterarmstützen eine Stufe oberhalb der Füße – Hilfestellung am Gehgurt. **b** Hochstemmen des Körpergewichts – Hilfestellung am Gehgurt zur Stabilisation des Beckens. **c** Absetzen der Füße auf der nächsten Stufe – Hilfestellung am Gehgurt zur Stabilisierung des Beckens. **d** Ausgangsstellung s. auch **a**

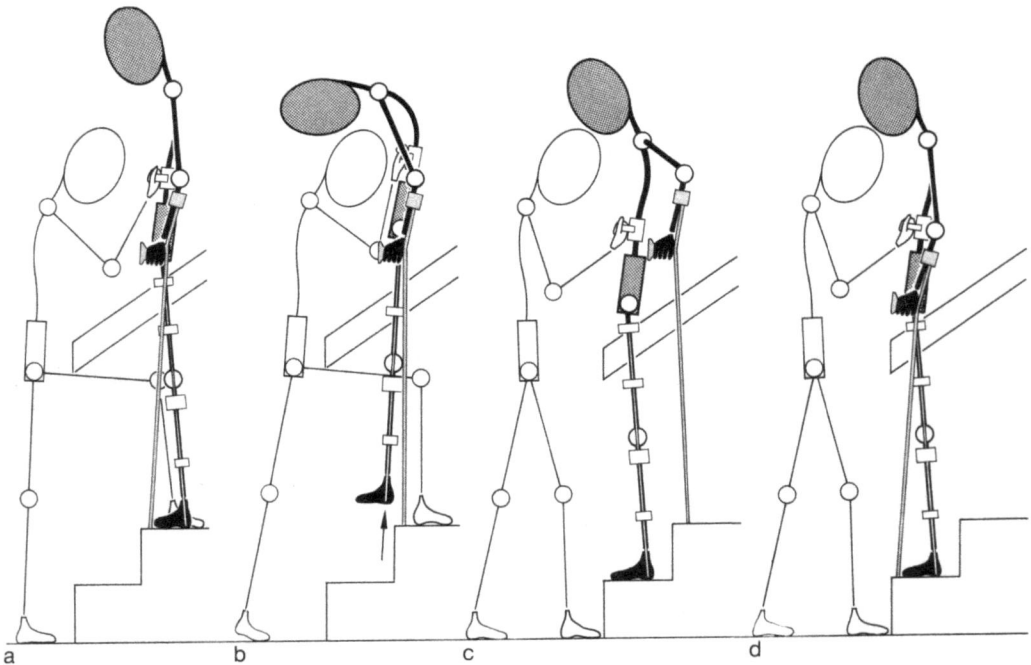

Abb. 35 a–d. Treppe abwärtsgehen. **a** Ausgangsstellung: Unterarmstützen auf gleicher Höhe mit den Füßen – Hilfestellung am Gehgurt. **b** Hochstemmen des Körpergewichts – Hilfestellung zur Stabilisierung des Schultergürtels. **c** Absetzen der Füße auf der nächsten Stufe – Hilfestellung am Gehgurt zur Stabilisierung des Beckens. **d** Ausgangsstellung s. auch **a**

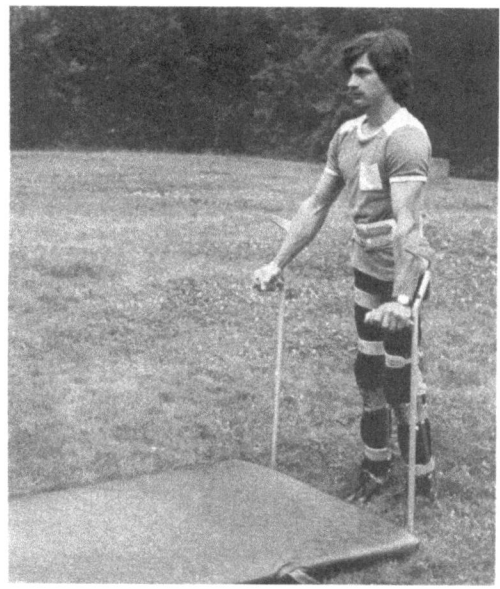

a

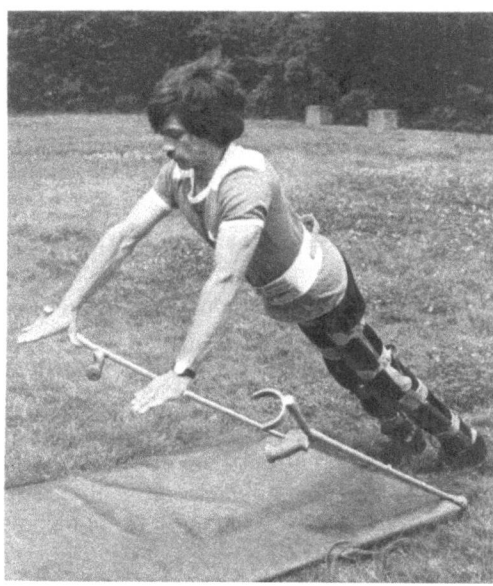

b

Abb. 36 a u. b. Fallen aus dem Stand

Hände in Höhe der Füße befinden. Hilfestellung sollte an den Füßen und eventuell gleichzeitig am Becken (oder am Gehgurt) gegeben werden.
- Zunächst nur eine Unterarmstütze ergreifen und möglichst nahe am Körper aufstellen; Hilfestellung am Becken.
- Danach die zweite Unterarmstütze ergreifen und versuchen, gegebenenfalls mit Hilfestellung am Rumpf, sich aufzurichten.

Wenn die Gangtechnik beherrscht wird, folgt das *Training der Ausdauer und der Sicherheit im Rahmen der Gangschule* durch
- Gehen von vorbestimmten Weglängen
- Gehen auf *unebenem Gelände*.

Auf diese Weise kann das Gehvermögen qualitativ und quantitativ verbessert werden.

3.4.3.9. Gehfähigkeit in Abhängigkeit von der Höhe der Läsion

Selbständige Gehfähigkeit im Barren ist gelegentlich bei jüngeren Tetraplegikern unterhalb C 7/8, im allgemeinen aber nur bei Paraplegikern gegeben. Eine praktisch nutzbare Fortbewegung an Unterarmstützen als Alternative zur Benutzung des Rollstuhles ist erfahrungsgemäß nur bei Patienten mit Läsionen unterhalb Th 10 erreichbar. Patienten mit Läsionen im oberen Brustmarkbereich erlernen in der Regel das selbständige Gehen im Barren. Das bedeutet, daß bei diesen Patienten das Gehen ausschließlich therapeutischen Zwecken dient. Wenn diese Patienten auch lernen, mit Hilfe von Unterarmstützen zu gehen und Treppen zu steigen, so wird diese Möglichkeit doch wegen der damit verbundenen Abhängigkeit von fremder Hilfe, langfristig gesehen, nicht regelmäßig wahrgenommen. Erfahrungsgemäß sind nur relativ wenige, besonders motivierte und engagierte Querschnittgelähmte in der Lage, den einmal in der Klinik erreichten Trainingsstand unter häuslichen Bedingungen aufrechtzuerhalten und die erlernten Gangtechniken auf lange Sicht systematisch weiter zu nutzen. Die jeweils anzuwendende Gehtechnik und das Ausmaß des Gehvermögens sind von der Höhe der Rückenmarkläsion abhängig und werden insbesondere durch den Einsatz der funktionstüchtig gebliebenen Muskeln bestimmt.

Bei Tetraplegie unterhalb C 6/7 und unterhalb C 7 fällt die Funktion des M. latissimus dorsi als in diesem Fall einzige Verbindung

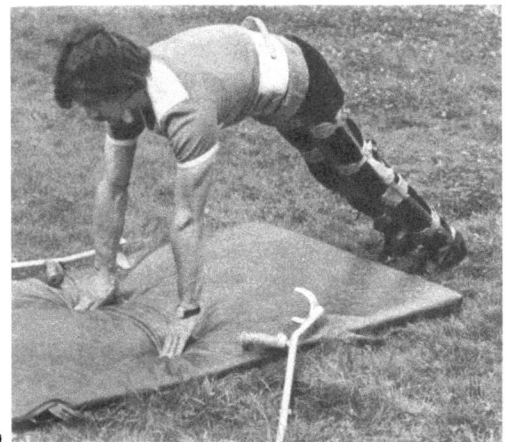
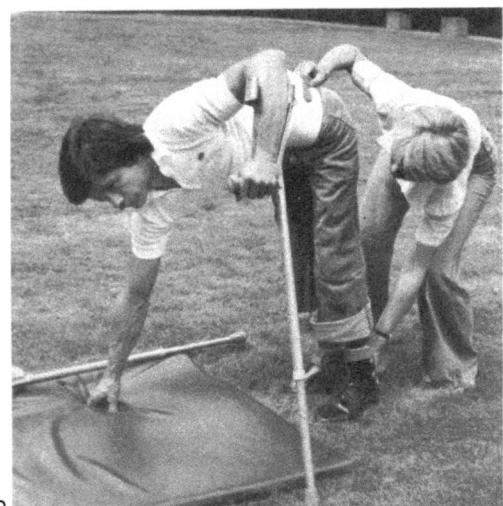
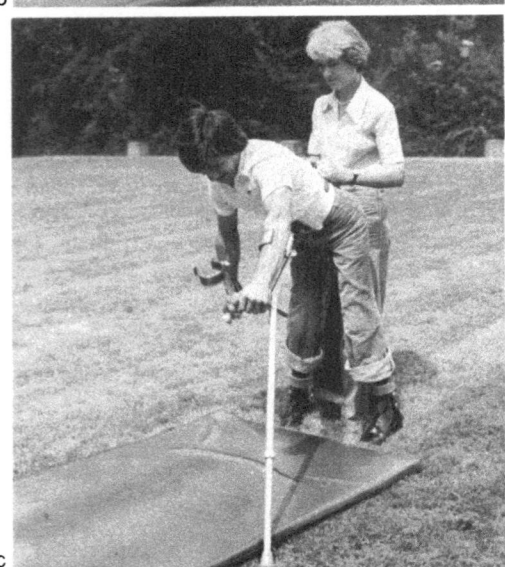

Abb. 37 a–c. Aufstehen vom Boden

zwischen Schultergürtel und Becken teilweise aus. Die Ausübung einer Stützfunktion ist infolge der Schwäche des M. triceps brachii kaum möglich. Die teilweise Lähmung der Finger- Handmuskulatur bedingt einen nur unsicheren Halt an den Holmen. In jedem Fall erfordert die Gehschule bei dieser Läsionshöhe ein äußerstes Maß an Engagement und körperlicher Leistung, das bei vielen Patienten von vornherein nicht gegeben ist. Deshalb sollte diese zeitraubende Schulung zwar angeboten, aber nur auf ausdrücklichen Wunsch des Patienten durchgeführt werden.

Das Aufstehen im Barren (Abb. 38 a – f) ist dabei das größte Problem und muß immer mit Unterstützung einer Hilfsperson erfolgen:

– Der Patient sitzt bei festgestellten Bremsen an der vorderen Kante des Rollstuhls, die Fersen berühren den Boden. Unter maximaler Vorlage des Oberkörpers hält er sich mit ausgestreckten Armen von außen an den Holmen fest.
– Die Hilfsperson steht in Schrittstellung vor dem Patienten. Sie beugt sich mit dem Kopf über eine Schulterseite des Patienten und greift den Gehgurt von der Seite.
– Auf ein Kommando hin zieht sich der Patient unter Einsatz der Ellenbogenbeuger an den Holmen nach vorne. Gleichzeitig hilft und kontrolliert die Hilfsperson die Bewegung.
– Wenn das Becken senkrecht über den Füßen steht, greift der Patient um, indem er die Hände jetzt oben auf die Holme setzt. Die Hilfsperson stellt sich nun hinter den Patienten und gibt ihm Hilfestellung während des Hochstemmens in den aufrechten Stand. Sie kann die Hilfestellung auch von vorne geben, wenn der Wechsel ihrer Ausgangsstellung für den Patienten zu riskant ist.

Wenn auf eine Gehschule verzichtet wird, werden die Patienten mit einem elektrohydraulischen Stehbrett versorgt.

Bei *Tetraplegie und Paraplegie unterhalb C 7/8 bis einschließlich unterhalb Th 6* ist die

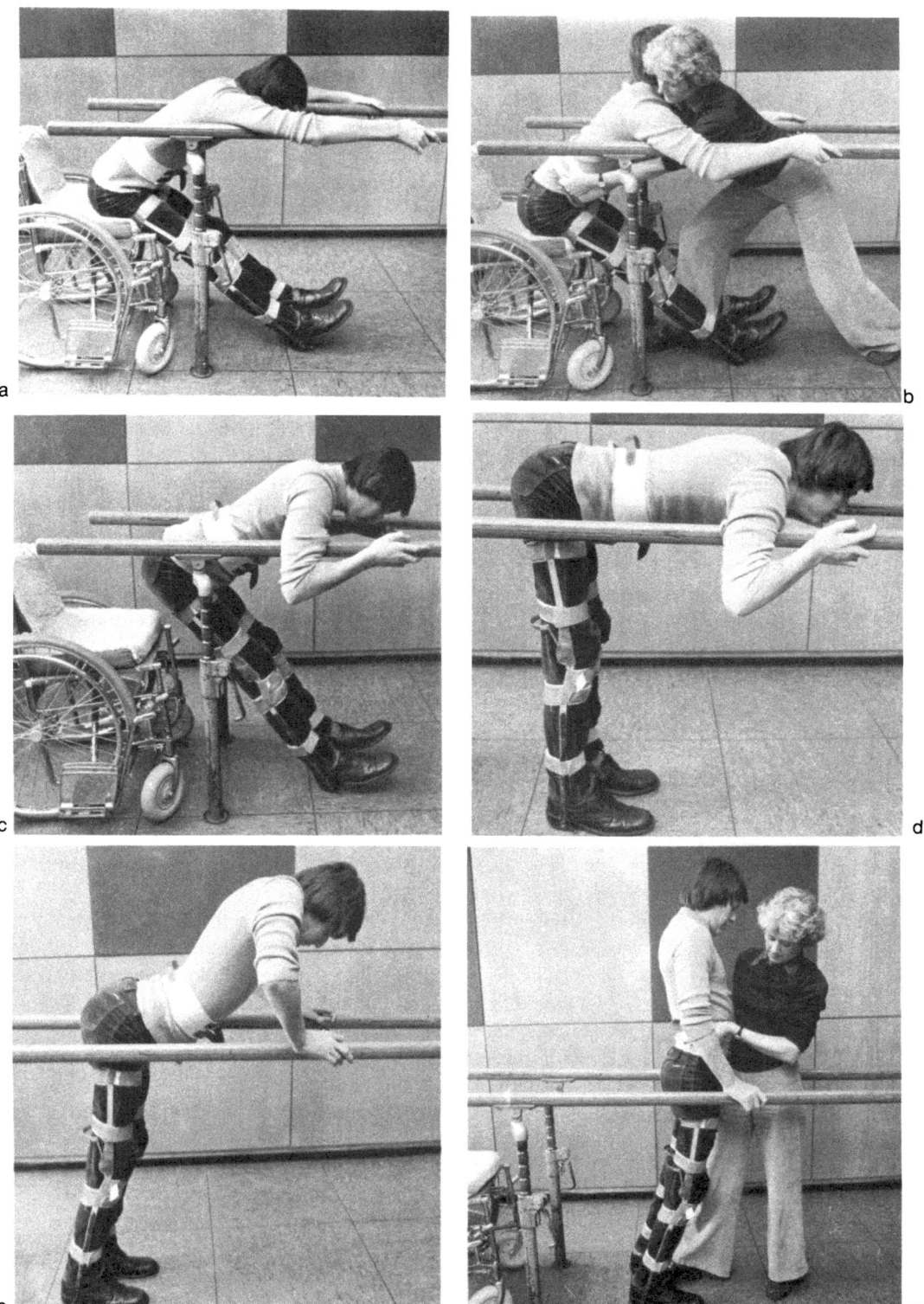

Abb. 38 a–f. Aufstehen im Barren bei Tetraplegie

Schultergürtel-Arm-Muskulatur voll innerviert. Gleichzeitig stellt der M. latissimus dorsi die Verbindung zwischen Schultergürtel und Becken her. Die Rumpfmuskulatur und die Becken-Bein-Muskulatur sind komplett gelähmt. Für diese Patienten ist das selbständige Gehen mit Stützapparaten nur im Barren möglich. An Unterarmstützen kann das Gehen bei gleichzeitiger Absicherung durch eine Hilfsperson gelernt werden. Gegebenenfalls muß die Hand an der Unterarmstütze mittels einer Manschette zur Erhöhung der Sicherheit stabilisiert werden. Das Aufstehen vom Rollstuhl erfolgt wie bei Paraplegie (s. 3.4.3.8.).

Bei *Paraplegie unterhalb Th 7 bis einschließlich unterhalb Th 9* kann mit Hilfe der teilinnervierten Rumpfmuskulatur das selbständige Gehen an Unterarmstützen mit Stützapparaten erlernt werden – aus Sicherheitsgründen bleiben auch diese Patienten in der Regel „Barrengeher".

Bei *Paraplegie unterhalb Th 10 bis einschließlich unterhalb L 1* ist der Einsatz der ausreichend oder voll innervierten Rumpfmuskulatur zur Unterstützung des M. latissimus dorsi möglich. Damit können diese beiden Muskelgruppen sich bei der Durchführung des Vierpunktganges wie auch des Durchschwungganges funktionell ergänzen. Das Gangbild wird dadurch verbessert und sicherer. Diese Patienten können mitunter bedingt rollstuhlunabhängig werden.

Bei *Paraplegie unterhalb L 2/3 bis einschließlich unterhalb L 5* richtet sich das Ausmaß der Hilfsmittelversorgung nach dem funktionellen Befund; aktive Hüftflexion und Knieextension sind teilweise möglich. Bei Neigung zu Überdehnung der Kreuzbänder infolge erhaltener Funktion des M. quadriceps einerseits, aber fehlender Widerlagerung infolge Ausfalls oder Teillähmung der ischiokruralen Muskulatur andererseits, ist die Versorgung mit Oberschenkelstützapparaten erforderlich. Auf die Kniegelenksperre kann in diesem Fall verzichtet werden. Das Kniegelenk muß jedoch im Apparat in 2° Beugung blockiert werden. Damit wird eine Fehlbelastung dieses Gelenkes vermieden. Bei ausreichender Funktion der ischiokruralen Muskulatur dagegen ist die Stabilität im Kniegelenk gewährleistet und es reicht die Versorgung mit Unterschenkelapparaten aus (d. h. bei Läsionen unterhalb L 4/5).

Bei *Paraplegie unterhalb L 5 / S 1* ist eine Stützapparateversorgung in der Regel nicht erforderlich. Diese Patienten benötigen lediglich eine Hilfe zum Ausgleich der Fußheberlähmung (z. B. Peroneusfeder) und zwei Gehstöcke. Sie können ein sehr sicheres Gangbild erreichen, so daß eine Rollstuhlversorgung nicht notwendig ist. Das Gangbild ist in seinem physiologischen Ablauf allerdings durch das unzureichende Abrollvermögen bei Lähmung des M. triceps surae beeinträchtigt. Gegebenenfalls kann eine sogenannte Abrollsohle die Beeinträchtigung des Bewegungsablaufs in der Abrollphase teilweise kompensieren.

Bei *Paraplegie im Sakralbereich unterhalb S 2 bis unterhalb S 4* ist eine Hilfsmittelversorgung nicht erforderlich. Diese Patienten verfügen über normales Gehvermögen.

3.4.4. Selbständiges Gehen an Unterarmstützen in Alltagssituationen

Patienten, die das selbständige Gehen an zwei Unterarmstützen erlernt haben, sollten in die Lage versetzt werden, diese Fähigkeit auch im Alltagsleben zu nutzen. Dazu gehören z. B.
– die Benutzung öffentlicher Verkehrsmittel oder des eigenen PKW (s. 7.1.2.7.)
– die Bedienung technischer Einrichtungen, wie Aufzüge, Türen etc.
– die selbständige Erledigung von Besorgungen in Geschäften, bei Behörden etc.
– die Bewältigung des Wegs zum Arbeitsplatz und von Wegstrecken im Rahmen des Arbeitsablaufes.

Um diese Ziele zu erreichen, werden die gängigen Alltagsverrichtungen des Patienten im Rahmen des Übungsprogrammes trainiert. Eine voll ausreichende Geschicklichkeit in dieser Hinsicht wird in der Regel erst im Laufe von 1–2 Jahren nach der Entlassung aus der Klinik erreicht.

3.4.4.1. Zielsetzung der nachstationären Gehschule

Das regelmäßige Stehen und Gehen unter nachstationären Bedingungen hat zum Ziel:
- Erhaltung des einmal erreichten Leistungsstandes
- Erhaltung der freien Gelenkbeweglichkeit,
- Vermeidung der Immobilisationsosteoporose
- das allgemeine Kreislauftraining
- die Herabsetzung der Spastizität.

Erhaltung des einmal erreichten Leistungsstandes
Wenn der Patient mit entsprechenden Hilfsmitteln nach sorgfältigem Training in der Lage ist, die Steh- und Gehübungen durchzuführen, verfügt er mit ihrer systematischen Anwendung über eine ausgezeichnete Möglichkeit zum Training der gesamten Schultergürtel-Arm-Muskulatur. So kann die weiterhin erforderliche Übungsbehandlung vom Patienten selbst im Eigentraining durchgeführt werden.

Erhaltung der freien Gelenkbeweglichkeit
Dies bedeutet die Erhaltung der vollen Elastizität der gelenkumgebenden Weichteile im gelähmten Körperabschnitt (Abb. 39 a – c). Das passive Dehnen im Barren, besonders in den Hüftflexoren, Knieflexoren und im M. triceps surae kann als Ergänzung oder als Ersatz für das selbständige passive Bewegen (s. 3.3.9.) gelten.
Einschränkung: Die Metatarsal- und Phalangealgelenke sowie die Adduktoren sind bei diesem Vorgehen in den Trainingsprozeß nicht einbezogen.
Bei bereits bestehenden Bewegungseinschränkungen dagegen ist das passive Bewegen im Barren kontraindiziert, weil es zu Ausweichbewegungen, insbesondere in die forcierte Lendenlordose anstatt zur Korrektur der Hüften führen würde.

Verhütung der Immobilisationsosteoporose
Die Aufrechterhaltung der Knochenstrukturen der langen Röhrenknochen ist nur bei regelmäßiger vertikaler Belastung gewährleistet.

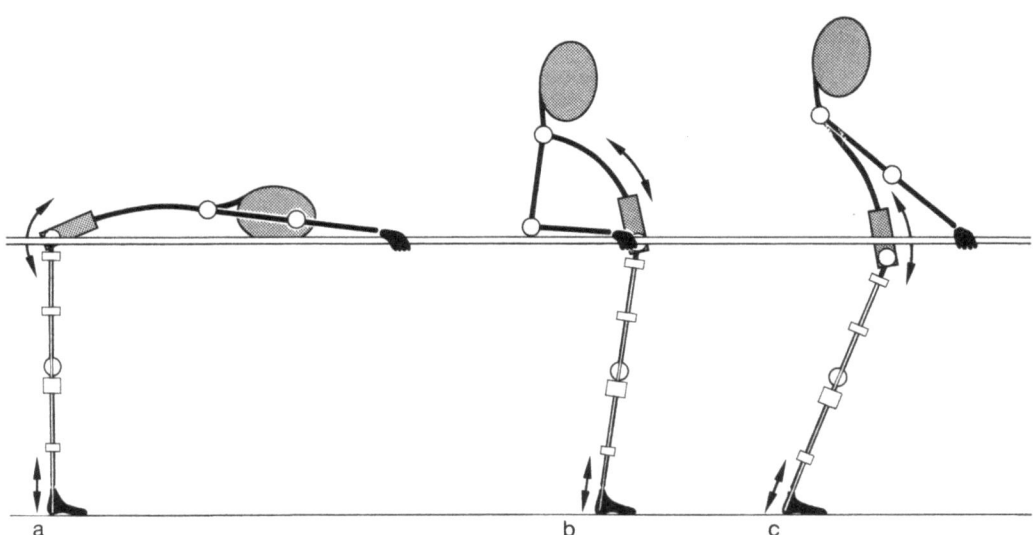

Abb. 39 a–c. Selbständiges passives Dehnen der Rumpf- und Beinmuskulatur im Barren. **a** Dehnen der ischiocuralen Muskulatur und des M. triceps surae. **b** Dehnen der abdominalen Muskulatur und des M. triceps surae. **c** Dehnen der Hüftflexoren und M. triceps surae

Bei Fehlen dieser Belastung entwickeln sich im Laufe von Monaten bis Jahren mitunter ausgeprägte Osteoporosen. Hieraus ergibt sich bei spastischer wie bei schlaffer Lähmung die Gefahr der Spontanfraktur. Möglicherweise resultiert darüber hinaus aus dem vermehrten Mineralabbau des Knochens eine weitere Verstärkung der ohnehin vorhandenen Neigung zur Ausbildung von Harnwegskonkrementen.

Allgemeines Kreislauftraining
Durch die Belastung erfolgt eine vermehrte Blutzufuhr und Sauerstoffausnutzung im Gewebe.

Herabsetzung der Spastizität
Erfahrungsgemäß läßt der Spasmus nach längerem Stehen nach, wahrscheinlich infolge des andauernden Druckes des Körpergewichtes auf die Propriozeptoren der Gelenke.

3.5. Physiotherapie in der Spätphase der Tetraplegie

Die Spätbehandlung des Patienten mit Tetraplegie umfaßt bei komplikationslosem Verlauf die Zeit von der Rollstuhlgewöhnung bis zur Entlassung aus stationärer Behandlung, d. h. den Zeitraum von ca. der 12.–28. Woche.

Das Behandlungsprogramm wird während der ersten Woche hinsichtlich Dauer und Intensität allmählich gesteigert.

In den folgenden Ausführungen gehen wir, falls nicht anders angegeben, von einer Läsionshöhe unterhalb C 5/6 komplett aus.

Für die Voraussetzungen und Zielsetzungen des physiotherapeutischen Programms gel-

Stundenplan für: *Tetraplegie – Spätphase*   gültig ab:

Uhrzeit	Montag	Dienstag	Mittwoch	Donnerstag	Freitag	Samstag
8.15 – 9.00 9.00 – 9.45	*ET* *ET*	*ET* *ET*	*ET* *ET*	*ET* *ET*	*ET* *ET*	*Schwimmen**
9.45 – 10.15	*Blasentraining*					
10.15 – 11.00	*KG*	*KG*	*KG*	*KG*	*KG*	
11.15 – 13.00	*Mittagspause und Blasentraining*					
13.00 – 13.45 13.45 – 14.30 14.30 – 15.30	*KG* *Rollstuhl- training* *Bogen- schießen**	*ET* *KG* *Tischtennis*	*ET* *KG* *Bogen- schießen**	*ET*** *KG*** *Tischtennis*	*KG* *Rollstuhl- training* *Bogen- schießen**	
15.30 – 16.00	*Blasentraining*					
16.00 – 17.00	*Patienten- information*	*KG*	*KG*	*Schwimmen**	–	

* Nach der 18. Woche, vorher KG
** Boccia im Sommer nach der 18. Woche
KG = Krankengymnastik
ET = Ergotherapie

behdl. Arzt: Diagnose:
behdl. BT: Unfall-Datum:
behdl. KG:
behdl. Sozialarbeiter:

ten die gleichen Regeln wie bei Patienten mit Paraplegie (s. 3.3.).

3.5.1. Hilfsmittel und Hilfestellungen für die Rollstuhlgewöhnung

3.5.1.1. Steife Krawatte
Sie wird bis zum Ende der 18. Woche als zusätzliche Sicherung, insbesondere zur Vermeidung von extremen Bewegungen in der Halswirbelsäule getragen. Somit können erst nach Entfernen der Krawatte Halswirbelsäule und Kopf im funktionellen Training voll eingesetzt werden.

3.5.1.2. Sicherheitsgurt
Er wird zunächst zur Vermeidung von Stürzen aus dem Rollstuhl getragen. Der breite Gurt wird locker um den Rumpf des Patienten gelegt und hinter der Rückenlehne befestigt. Ob dieser Gurt auf Dauer zur Sicherheit getragen werden muß, ist von der Höhe der Läsion und damit der erlernbaren Sitzbalance, dem Ausmaß der Spastizität und der Körpergröße abhängig.

3.5.1.3. Leibgurt (s. Abb. 9)
Er dient
- der Abstützung des Rumpfes, da die Bauch- und Rückenmuskeln nicht innerviert sind
- der Verbesserung des venösen Rückstroms aus dem Bauchraum (Verhütung von hypotonen Kollapszuständen)
- als Hebegurt zum Übersetzen, um die Schultergelenke zu schonen, deren umgebende Muskulatur noch unzureichend trainiert ist. Nach einigen Wochen kann in der Regel auf die Benutzung des Leibgurtes verzichtet werden. Patienten mit hohen Halsmarkläsionen (unterhalb C 4 und höhere Läsionen) tragen den Leibgurt auf Dauer
- der Entlastung des Gesäßes; im Rahmen der Dekubitusprophylaxe muß der Patient zunächst alle 10 min mit Hilfe des Leibgurtes kurz angehoben werden (s. Abb. 10 a – c).

3.5.1.4. Kippen (mit Hilfe)
Infolge der anfangs erforderlichen langen Liegezeit treten zu Beginn der Spätphase nicht selten erhebliche orthostatisch bedingte Kreislaufregulationsstörungen auf. Sie äußern sich in Blässe, Schwindelgefühl, Übelkeit, „Schwarzwerden vor den Augen", Bewußtlosigkeit. Bei Auftreten dieser Symptome wird der Querschnittgelähmte durch die Begleitperson unter gleichzeitigem Abstützen des Kopfes im Rollstuhl nach rückwärts gekippt (Abb. 40). In der Regel stabilisiert sich der Kreislauf durch die Maßnahme in kürzester Zeit. Bei länger anhaltenden Symptomen werden die Beine zusätzlich angehoben.

3.5.1.5. Erlernen des selbständigen Entlastens aus sitzender Position (s. 4.2.2.8.)
Die Voraussetzungen für das selbständige Entlasten sind bei Läsionen unterhalb C 5–7 und tieferen Läsionen erst nach längerem Training gegeben.
Patienten mit Läsionen oberhalb C 5 müssen auf Dauer regelmäßig durch Hilfspersonen entlastet werden.

3.5.2. Fortsetzung des passiven Bewegens

Das passive Bewegen dient in diesem Zeitabschnitt insbesondere der Kontrakturprophylaxe. Die anfangs bestehende Thromboemboliegefahr ist jetzt in den Hintergrund getreten.
Die Erfordernisse hinsichtlich Häufigkeit und Dauer des passiven Bewegens der oberen und unteren Extremitäten sind abhängig von der individuellen lähmungsbedingten Situation, aber auch vom Ausmaß der Spastizität und von der Kontrakturneigung. Angesichts des in dieser Phase ohnehin häufiger durchgeführten Lagewechsels muß der Patient in der Regel nicht mehr so langdauernd passiv bewegt werden wie in der Frühphase.

3.5.2.1. Passives Bewegen der oberen Extremitäten
Wenn es während der Frühphase gelungen ist, die Beweglichkeit, Elastizität und

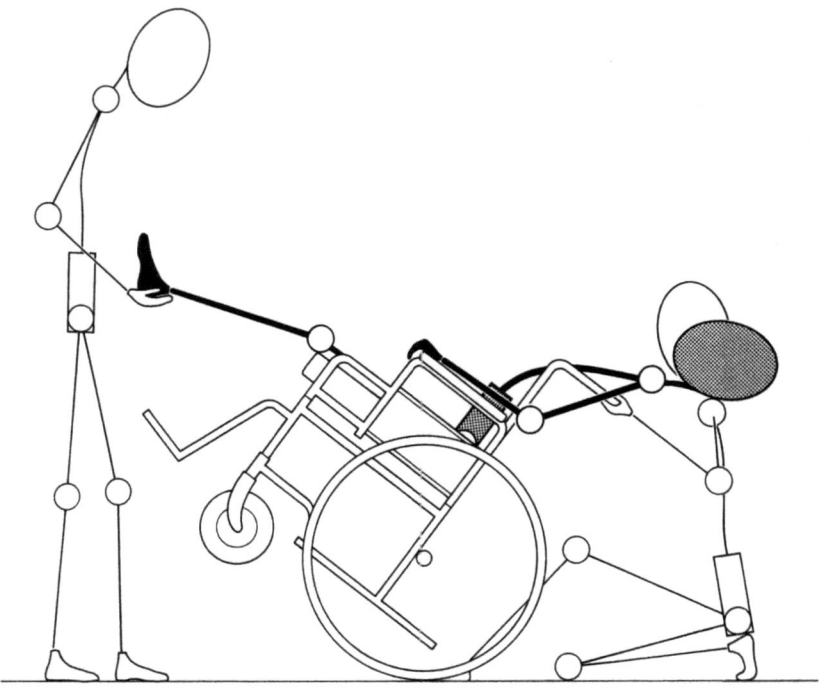

Abb. 40. „Kippen" des Patienten im Rollstuhl bei Kreislaufregulationsstörungen – zusätzliches Hochlagern der Beine

Schmerzfreiheit der oberen Extremität zu erhalten, kann jetzt auf das Fortsetzen des passiven Bewegens weitgehend verzichtet werden. Die Maßnahmen während der Spätphase (Rollstuhlfahren, das aktive Training und das Üben von Gebrauchsbewegungen) aktivieren die Gelenke und Muskulatur ausreichend. Bei Patienten mit Tetraplegie unterhalb C 4/5 und bei höheren Läsionen muß das passive Bewegen weiterhin regelmäßig fortgesetzt werden, da die Beanspruchung der Schultergürtel-Arm-Muskulatur auf Dauer zu gering und durch das gestörte Muskelgleichgewicht zu einseitig wäre.

3.5.2.2. Passives Bewegen des Rumpfes
Trotz der Immobilisation des Rumpfes während der Ruhigstellung der Fraktur ist das passive Dehnen der zugehörigen Muskulatur in der Regel nicht erforderlich. Das allgemeine aktive Training und die Gebrauchsbewegungen gehen automatisch mit passiven Bewegungen des Rumpfes einher. Wenn jedoch eine Tendenz zur Entwicklung skoliotischer Fehlhaltung beobachtet wird, muß dieser natürlich durch passives Dehnen, gezielter Atemtherapie, Dehnlagerungen und gegebenenfalls durch entsprechend korrigierende Vorrichtungen im Rollstuhl entgegengewirkt werden (s. 6.5.).

3.5.2.3. Passives Bewegen der unteren Extremitäten
Ob der Tetraplegiker das passive Bewegen der Beine selbständig erlernen kann, hängt jeweils von der Läsionshöhe ab.
Patienten mit Tetraplegie unterhalb C 7/8:
Selbständiges passives Bewegen wie bei Paraplegie (s. 3.3.2.).
Patienten mit Tetraplegie unterhalb C 5/6:
Selbständiges passives Bewegen teilweise erlernbar; Voraussetzung hierfür sind freie Gelenkbeweglichkeit und Ausbleiben behindernder Spastizität in den Beinen.
Patienten mit Tetraplegie unterhalb C 4/5 und höheren Läsionen verfügen nicht über

ausreichende Funktionen, um das passive Bewegen zu erlernen.
Die Notwendigkeit, das passive Bewegen auf Dauer fortzusetzen, hängt vom Muskel/Gelenkbefund und dem Ausmaß der physischen Beanspruchung im Alltag ab.

3.5.2.4. Technik des selbständigen passiven Bewegens der unteren Extremitäten im Langsitz

- *Selbständiges Dehnen* der ischiokruralen Muskulatur (Abb. 41 a)
- *Selbständiges Dehnen* der Adduktoren im Hüftgelenk mit Hilfe des M. deltoideus (Abb. 41 b)
- *Rotation im Hüftgelenk* mit Hilfe des M. extensor carpi radialis oder mit Hilfe der Ellenbogen (Abb. 41 c)
  Außenrotation: M. deltoideus, mittlerer Anteil
  Innenrotation: M. deltoideus, vorderer Anteil und eventuell M. pectoralis major.
- *Selbständige Dorsalflexion* im Fußgelenk, eventuell mit Hilfe einer Schlinge (Abb. 41 d)
  Mit Hilfe des M. extensor carpi radialis, M. biceps brachii, M. brachioradialis.

3.5.3. Üben von Sitzhaltung und Sitzbalance

3.5.3.1. Sitzhaltung

Infolge der motorischen und sensiblen Ausfälle stellt der M. trapezius die einzige nutzbare Verbindung zwischen Schultergürtel und Rumpf dar (bei Läsionen unterhalb C6 und höher). Deshalb kann bei diesen Patienten auch bei maximalem Training keine stabile Sitzhaltung erreicht werden. Sie sitzen daher in kyphotischer Haltung und stützen sich zum Aufrichten mit Hilfe der Arme ab. So ist es möglich, die bestehende Instabilität besser zu beherrschen. In dieser Position werden stabilisierende Übungen von Kopf, Schultern und Ellenbogen her durchgeführt.
Bei Patienten mit Tetraplegie unterhalb C 3/4 wird wegen des Ausfalls der Außenrotatoren zur Blockierung der Ellenbogen eine gepolsterte Gipsschale angelegt, um so das Abstützen in Sitzposition zu ermöglichen und die Sitzbalance zu üben.
Bei Patienten mit Tetraplegie unterhalb C 7/8 ist der M. latissimus dorsi teilweise oder voll innerviert und ermöglicht durch seine Aktivierung eine aufrechtere und stabile Sitzhaltung. Bei zusätzlichem Elastizitätsverlust des paravertebralen Bandapparates, wie er bei

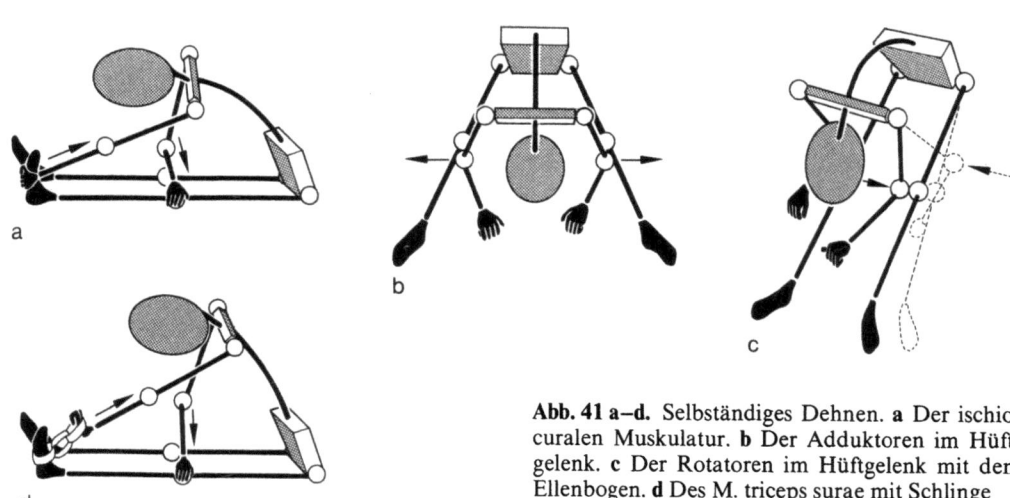

Abb. 41 a–d. Selbständiges Dehnen. **a** Der ischiocuralen Muskulatur. **b** Der Adduktoren im Hüftgelenk. **c** Der Rotatoren im Hüftgelenk mit dem Ellenbogen. **d** Des M. triceps surae mit Schlinge

diesen Patienten nicht selten gefunden wird, resultiert eine erstaunlich aufrechte Sitzhaltung. Dabei ergibt sich jedoch gleichzeitig die Gefahr, daß die Betroffenen die mangelnde Rumpfbewegung kompensatorisch durch extreme Hüftbeugung auszugleichen versuchen und damit leicht nach vorne überfallen würden, da ja die stabilisierende Funktion des M. gluteus maximus fehlt.

3.5.3.2. Sitzbalance

Der Aufbau der Sitzbalance erfolgt in ähnlicher Weise wie bei Paraplegie (s. 3.3.3.). Das Ausmaß der zu erreichenden Sicherheit in der Sitzbalance hängt entscheidend von der jeweiligen Läsionshöhe ab. Da der M. trapezius keine ausreichend stabilisierende Wirkung von Schultergürtel und Rumpf gewährleisten kann wird der Tetraplegiker die Sitzbalance auch auf Dauer immer nur aus einer labilen Sitzposition heraus finden können. Die Sensibilität in Rumpf und Beinen ist zudem total ausgefallen.

– *„Freies Sitzen"*
  Zu Beginn wird das Sitzen im Langsitz ohne Abstützen der Arme durch leichte stabilisierende Maßnahmen von Schultern und Kopf aus geübt.

– *Sitzbalance im Langsitz* (Abb. 42)
  Diese Übungen werden in gleicher Weise wie bei Paraplegie aufgebaut (s. 3.3.3.).

– *Das Üben der Sitzbalance mit Sitz an der Kante der Behandlungsbank und aufgestellten Füßen*
  Diese Übung stellt eine Steigerung des Schwierigkeitsgrades dar, da die Unterstützungsfläche und das passive Widerlager in dieser Ausgangsstellung verkleinert sind (s. Abb. 15 a, b).

– *Das Üben der Balance im Vierfüßlerstand* ist eine weitere Steigerungsform und nur bei Patienten mit Tetraplegie unterhalb C6/7 und tiefer sinnvoll, weil nur dann eine Rumpfkontrolle über den M. latissimus dorsi möglich ist.

Die Sitzbalance wird im Rahmen der Sporttherapie beim Rollstuhltraining, Bogenschießen und Tischtennis mitgeübt. Sie muß auch während der weiteren Behandlungszeit kontinuierlich überprüft und geübt werden, da sie die wesentliche Voraussetzung für das funktionelle Training, z. B. für das Hochkommen zum Sitz und das Übersetzen darstellt. Im Vergleich zum Patienten mit Paraplegie wird deutlich, wieviel langwieriger die Übungsphasen beim Tetraplegiker je nach Umfang der Ausfälle sind.

3.5.4. Training der Muskulatur oberhalb der Läsion

3.5.4.1. PNF (Propriozeptive neuromuskuläre Fazilitation)

Zur Behandlung des Tetraplegikers werden schwerpunktartig Techniken der „PNF" ausgewählt mit dem Ziel der
– maximalen Kräftigung aller teil- und vollinnervierten Schultergürtel-Arm-Muskeln
– Einübung von Trickbewegungen
– Koordination von neuen Bewegungsabläufen, die für die Durchführung der Gebrauchsbewegungen besonders schwer erlernbar sind.

Obwohl zur Vermeidung extremer Bewegungen der Halswirbelsäule bis zur 18. Woche eine steife Krawatte getragen wird, sollten die Nackenmuskeln bei abgenommener Krawatte in Rückenlage in das Training einbezogen werden, weil insbesondere die sog. langen Nackenstrecker und Halsflexoren durch die lange Ruhigstellung in der Frühphase einerseits meist extrem geschwächt sind, andererseits aber bei allen zukünftigen Bewegungsabläufen sehr stark mitwirken müssen.

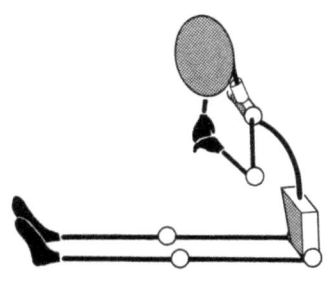

Abb. 42. Üben der Sitzbalance im Langsitz

3.5.4.2. Stütz- und Stemmübungen (s. 3.3.4.2.)

Die Fähigkeiten des Stemmens und Stützens sind Voraussetzung für das Erlernen von Gebrauchsbewegungen, z. B. für den Lagewechsel in Bett und Rollstuhl und insbesondere für das Übersetzen. Um die dafür notwendigen Bewegungsabläufe einzuüben, wird das Stemmen und Stützen aus verschiedenen Ausgangspositionen geübt.

Im Langsitz

Zur Durchführung des Stemmens muß der Patient lernen, das Gewicht seines Oberkörpers nach vorne zu verlagern, um so das Gesäß leichter anheben zu können. Im einzelnen wird das Stemmen zur Seite, nach vorne und rückwärts geübt (Abb. 43). Die Voraussetzungen hierzu sind:
- Beweglichkeit in den Schultergelenken, den Schulterblättern und der Brustwirbelsäule
- Blockierbarkeit der Ellenbogen
- geübte Sitzbalance
- ausreichend gedehnte ischiokrurale Muskulatur.

Der Patient mit Tetraplegie unterhalb C 7/8 stemmt wie Patienten mit Paraplegie.
Patienten mit Tetraplegie unterhalb C 4 und höheren Läsionen können das Stemmen nicht erlernen.

Aus Bauchlage

Der Patient mit Tetraplegie unterhalb C 5/6 übt das *Hochkommen auf die Unterarme* durch:
- seitliche Gewichtsverlagerung von Kopf und Schultergürtel
- Heranziehen des entlasteten Armes an den Körper auf Schulterhöhe
- rasche Gewichtsverlagerung auf den herangezogenen Arm
- Heranziehen des anderen Armes auf Schulterhöhe (Abb. 44 a–c).

Das *Hochkommen in den Liegestütz* (Abb. 45 a–c) wird erreicht durch:
- seitliche Gewichtsverlagerung von Kopf und Schultergürtel
- passive Blockierung des entlasteten Armes

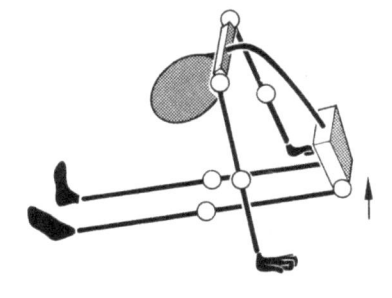

Abb. 43. Hochstemmen des Körpergewichtes unter Vorlage des Oberkörpers bei passiver Ellenbogenblockierung aus dem Langsitz

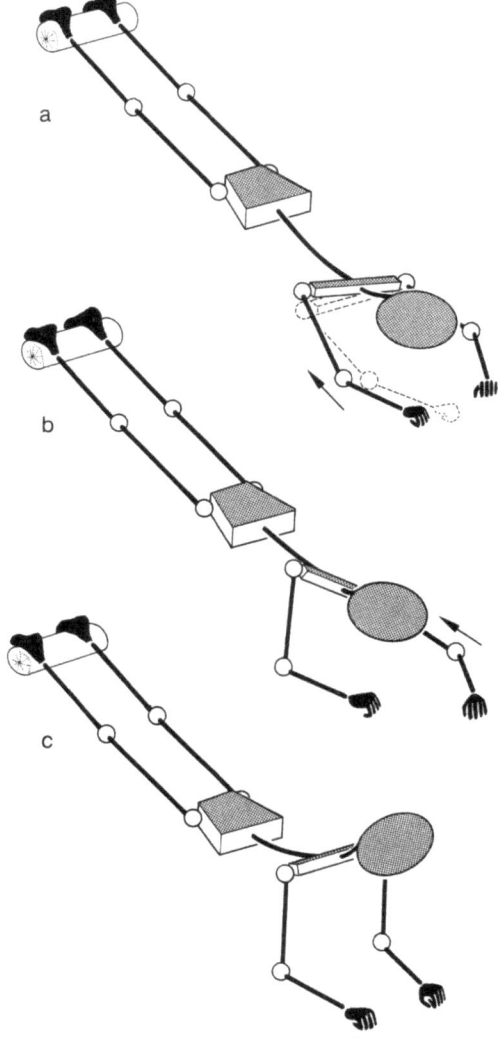

Abb. 44 a–c. Hochstemmen auf die Unterarme aus Bauchlage

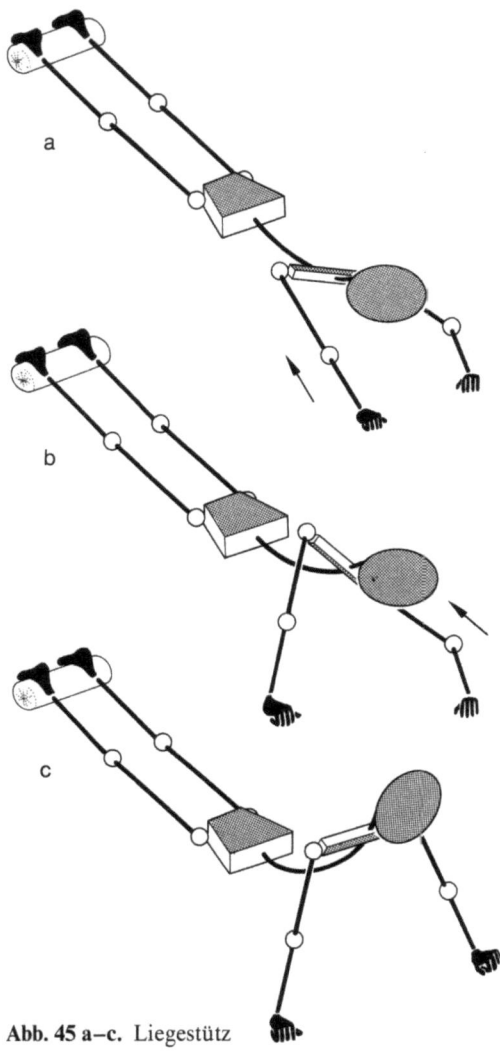

Abb. 45 a–c. Liegestütz

- rasche Gewichtsverlagerung auf den blockierten Arm
- Blockierung des anderen Armes.

Patienten mit Tetraplegie unterhalb C 7/8 erlernen den Liegestütz wie Patienten mit Paraplegie im oberen Brustmarkbereich.
Patienten mit Tetraplegie unterhalb C 4/5 und höher erlernen das Hochkommen auf die Unterarme nicht.

3.5.4.3. Weitere Trainingsmaßnahmen

Das Training der Muskulatur oberhalb der Läsion wird erweitert durch:
- das Eigentraining mit Federungswiderständen im Schlingentisch (ROLF und KAEPPEL, 1971)
- den klinischen Sport (s. 4.), insbesondere durch das Rollstuhltraining (4.2.2.) und das Bogenschießen (4.6.).

3.5.5. Fortsetzen der Innervationsschulung (Hilfen zur Muskelkontraktion) und fortlaufende Kontrolle hinsichtlich Reinnervationen (s. 3.1.3.)

In der Spätphase wird die vorher begonnene Innervationsschulung ggf. fortgesetzt; die dabei erzielten Ergebnisse, günstigenfalls also Verbesserung der Muskelwerte, werden im wiederholten Muskelstatus festgehalten. Im übrigen liegt in dieser Phase der Schwerpunkt der Therapie bei den aktiven Trainingsmaßnahmen.

3.5.6. Üben von Gebrauchsbewegungen

3.5.6.1. Drehen

Das Drehen ist erst nach Abnahme der „Krawatte", also erst nach der 18. Woche erlaubt.
Patienten mit Tetraplegie unterhalb C 5/6 können das Drehen von der Rückenlage in die Seitenlage/Bauchlage und zurück unter Nutzung folgender Möglichkeiten erlernen:

Drehen über die Seite mit Hilfestellung
(Abb. 46 a – c)
Um das Drehen zu erleichtern, wird die passive Beckenmitbewegung anfangs durch Überkreuzen der Beine eingeleitet. Ein Kissen unter dem Becken kann gegebenenfalls eine zusätzliche Unterstützung darstellen.
- Blockierung des rechten Armes gegen die Unterlage
- Blockierung des linken Armes in Richtung auf das rechte Hüftgelenk.
- Unter Einsatz des Kopfes und der funktionstüchtigen Schultergürtelmuskulatur links (besonders des M. serratus anterior) wird der Körper, zunächst unter Führungswiderstand an der linken Hand, auf die rechte Seite gedreht.

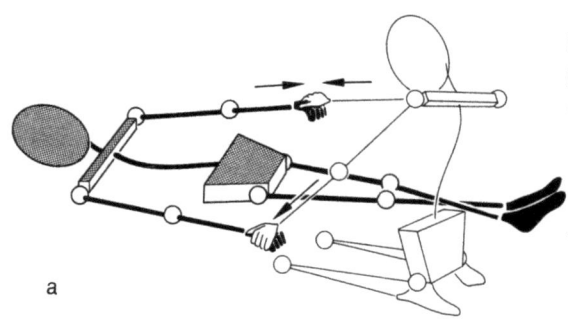

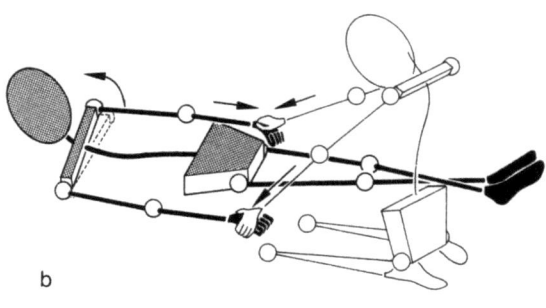

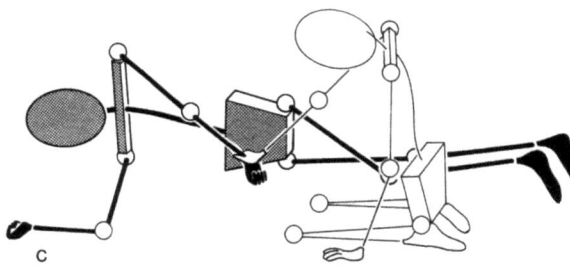

Abb. 46 a–c. Drehen auf die Seite mit einer Hilfsperson

Drehen über die Seite mit Armschwung
(Abb. 47 a – c)

- Linke Hand lose auf die rechte Schulter legen, Festhaken der rechten Hand mit Hilfe des M. extensor carpi radialis unter den linken Oberarm in Höhe des Ellenbogengelenkes
- Drehen auf die linke Seite durch: *Blockierung des linken Ellenbogens mit Schwung* unter gleichzeitigem Einsatz des Kopfes und der funktionstüchtigen Schultergürtelmuskulatur rechts.

Drehen über die Seite mit „Schlaufe"
(Abb. 48 a u. b)

- Der linke Arm wird in ca. 50° Abduktion mit einer Schlaufe oder durch Fixieren des Therapeuten in Höhe des Unterarmes nahezu in Streckung fixiert.
- Drehen auf die linke Seite durch Anspannung der Mm. biceps brachii, brachioradialis und extensor carpi radialis des linken, fixierten Armes bei gleichzeitigem Einsatz des Kopfes und des über dem Rumpf gestreckten Armes (hierzu ist für die Flexoren eine Wertung von 4–5 in der Muskelskala erforderlich).

Bei Tetraplegie unterhalb C 7/8 erfolgt das Drehen mit Hilfe des M. pectoralis major

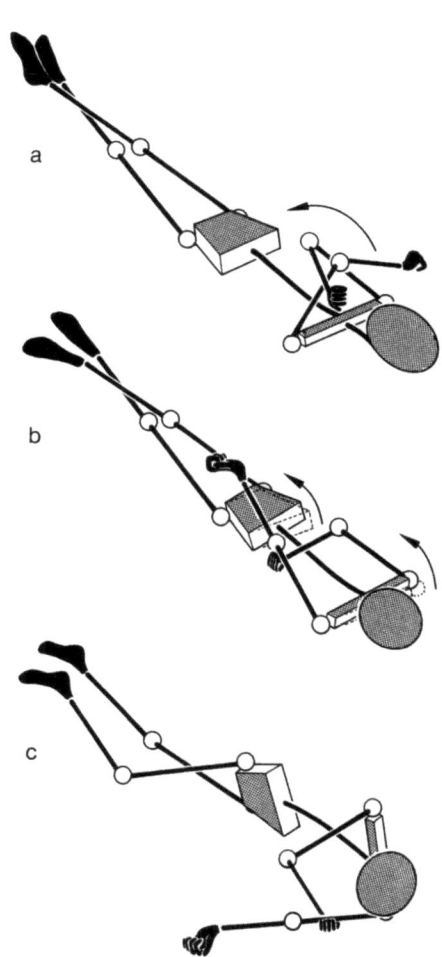

Abb. 47 a–c. Drehen auf die Seite mit Armschwung

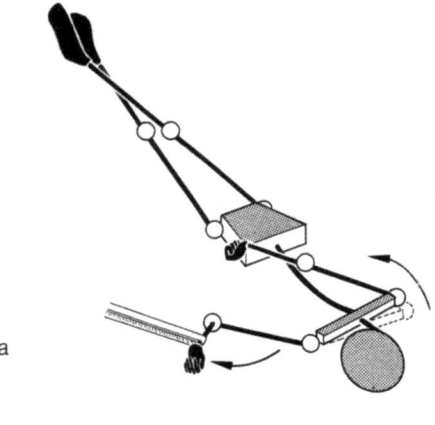

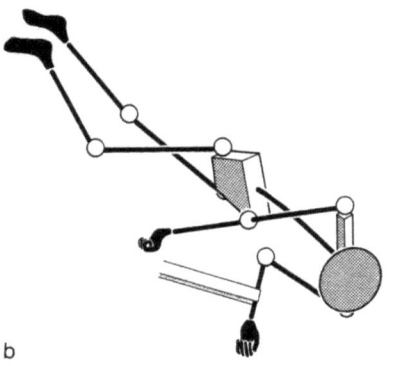

- Durch anschließende abwechselnde Rumpfbewegungen, auf dem linken Ellenbogen stützend, bewegt der Patient den Oberkörper zunehmend mehr über die Beine.
- Die rechte Hand wird sodann rasch mittels des M. extensor carpi radialis in Höhe des rechten oder linken Knies eingehakt. Durch Gewichtsverlagerung wird der Oberkörper ganz über die Beine gezogen. Dann werden beide Hände seitlich neben den Oberschenkeln aufgestützt, damit sich der Patient in den Langsitz aufrichten kann.

Es gibt verschiedene Variationsmöglichkeiten zu dieser Übung, die individuell zu entwickeln sind und die den beschriebenen

Abb. 48 a u. b. Drehen auf die Seite mit Hilfe einer Schlinge

wie bei einer Paraplegie im oberen Brustmarkbereich durch Schwung.
Bei Tetraplegie unterhalb C 4/5 und höheren Läsionen ist das Drehen funktionell nicht erlernbar.

3.5.6.2. Selbständiges Hochkommen zum Sitzen aus Rückenlage

Patienten mit Tetraplegie unterhalb C 5/6 (Abb. 49 a – c) sind in der Lage, unter Anwendung der nachfolgend beschriebenen Bewegungsabläufe sich aus liegender Position aufzusetzen:
- Durch drehen auf die linke Seite, den Oberkörper fast in Bauchlage, ziehen des linken Oberarmes hinter die linke Schulter.
- Durch Einsetzen besonders des linken M. deltoideus hochkommen auf den linken Ellenbogen und abstützen mit der rechten Hand auf der Unterlage.

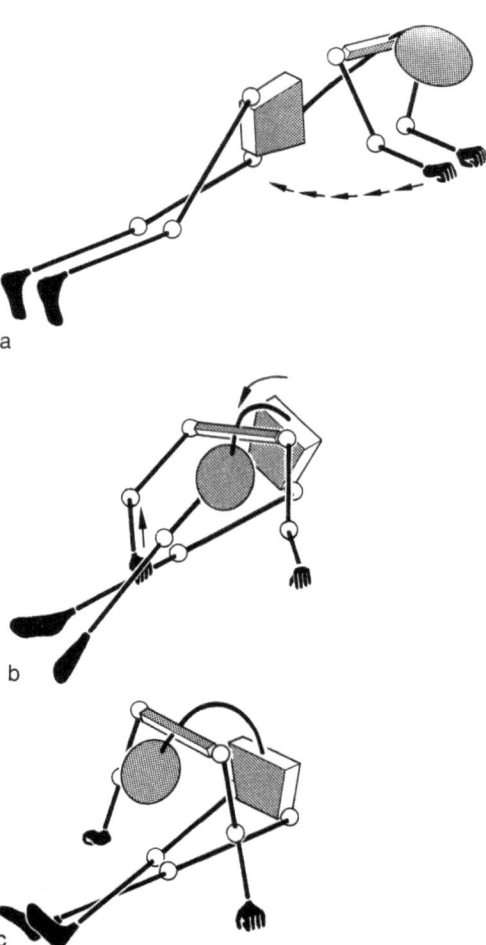

Abb. 49 a–c. Hochkommen zum Sitzen aus Seitlage

Bewegungsablauf im Einzelfall erleichtern können.
Bei Tetraplegie unterhalb C 7/8 wird das Hochkommen zum Sitzen wie bei Paraplegie im oberen Brustmarkbereich durchgeführt.
Bei Tetraplegie unterhalb C 4/5 und höheren Läsionen ist das selbständige Hochkommen zum Sitzen nicht erlernbar.

3.5.6.3. Übersetzen vom Rollstuhl auf gleichhohe Sitzgelegenheit

Vorrutschen im Rollstuhl (s. 4.2.2.17.). Der Hüftgelenkwinkel wird durch Verlagerung des Oberkörpers nach dorsal vergrößert. Damit wird das anschließende Hochlegen der Beine erleichtert. Weiterhin ist diese Vorleistung erforderlich, um nicht den höchsten Punkt des Rades mit dem Gesäß überwinden zu müssen, und um nicht an die Chromstangen der Rückenlehne zu stoßen.

Hochlegen der Beine auf die Behandlungsbank (z. B. Bank links neben dem Rollstuhl, Abb. 50 a u. b)

- Festhaken des rechten Armes mit Hilfe der Mm. extensor carpi radialis, biceps brachii und brachioradialis am Haltegriff des Rollstuhls.
- Vorlage des Oberkörpers und Einhaken des linken Armes mit den Mm. extensor carpi radialis, biceps und brachioradialis in die Kniekehle des linken Beines.
- Zurückziehen des Oberkörpers über den rechten Arm und gleichzeitiges Hochziehen des linken Beines über den linken Arm.
- Mit Hilfe des rechten M. extensor carpi radialis wird der rechte Unterschenkel gegen den Oberschenkel gestreckt und auf die Behandlungsbank gehoben. Nach Möglichkeit sollen die Beine überkreuzt werden, um auf diese Weise ein Herunterfallen zu vermeiden.

Im Rahmen des Übungsprogramms muß das Überwechseln nach rechts und links geübt werden.

Bei eingeschränkter Hüftflexion oder bei großem Eigengewicht der Beine werden diese mittels einer *Fußschlinge* vom Patienten hochgehoben und auf die Bank hinübergelegt (Abb. 51).

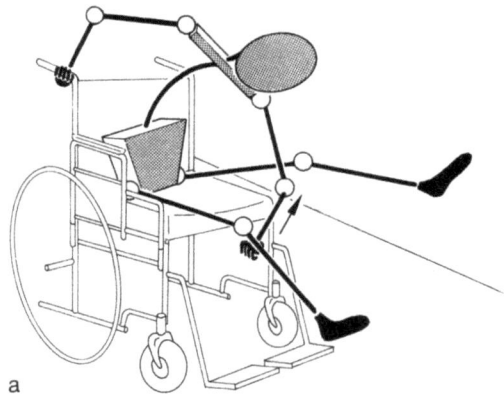
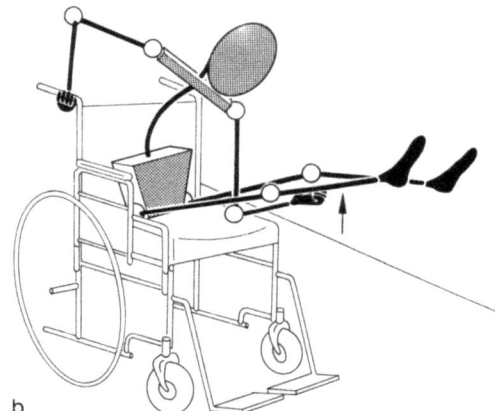

Abb. 50 a u. b. Übersetzen: Hochheben der Beine auf die Behandlungsbank

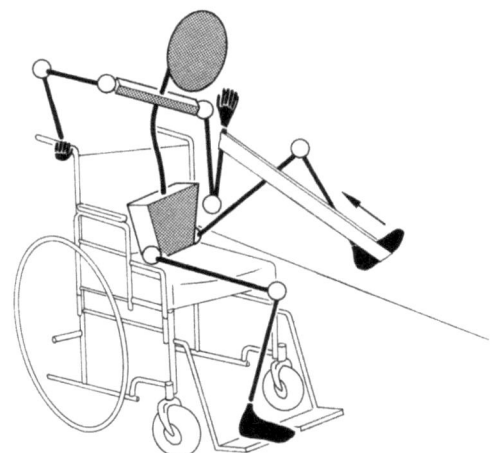

Abb. 51. Übersetzen: Hochheben der Beine mit Schlinge

Übersetzen auf die Behandlungsbank
(Abb. 52 a – c)

- Das Übersetzen erfolgt durch Gewichtsverlagerung des Oberkörpers nach vorne und passive Blockierung beider Ellenbogengelenke (die Plazierung der Hände muß individuell ausprobiert werden).
- Durch Hochstemmen und seitliches Verlagern wird das Gesäß mit Hilfestellung auf die Behandlungsbank übergesetzt (dafür wird zunächst entweder ein *Rutschbrett* verwendet oder das Rad mit einem dünnen Kissen gepolstert).
- Nach dem gleichen Prinzip wird das Überwechseln von der Behandlungsbank in den Rollstuhl geübt.

Der Patient muß lernen, anschließend seine korrekte Sitzposition im Rollstuhl wieder einzunehmen (s. 4.2.2.17.).

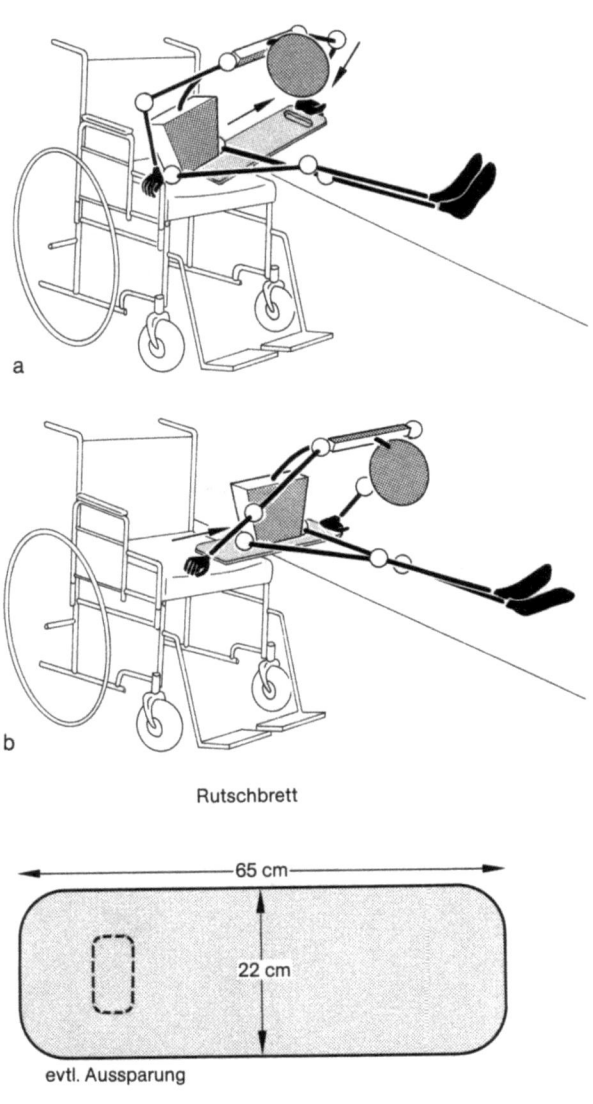

Abb. 52 a u. b. Übersetzen auf die Behandlungsbank (mit Rutschbrett). **c** Schablone Rutschbrett

Bei Tetraplegie unterhalb C 7/8 erfolgt das Übersetzen wie bei Patienten mit Paraplegie im oberen Brustmarkbereich.

Bei Tetraplegie unterhalb C 4/5 und höheren Läsionen und *bei Tetraplegie unterhalb C 5/6* mit gleichzeitig bestehenden ungünstigen Voraussetzungen (großes Körpergewicht, unzureichende Ellenbogenblockierung, erhebliche Spastizität) ist das selbständige Übersetzen nicht erlernbar.

Übersetzen mit Unterstützung durch eine Hilfsperson unter Benutzung eines Rutschbrettes (s. 5.2.2.). Die Hilfsperson zieht das Gesäß des Patienten im Rollstuhl nach vorne. Sie legt anschließend dessen Beine überkreuz auf die Behandlungsbank und schiebt das Rutschbrett unter eine Gesäßhälfte. Unter weitestmöglicher Gewichtsverlagerung des Oberkörpers nach vorne wird der Patient bei gleichzeitiger Unterstützung am Gesäß über das Rutschbrett auf die Behandlungsbank geschoben, wobei die Hilfsperson hinter dem Patienten steht. Das Ausmaß der Hilfestellung hängt von der Stützfähigkeit des Patienten ab. Das Übersetzen in den Rollstuhl erfolgt nach dem gleichen Prinzip. Die Beine werden zuletzt übergewechselt.

3.5.6.4. Üben des Lagewechsels aus dem Langsitz

zur Seite:
- Unter Vorlage des Oberkörpers wird eine Hand in Hüfthöhe nahe am Körper, die andere in kleinem Abstand in Hüfthöhe aufgesetzt.
- Beide Ellenbogen werden durch Außenrotation in den Schultergelenken blockiert.
- Der Körper wird durch Einrollen der Schultern und Gewichtsverlagerung zum abgespreizten Arm hochgestemmt.
- Der Therapeut gibt Hilfestellung durch Fixieren der Ellenbogenstreckung oder durch teilweises Abnehmen des Körpergewichtes vom Gesäß her.

Nach vorne:
- Unter Vorlage des Oberkörpers werden beide Arme im Ellenbogen blockiert und in Hüfthöhe aufgesetzt.
- Der Körper wird durch Einrollen der Schultern hochgestemmt und aus dieser Position ruckartig nach vorne bewegt.

Nach hinten:
- Unter Vorlage des Oberkörpers die Arme mit blockierten Ellenbogen in Hüfthöhe aufsetzen.
- Durch wechselseitiges Anheben des Gesäßes und entsprechende Gewichtsverlagerung nach rückwärts bewegen.

Für die Lagerung und Umlagerung im Bett ist das Üben dieser Bewegungsabläufe außerordentlich wichtig.

3.5.7. Stehen am elektrohydraulischen Stehbrett

Da der Patient mit Tetraplegie eine Gehfähigkeit in der Regel nicht erlernen kann, ist das regelmäßige Stehen zum Kreislauftraining und zur Aufrechterhaltung der Strukturen der langen Röhrenknochen und zur Verbesserung der Abflußverhältnisse aus den ableitenden Harnwegen sehr wichtig.

Mit Beginn der Spätbehandlung wird der Patient erstmals mit dem stufenweise und selbständig verstellbaren Elektrohydraulischen Stehbrett vertraut gemacht, indem er einmal täglich für 30 bis 45 Minuten so senkrecht als möglich steht. Das Stehtraining sollte auch nach der Entlassung regelmäßig fortgesetzt werden (s. Anlage VII).

3.5.8. Rollstuhltraining (s. 3.2.2.)

Dem Rollstuhltraining ist ein eigener Abschnitt (4.2.) im Kapitel „Sporttherapie" gewidmet.

3.5.9. Schlußbemerkung

Das gesamte Tetraplegie-Behandlungsprogramm erfordert vom Patienten und vom Therapeuten viel Geduld, Eigeninitiative und Kreativität. Für das Erlernen der funktionell komplizierten Bewegungsabläufe müssen neben den allgemein gültigen Erkenntnissen der funktionellen Anatomie die jeweils individuellen körperlichen Verhältnisse des Patienten berücksichtigt werden.

Durch genaues Beobachten und Analysieren der Bewegungsabläufe können kleine Veränderungen in der Gewichtsverlagerung oder das Einsetzen von Widerlagern der Körperabschnitte zueinander erkannt und den funktionellen Möglichkeiten des Patienten entsprechend angepaßt werden.

Es vergehen nicht selten Wochen, ehe wirkliche Fortschritte registriert werden können. Viele der Trickbewegungen, unter deren Nutzung das oben beschriebene Trainingsprogramm aufgebaut wurde, werden vom Patienten selbst herausgefunden und vom Therapeuten weiterverwertet. Auf den allgemeinen Trainingseffekt beim Üben von Gebrauchsbewegungen kann nicht oft genug hingewiesen werden. Eine entscheidende Rolle für den Behandlungserfolg spielen das individuelle Körpergefühl, die jeweiligen körperlichen Proportionen, körperliche Bedingtheiten, wie Spastizität und Gelenkblokkierungen, sowie die Geschicklichkeit und Einsatzbereitschaft des Patienten.

Die korrekte Durchführung der Behandlungsmaßnahmen in der Frühphase ist die Grundlage zum Erlernen der Gebrauchsbewegungen in *diesem* Abschnitt der Rehabilitation.

4. Klinischer Sport (Sporttherapie) bei Para- und Tetraplegie

Während der Spätphase der klinischen Rehabilitation stellt die Sporttherapie für den Querschnittgelähmten eine bedeutsame Ergänzung der physiotherapeutischen Einzelbehandlung dar. Der therapeutische Wert der im klinischen Bereich gebräuchlichen Sportdisziplinen liegt, insbesondere im Vergleich zu den bisher geschilderten physiotherapeutischen Behandlungstechniken, in der Möglichkeit der kontrollierbaren und meßbaren Belastungssteigerung und in der definierbaren Umsetzung von Kraft in Leistung. Der Ausfall willkürlicher Muskelfunktionen beim rollstuhlabhängigen Querschnittgelähmten führt zu einer erheblichen, beim Tetraplegiker nicht selten zu einer extremen Einschränkung der körperlichen Aktivität. Daraus ergeben sich auf kürzere oder weitere Sicht Schäden oder Minderungen der körperlichen Leistungsfähigkeit, eine Beeinträchtigung der Selbständigkeit und der motorischen Geschicklichkeit, Störungen der Herz-Kreislauf-Funktionen und Neigung zu Fettleibigkeit.

Mangelnde Bewegung führt, das zeigen leistungsphysiologische Meßdaten, zu Herabsetzung von Ausdauer und Leistungsvermögen und zu verminderter Sauerstoffausnutzung.

Die regelmäßige Ausübung sportlicher Aktivitäten bietet angesichts dieser möglichen Folgen einer Rückenmarkläsion einen wertvollen Ausgleich für die Einschränkung physischer Bewegungsmöglichkeiten, die auch über die klinische Behandlungszeit hinaus vom Querschnittgelähmten genutzt werden sollte. Damit ist der anzustrebende Übergang von der Sporttherapie zur Teilnahme am Behindertensport aufgezeigt. Die Voraussetzungen für die Ausübung zahlreicher, für den Rollstuhlfahrer geeigneter Sportarten sind heute in einer zunehmenden Zahl von Rollstuhlfahrergruppen des DRS (Deutscher Rollstuhl-Sportverband, s. Anhang V) gegeben. Im regelmäßigen Training ebenso wie in regionalen, nationalen und internationalen Wettkämpfen eröffnen sich dem Behinderten vielfältige Wege zur Aufrechterhaltung der einmal erreichten körperlichen Leistungsfähigkeit und zur weiteren Leistungssteigerung. Darüber hinaus ergeben sich hier vielfältige Möglichkeiten neuer menschlicher Kontakte ebenso wie der Kontrolle der eigenen Leistung in der sportlichen Konkurrenz.

Während in der klinischen Behandlung die parallel laufenden Anwendungen von physiotherapeutischen Behandlungstechniken vor allem auf ein maximales Krafttraining und auf die systematische Schulung von Bewegungsabläufen zur Bewältigung der Handhabungen des täglichen Lebens abzielen, dient die Sporttherapie insbesondere der Verbesserung von Ausdauer, Geschicklichkeit und Koordination. Ein wichtiger Begleiteffekt der Sporttherapie ist in der sich dabei ergebenden Einübung in Gruppenaktivitäten und in partnerschaftliches Verhalten sowie in der Bewährung in Konkurrenzsituationen zu sehen.

In Abhängigkeit vom Ausmaß der jeweiligen Lähmung gibt es für die einzelnen Sportdisziplinen Leistungsgrenzen, die zur Vermeidung von körperlichen Schäden berücksichtigt werden müssen. Für eine individuelle Leistungsbeurteilung, für einen korrekten Leistungsvergleich und zur Ermöglichung eines fairen Wettkampfes ist daher eine

„Klasseneinteilung" notwendig. Das bedeutet, daß jeweils diejenigen behinderten Sportler, die nach Ausmaß und Schwere ihrer Lähmung übereinstimmenden körperlichen Bedingungen unterworfen sind, in einer „Schadensklasse" zusammengefaßt werden.

Die Klassifizierung, d. h. die Zuteilung zu einer bestimmten Schadensklasse, wird anhand der Ergebnisse sorgfältiger neurologischer Untersuchungen durch Fachleute vorgenommen. Die „Klassifizierungsrichtlinien" sind in den „Stoke Mandeville-Rules", d. h. in den vom Internationalen Stoke Mandeville-Komitee herausgegebenen Regeln festgelegt. Diese Regeln werden alljährlich im Rahmen der internationalen Sportwettkämpfe für Querschnittgelähmte in Stoke Mandeville (England) überprüft und gegebenenfalls neu festgelegt.

Die für den Wettkampfsport Behinderter gültigen Regeln werden als Ausführungsempfehlungen und als wertvolle Bemessungsgrundlagen in entsprechender Weise auch im klinischen Sport angewandt.

Im Rahmen des klinischen Sportes werden folgende Disziplinen und Aktivitäten therapeutisch genutzt und geschult:

– *Rollstuhltraining* zur sicheren und geschickten Rollstuhlhandhabung
  – *gymnastische Übungen im Rollstuhl mit Geräten* zur Anregung des Kreislaufs und zur besseren Rollstuhlgewöhnung
– *Tischtennis* zur Schulung der Sitzbalance
– *Bogenschießen* zur Kräftigung und Stabilisierung des Schultergürtels
– *Schwimmen* zur Kräftigung der Muskulatur oberhalb der Läsion bei Patienten mit Paraplegie im oberen Brustmarkbereich oder bei Tetraplegie zur Verbesserung der Atmungs- und Kreislauffunktionen
– *Konditionstraining* zur allgemeinen Leistungssteigerung durch Verbesserung der Sauerstoffausnutzung und Kreislaufstabilisierung
– *Mattentraining* zur Verbesserung der Geschicklichkeit in den Gebrauchsbewegungen wie Drehen, Aufsetzen, Übersetzen, Vierfüßlerstand, Ein- und Aussteigen in und aus dem Rollstuhl u. a. m.
– *Leichtathletik* zur Schulung der Kombination von Kraft, Koordination und Balance bei Speer- und Diskuswurf, beim Kugelstoßen und beim Rollstuhlschnellfahren.

Bis auf das Konditionstraining, die gymnastischen Übungen im Rollstuhl mit Geräten und die Leichtathletikdisziplinen werden alle aufgeführten Sportarten sowohl vom Patienten mit Paraplegie als auch mit Tetraplegie ausgeübt. Patienten mit inkompletten Lähmungsbildern werden in alle Maßnahmen einbezogen, wobei die im Vergleich zum Behinderten mit kompletter Querschnittlähmung eventuell vorhandenen besseren Leistungsmöglichkeiten sorgfältig analysiert und genutzt werden müssen. So wird sich etwa die Ausgangsstellung beim Tischtennis oder beim Bogenschießen in Abhängigkeit von der jeweils erreichten Belastungsfähigkeit, Geschicklichkeit und Sicherheit allmählich verändern. Durch zunehmende Verkleinerung der Unterstützungsfläche (Rollstuhl – Hocker – Stand) wird ein höherer Schwierigkeitsgrad und ein verstärkter therapeutischer Effekt erzielt. Im Wettkampf allerdings werden alle Sportarten ausschließlich vom Rollstuhl aus ausgeübt.

4.1. Sportplan

Dem Aufbau der Sporttherapie muß, unter Berücksichtigung der vorher genannten Voraussetzungen, eine klare Konzeption zugrunde gelegt werden. Zu ihrer Verwirklichung wird zu Beginn der Therapiemaßnahmen ein *Sportplan* erstellt, wobei die jeweilige Belastbarkeit der Wirbelsäule für die Durchführung des Sportplanes bestimmend ist. Da bis zur 16. Woche nach Eintritt der Querschnittlähmung Flexion und Rotation nur in beschränktem Bewegungsausmaß gestattet, nach der 16. Woche dagegen auch intensiviert erlaubt sind, ergibt sich *folgende Zeiteinteilung:*

Patienten mit *Paraplegie* vom Tage der vollen Rollstuhlbelastung bis zum Ende der 15. Woche:

Rollstuhltraining
Gymnastische Übungen mit Geräten
Tischtennis
Bogenschießen.

Patienten mit *Paraplegie* nach Ende der 15. Woche:
Zusätzlich Konditionstraining
Schwimmen
Mattentraining
Leichtathletik.

Patienten mit *Tetraplegie* vom Tage der vollen Rollstuhlbelastung bis zum Ende der 18. Woche (d. h. unter anderem bis zur Abnahme der steifen Krawatte):
Rollstuhltraining
Tischtennis.

Patienten mit *Tetraplegie* ab 18. Woche:
Zusätzlich Bogenschießen
Schwimmen.

Um die Sportdisziplinen therapeutisch sinnvoll einsetzen zu können, muß der Physiotherapeut mit den gegebenen anatomischen, physiologischen und pathophysiologischen Verhältnissen ebenso vertraut sein wie mit den in den einzelnen Sportdisziplinen liegenden therapeutischen Möglichkeiten.

Für die Durchführung des klinischen Sportes in einer Gruppe von acht bis zehn Querschnittgelähmten sind im allgemeinen drei Therapeuten notwendig. Ihnen obliegen die entsprechenden Vorbereitungen der Therapie, das Erklären und Korrigieren und die Durchführung der eventuell notwendigen Hilfeleistungen – Anlegen von Hilfsmitteln, Unterstützung von noch nicht ausreichend beherrschten Bewegungsabläufen, z. B. bei Patienten mit Tetraplegie, Hilfestellung bei auftretenden Kreislaufregulationsstörungen u. a. m.

4.2. Rollstuhltraining

4.2.1. Rollstuhltraining bei Paraplegie

Die Fähigkeit im Umgang mit dem Rollstuhl und die bestmögliche Beherrschung dieses Hilfsmittels ist mitentscheidend für den Erfolg oder Mißerfolg der Rehabilitation. Der Rollstuhl ist für den Querschnittgelähmten **nicht** ein „Krankenfahrzeug", sondern das universelle Fortbewegungsmittel, das ihm die Eingliederung in Familie, Gesellschaft und Beruf ermöglicht.

Im Rahmen des klinischen Sportes steht das Rollstuhltraining daher zunächst an erster Stelle. Die sichere und geschickte Handhabung des Rollstuhls stellt die Voraussetzung für die Unabhängigkeit von fremder Hilfe bei der Fortbewegung dar. Aus diesem Grunde wird ein umfassendes und konsequentes Rollstuhltraining zugleich mit dem ganztägigen Therapieprogramm begonnen.

Die im nachfolgenden Text beschriebenen Trainingsschritte werden von dem Therapeuten überwacht. Er entscheidet, wann das Rollstuhltraining, der Lähmungshöhe entsprechend, abgeschlossen werden kann (s. Anhang III).

Die im Rahmen des Rollstuhltrainings zu erlernenden Techniken sind

- Geschwindigkeitsunabhängiges Fahren auf ebenem Boden
- Slalomfahren
- Auf- und Abwärtsfahren auf der Schräge
- Kippen im Rollstuhl
- Bordstein Auf- und Abwärtsfahren
- Überwinden mehrerer Stufen auf- und abwärts
- Einsteigen in und Aussteigen aus dem Rollstuhl (zum Boden und zurück)
- Fahren auf unebenem Gelände und am Hang – Zeitfahren.

4.2.1.1. Geschwindigkeitsunabhängiges Fahren auf ebenem Boden

Um mit dem Rollstuhl vertraut zu werden, ist das „Fahren als solches" ohne Ziel und ohne Begrenzung auf möglichst großer Fläche wichtig: Dabei lernt der Patient z. B., seine Armbewegungen zunehmend kräftesparend einzusetzen. Das Anfahren und das Abbremsen, das Wenden, das Rückwärtsfahren muß bei unterschiedlichem Tempo und bei Begegnung mit Hindernissen ausprobiert und „erfahren" werden.

4.2.1.2. Slalomfahren

Beim Slalomfahren wird das Drehen auf engstem Raum erlernt, indem der Rollstuhl zwischen aufgestellten Markierungen, etwa Übungskeulen, Blechbüchsen oder Ähnlichem, in Schlangenlinien vorwärts und rückwärts hindurchbewegt wird, ohne diese Hindernisse zu berühren. Die Abstände der Keulen werden mit zunehmender Sicherheit und Geschicklichkeit allmählich verkleinert.

4.2.1.3. Auf- und Abwärtsfahren auf der Schräge (Abb. 53 a u. b)

Beim Aufwärtsfahren auf der Schräge verlagert der Paraplegiker seinen Oberkörper weit nach vorne und zieht die Hinterräder nach, indem er die Greifreifen am höchsten Punkt faßt und sie nach vorne zieht.

Das Abwärtsfahren wird durch dosiertes Bremsen kontrolliert. Zur Vermeidung von Stürzen aus dem Rollstuhl nach vorne muß auf bestmögliche Rücklage des Oberkörpers gegen die Rückenlehne geachtet werden.

4.2.1.4. Kippen im Rollstuhl

Voraussetzung für das Kippen im Rollstuhl ist die sichere Sitzbalance. Die Technik des Abhebens der Vorderräder vom Boden und des gleichzeitigen Rückwärtskippens in das Gleichgewicht auf den Hinterrädern stellt eine schwierige Übungsaufgabe dar. Dazu faßt der Patient mit beiden Händen fest um die Greifreifen, nimmt mit ihnen einen kleinen Schwung nach hinten und zieht sie sofort mit einem kräftigen Ruck nach vorne. Wenn dies gelungen ist, muß in der Kippstellung das Gleichgewicht gefunden werden.

Das Kippen wird zunächst unter Absicherung in den „Römischen Ringen" geübt. (Abb. 54 a u. b).

Um die Griffe des Rollstuhls werden zwei Seile gebunden, die an den Ringen so locker fixiert werden, daß der Patient ohne Behinderung in ihnen kippen kann, aber dennoch so straff, daß der Rollstuhl nach hinten abgefangen wird, wenn er das Gleichgewicht verliert. Diese Auffangvorrichtung ist eine praktische Absicherung in der Lernphase, zugleich aber auch eine psychologische Hilfe für den noch unsicheren Patienten.

Das Kippen ohne Sicherung an den Ringen wird anschließend im Beisein eines Therapeuten geübt. Wenn die Technik sicher be-

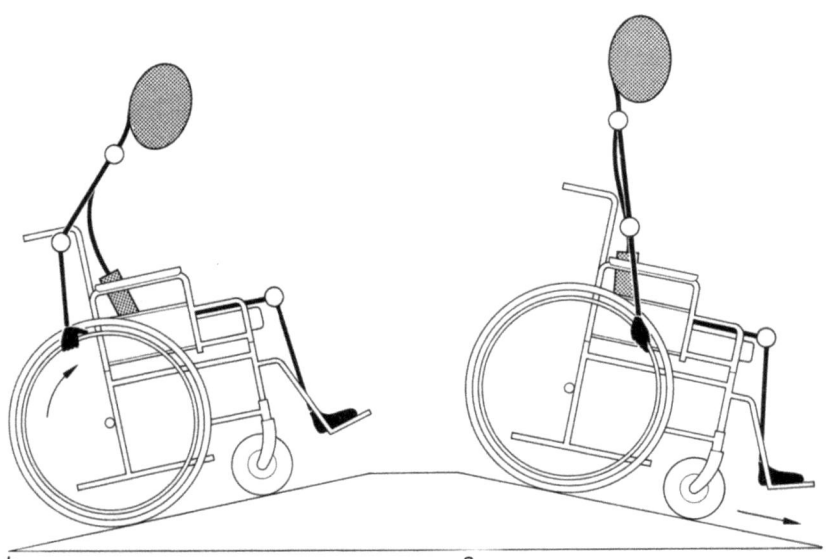

Abb. 53. a Schräge abwärtsfahren unter Rücklage des Oberkörpers, Gleiten der Greifreifen durch die Hände. **b** Schräge aufwärtsfahren mit Vorlage des Oberkörpers

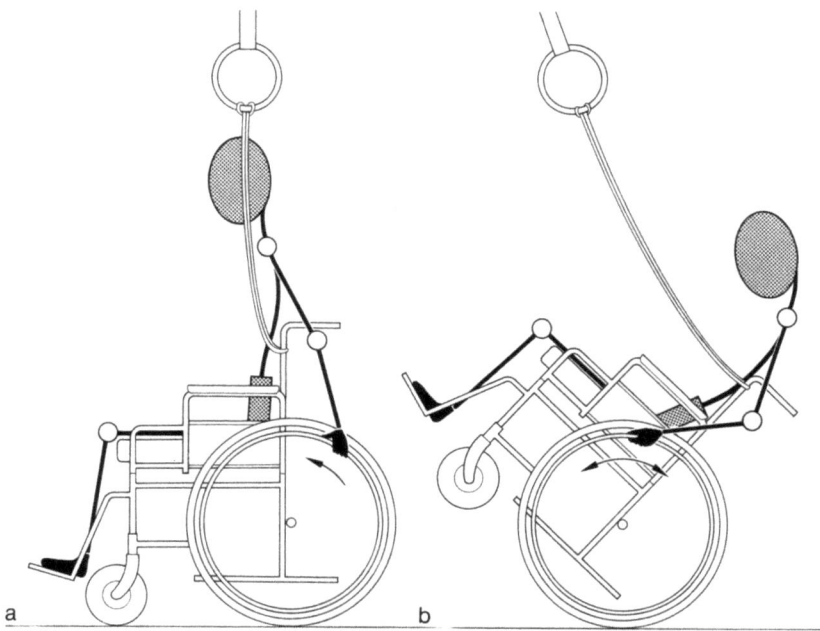

Abb. 54 a u. b. Üben des „Kippens" im Rollstuhl an „Römischen Ringen". **a** Ausgangsstellung zum Kippen. **b** In gekippter Stellung durch Vor- und Rückwärtsbewegung der Greifreifen das Gleichgewicht suchen bzw. finden

herrscht wird, übt der Patient alleine: vor- und rückwärts in gekippter Stellung fahren, auf der Stelle drehen, Slalom fahren, Fahren an der Schräge.

4.2.1.5. Bordstein Auf- und Abwärtsfahren (Abb. 55 a u. b)

Die Fähigkeit zum selbständigen Überwinden einer Stufe, also etwa eines Bordsteins, ist ein wichtiger Schritt zur erweiterten Unabhängigkeit des Paraplegikers im öffentlichen Leben.
Der Patient fährt dazu im gekippten Rollstuhl an den Bordstein heran und setzt die Vorderräder auf dem Bordstein ab. Er beugt den Oberkörper nach vorne und zieht die Hinterräder nach, indem er die Greifreifen von weit hinten unten faßt und sie mit einem kräftigen Ruck nach vorne zieht.
Um den Bordstein herunter zu fahren, muß der Rollstuhl ebenfalls gekippt sein, da sonst die Fußrasten zuerst aufschlagen würden und der Patient in Gefahr geriete, aus dem Rollstuhl zu stürzen. Er fährt mit den Hinterrädern vorsichtig bis an den Bordstein heran und läßt diese im Augenblick des Überfahrens über die Bordsteinkante gleiten.

4.2.1.6. Überwinden mehrerer Stufen: Auf- und Abwärtsfahren (Abb. 56)

Um mehrere Stufen *rückwärts aufwärts zu fahren*, benötigt der Paraplegiker eine oder zwei Hilfspersonen, wobei eine an den Griffen der Rückenlehne, die andere eventuell an den Halterungen der Fußrasten anfaßt. Der Rollstuhl wird so in gekippter Stellung die Treppe rückwärts hochgezogen. Der Paraplegiker unterstützt die Aufwärtsbewegung durch Ziehen an den Greifreifen und gibt das Kommando.
Um auf den Hinterrädern, also mit angekippten Vorderrädern, mehrere Stufen *vorwärts abwärts zu fahren*, ist nur eine ausreichend kräftige Hilfsperson notwendig (Abb. 57). Sie faßt mit beiden Händen die Griffe der Rückenlehne, während der Patient mit beiden Händen an den Greifreifen bremst. Die Hilfsperson fängt dabei das Gewicht durch Rückwärtsverlagern des Kör-

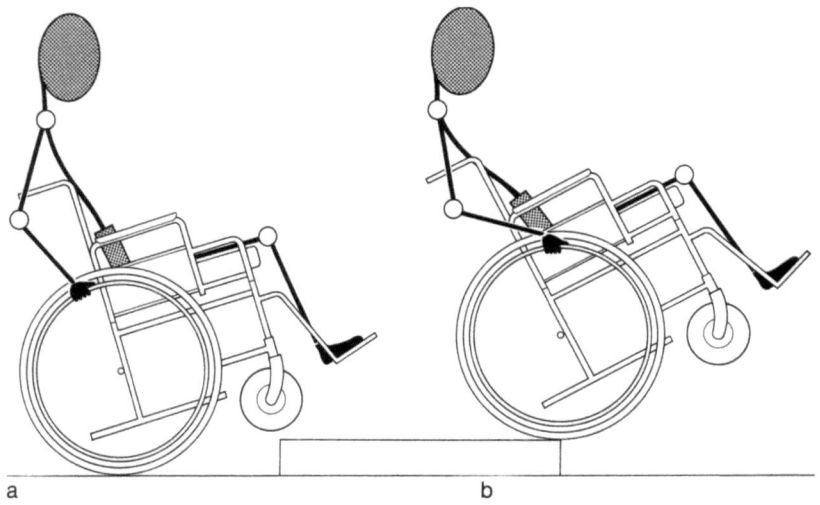

Abb. 55. a Bordstein aufwärtsfahren durch Aufsetzen der Vorderräder auf den Bordstein. **b** Bordstein abwärtsfahren. In gekippter Stellung die Hände durch die Greifreifen gleiten lassen (oder siehe Schräge aufwärts- bzw. abwärtsfahren)

pers ab. Die Treppenstufen werden einzeln mit zwischengeschalteten kurzen Pausen überwunden, wobei der Helfer jeweils ein Bein zwischen die Hinterräder auf die nächstfolgende Stufe stellt.

Bei gutem Trainingszustand kann der Patient lernen, *eine Treppe mit breiten Stufen bis zu vier Stufen gekippt alleine vorwärts herunterzufahren* (Abb. 58). Bei einer längeren, normalsteilen Treppe unterliegt er allerdings der Gefahr, wegen der unvermeidlichen Geschwindigkeitszunahme die Kontrolle über den Rollstuhl zu verlieren.

Um in *gekippter Stellung im Rollstuhl rückwärts mehrere Stufen herunterzufahren*, ist eine Hilfsperson nötig, die von hinten Druck

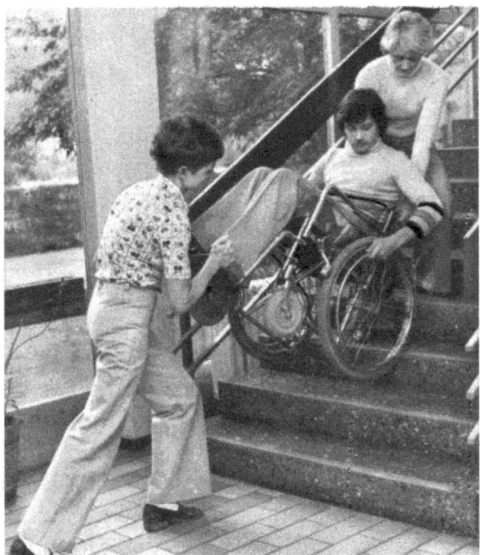

Abb. 56. Mehrere Stufen rückwärts Aufwärtsfahren mit zwei Hilfspersonen

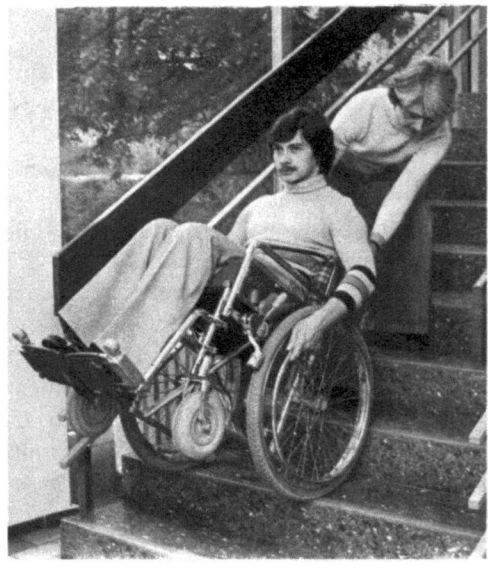

Abb. 57. Mehrere Stufen vorwärts Abwärtsfahren mit einer Hilfsperson

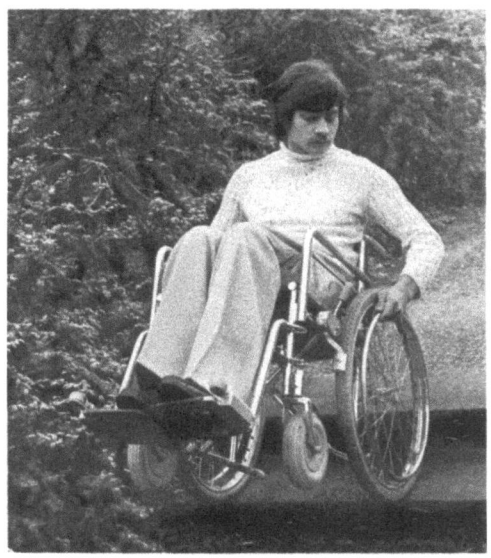

Abb. 58. Mehrere Stufen alleine vorwärts Abwärtsfahren ohne Geländer

an den Griffen der Rückenlehne ausübt, während der Patient an den Greifreifen bremst (Abb. 59).
Bei vorhandenem Geländer kann der Patient *allein mehrere Stufen rückwärts herunterfahren*, indem er sich mit einer Hand am Geländer festhält und mit der anderen Hand am Greifreifen bremst. Auch diese Technik kommt nur für gut trainierte Paraplegiker in Frage (Abb. 60 a u. b).

4.2.1.7. Ein- und Aussteigen aus dem Rollstuhl zum Boden und zurück

Beim Aussteigen aus dem Rollstuhl (Abb. 61 a u. b) sind folgende Voraussetzungen zu beachten: Die kleinen Räder zeigen nach vorne, um die Kippgefahr auszuschalten. Der Rollstuhl ist gebremst. Die Schuhe werden zu Beginn wegen des besseren Gleitens auf der Matte ausgezogen, die Fußstützen hochgeklappt und die Beine nach vorne ausgestreckt. **Eine** der Fußstützen wird zur Seite geschwenkt, auf den Bügel der anderen stützt sich der Patient mit einer Hand ab. Die andere Hand greift am Bremshebel oder in Sitzhöhe an. Danach wird der Körper empor und langsam nach vorne gestemmt, anschließend gleitet er langsam zu Boden.

Beim *Einsteigen in den Rollstuhl* (Abb. 62 a u. b) vom Boden aus wird zunächst das Kissen aus dem Rollstuhl genommen und zur Verkleinerung des Abstandes Rollstuhl/Sitzfläche unter das Gesäß gelegt. Der Patient setzt sich mit dem Rücken nahe an den Rollstuhl, mit einer Hand auf dem Bügel der fixierten Fußstütze und mit der anderen am Bremshebel oder in Sitzhöhe angreifend. Unter maximalem Einsatz der Schulter-Armmuskulatur und kräftigem Schwung stemmt er sich hoch und setzt sich in den Rollstuhl zurück. Bei vollständiger Beherrschung dieser Technik braucht das Kissen nicht mehr von der Sitzfläche entfernt zu werden.
Bei fehlender Innervation der Bauchmuskeln muß sich der Patient eventuell während des Hochstemmens zurücklehnen und auf die Höhe der Sitzfläche umgreifen, um sich dann das letzte Stück hochziehen zu können.
Eine weitere Möglichkeit ist *das Einsteigen in den Rollstuhl über den Kniestand* (Abb. 63 a – c). Der Patient kniet frontal zum Rollstuhl, er stützt sich mit der linken Hand am Seitenteil oder der Rückenlehne und mit der rechten Hand auf der Sitzfläche ab. Nach dem Hochstemmen dreht er den

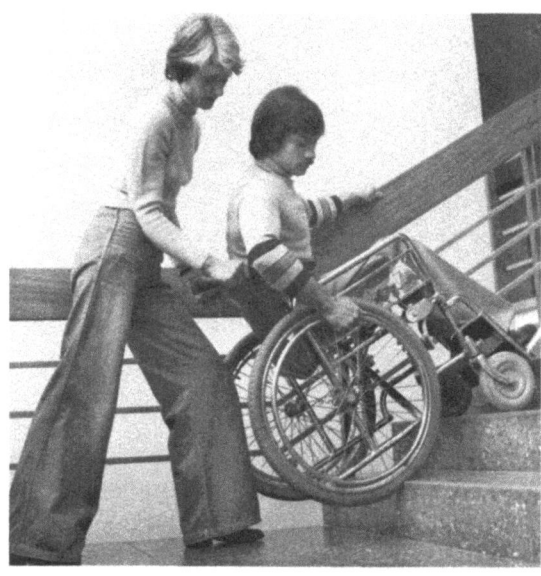

Abb. 59. Mehrere Stufen rückwärts Abwärtsfahren mit einer Hilfsperson

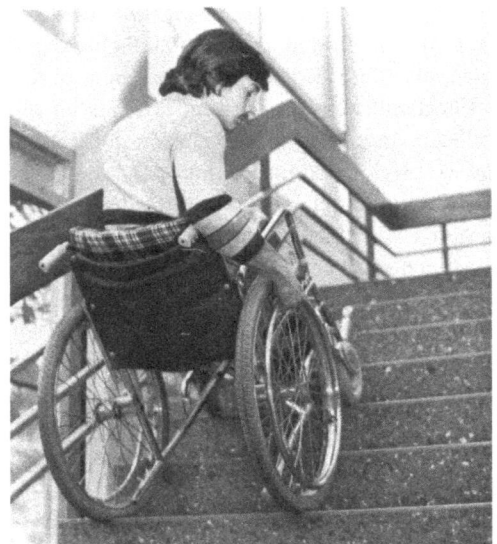

der *nach hinten* kippt, muß er den Kopf einziehen und sich mit einer Hand nach hinten seitlich abstützen. Mit dem andern Arm hält er die Knie fest, damit sie ihm nicht ins Gesicht fallen. Danach läßt er sich kontrolliert nach hinten aus dem Rollstuhl herausrollen (Abb. 64).

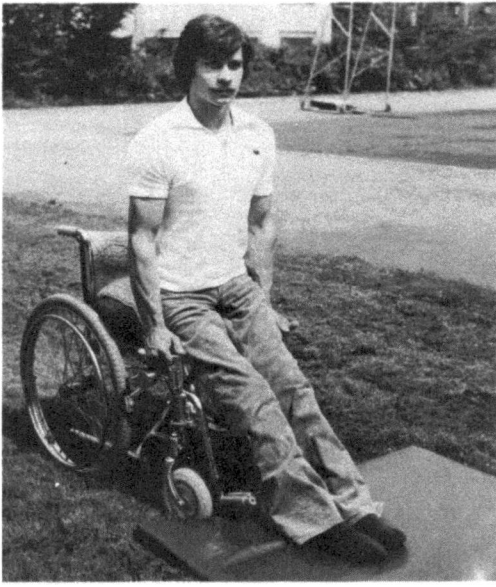

Abb. 60 a u. b. Mehrere Stufen alleine rückwärts Abwärtsfahren

Rumpf um 180° seiner Körperachse und kommt dabei zum Sitzen.

4.2.1.8. „Herausfallen" aus dem Rollstuhl

Im Rahmen des Rollstuhltrainings muß der Querschnittgelähmte auch lernen, wie er sich in Gefahrensituationen zu verhalten hat. Wenn etwa der Rollstuhl über die Hinterrä-

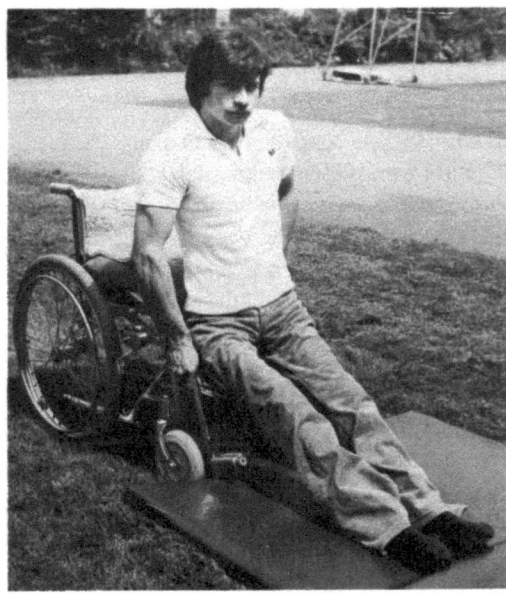

Abb. 61 a u. b. Aussteigen aus dem Rollstuhl

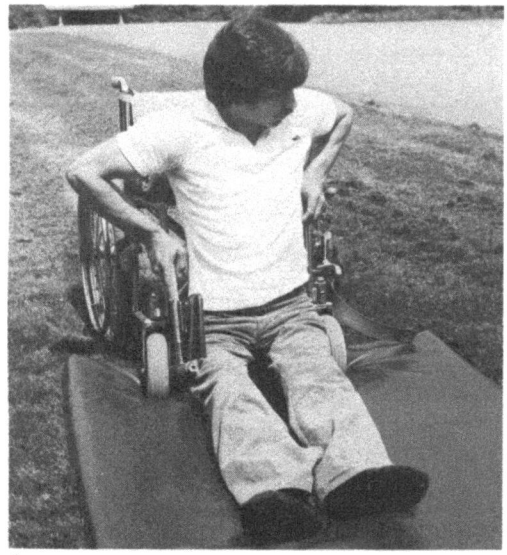

a

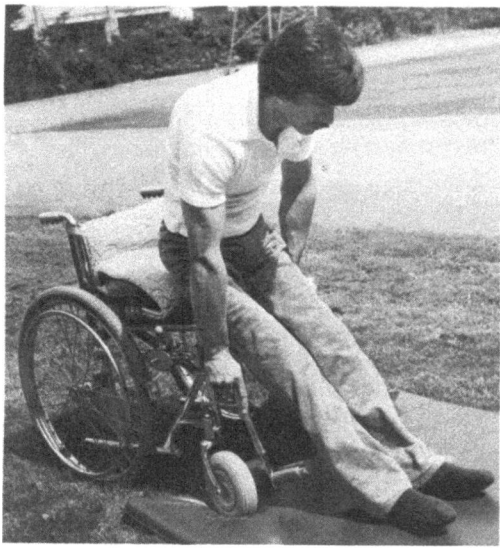

b

Abb. 62 a u. b. Einsteigen in den Rollstuhl

Wenn er *nach vorne* aus dem Rollstuhl fällt (Abb. 65), muß er sich sofort mit den Händen abstützen (Schutz vor Kopf- und Knieverletzungen).

4.2.1.9. Fahren auf unebenem Gelände, am Hang – Zeitfahren

Wenn ausreichende Sicherheit im Umgang mit dem Rollstuhl erzielt ist, muß der Patient lernen, sich auf *unebenem Gelände* sowie bei *unterschiedlichem Gefälle* und unterschiedlicher Bodenbeschaffenheit zu bewähren. Erst damit wird die Geschicklichkeit und Ausdauer im Rollstuhl für Alltagssituationen sichergestellt. Beim Fahren am Hang müssen vor allem Bremstechnik und Gewichtsverlagerung beherrscht werden, um nicht aus dem Rollstuhl herauszufallen (s. 4.2.1.3.).

Da auch die Fähigkeit zum *schnellen* Rollstuhlfahren in vielen Alltagssituationen gefordert wird, hat das *Zeitfahren* auf vorgegebenen Strecken einen wichtigen Trainingseffekt.

4.2.2. Rollstuhltraining bei Tetraplegie

Die sichere Handhabung des Rollstuhles stellt für den Patienten mit Tetraplegie eine entscheidende Voraussetzung für eine weitestmögliche Reintegration dar. Dabei ist zu berücksichtigen, daß der Rollstuhl als die einzige ihm zur Verfügung stehende Möglichkeit der Fortbewegung, bei partieller oder völliger Lähmung der Schultergürtel-Arm-Muskulatur keineswegs von vornherein (wie bei Patienten mit Paraplegie) genutzt werden kann, sondern daß die Voraussetzungen zu seinem Gebrauch erst, oft sehr mühsam, erworben werden müssen.

Die Unterweisung im Umgang mit dem Rollstuhl beginnt am ersten Tag, an dem der Patient erstmals darin sitzen kann, d. h. nach ca. 12–14 Wochen. Er wird von einem Therapeuten begleitet, der ihn in die Technik des Fahrens einweist, ihm die nötigen Hilfestellungen gibt und der ihm zugleich hilft, das anfangs stets vorhandene Gefühl der Hilflosigkeit und Unsicherheit zu überwinden.

4.2.2.1. Funktionelle Voraussetzungen

Um das Fahren in einem mechanischen Rollstuhl erlernen zu können, müssen die folgenden funktionellen Voraussetzungen gegeben sein:
– ausreichende Sitzbalance
– schmerzfreie Gelenkbeweglichkeit in den oberen Extremitäten

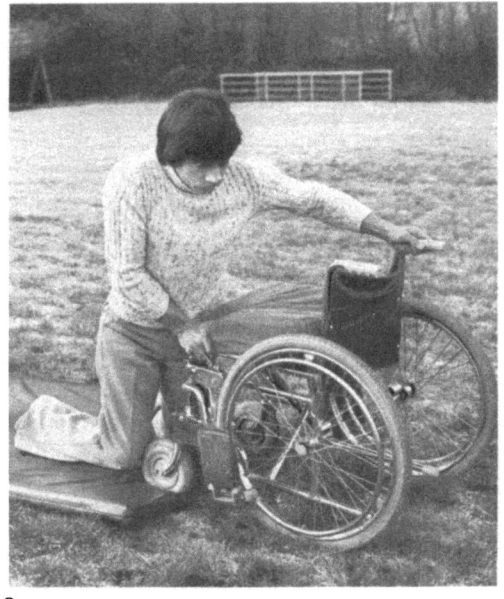
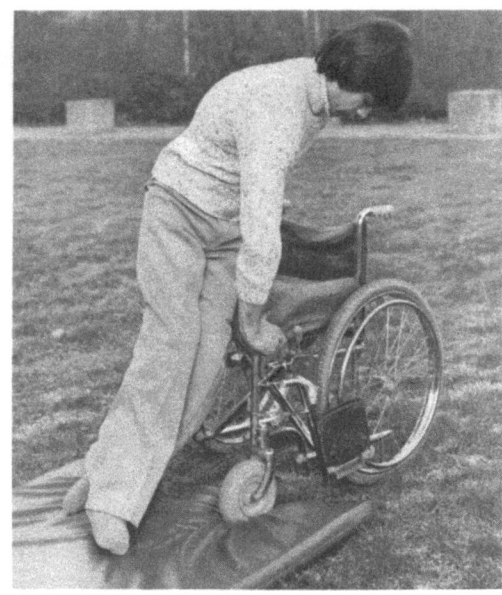
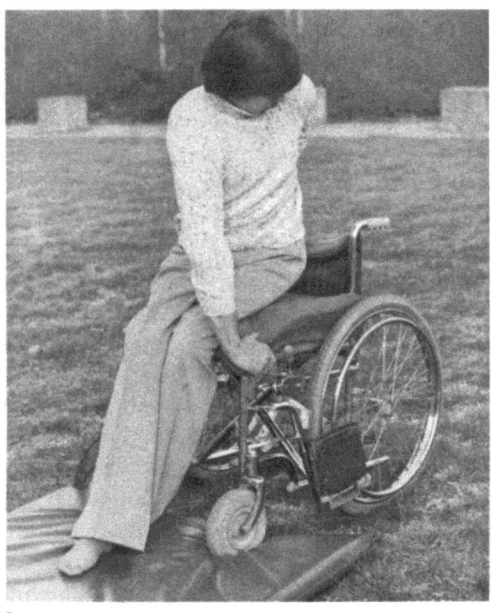

Abb. 63 a–c. Einsteigen in den Rollstuhl aus dem Kniestand

– ein Funktionswert des M. biceps brachii von mindestens 4, d. h. also eine Lähmung unterhalb C 4/5 und tiefer.

4.2.2.2. Hilfsmittelversorgung
Rollstuhl

Patienten mit Lähmung unterhalb C 4/5 und tiefer werden mit einem mechanischen Rollstuhl versorgt, bei dessen Auswahl die jeweiligen individuellen Verhältnisse (Körpermaße, Ausmaß der Lähmung, Spastizität u.s.w.) sorgfältig zu berücksichtigen sind (s. auch 7.4.3.) *Patienten mit einer Läsion unterhalb C 4 und höher* führen kein Training mit dem mechanischen Rollstuhl durch, da sie nicht über die funktionellen Voraussetzungen zu seiner

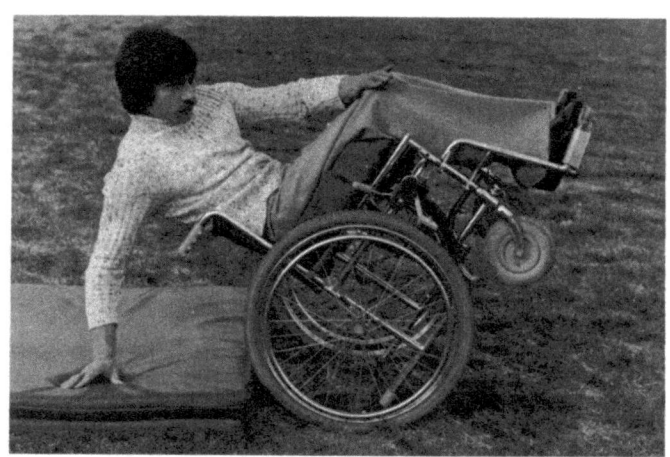

Abb. 64. Nach hinten aus dem Rollstuhl herausfallen

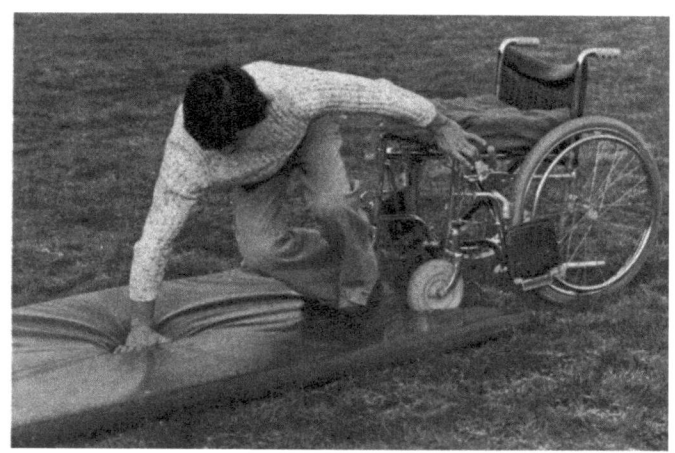

Abb. 65. Nach vorne aus dem Rollstuhl herausfallen

Bedienung verfügen. Diese Patienten fahren einen Elektrorollstuhl (s. 7.4.3.), mit dessen technischer Handhabung sie durch sorgfältige Einweisung und entsprechendes Üben vertraut gemacht werden müssen.

Rollstuhlhandschuhe (Abb. 66 a u. b)
Sie sind erforderlich
- zum Schutz der Hände (infolge des Sensibilitätsverlustes in den Händen [C6–8!] besteht die Gefahr von Verletzungen und Druckschäden der Haut)
- zur besseren Haftung der Hände auf dem Reifen
- für Geländefahrten, damit die Hände nicht schmutzig und rissig werden.

Aus den beiden letztgenannten Gründen werden auch Patienten mit erhaltener Sensibilität in den Händen mit Rollstuhlhandschuhen versorgt.

Verlängerte Rückenlehne (provisorisch, ohne Fixierung eingelegt) (s. 7.4.3.)
Eine derartige, den Rücken höher abstützende Versorgung erweist sich besonders bei sehr großwüchsigen Patienten anfangs, d. h. solange die Sitzbalance noch nicht ausreichend beherrscht wird, als erforderlich. Sie wird mit zunehmender Sicherheit im Sitzen, in der Regel nach wenigen Wochen, allmählich verkürzt und kann schließlich entfallen.

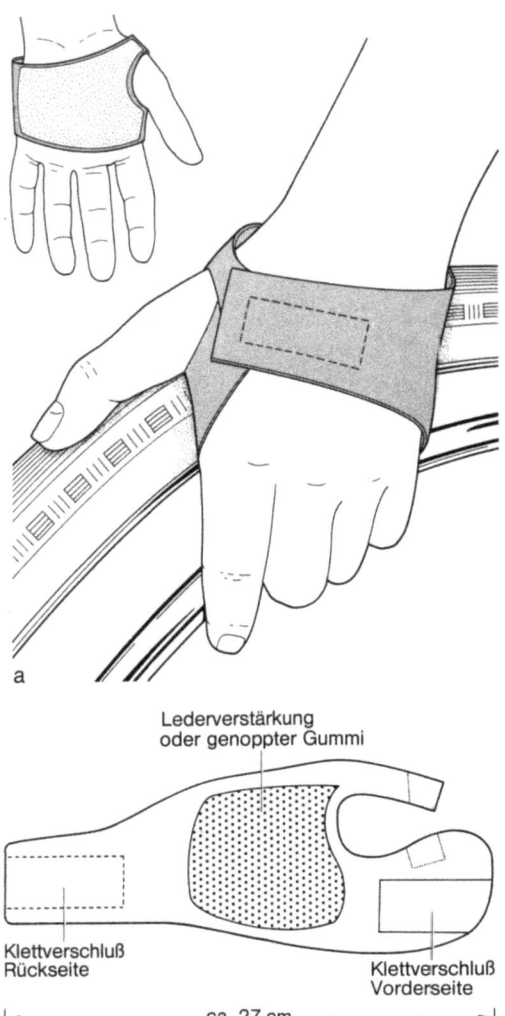

Abb. 66 a u. b. Rollstuhlfahren bei Patienten mit Tetraplegie ohne aktive Fingerfunktion mit Hilfe eines „Rollstuhlhandschuhes"

Fixationsgurt (s. 3.5.1.2.)
Der Fixationsgurt dient zur Absicherung vor Stürzen und vor dem Herausrutschen aus dem Rollstuhl, bis eine ausreichende Sitzbalance erreicht ist.

Verlängerte Bremshebel
Sie sind erforderlich für den Tetraplegiker, der sich zum Schließen der Bremsen nicht ausreichend weit im Rollstuhl nach vorne beugen kann; ebenso wichtig sind sie zum Abstützen und Entlasten des Körpers und zum Kurvenfahren (s. Abb. 74).

Höhenverstellbare Seitenteile
Diese dienen dem Auflegen der Unterarme und damit der anfänglichen Entlastung der Schultergelenke, insbesondere bei hoher Läsion. Sie tragen zur Vermeidung von Tendinitiden und Schulterschmerzen bei, gleichzeitig bewirken sie eine Absicherung der Sitzhaltung.

Greifnoppen
Über die Notwendigkeit einer derartigen Versorgung wird individuell entschieden. Angesichts der sich durch die Noppen ergebenden Nachteile (Behinderung beim Nachgreifen) sollte man sich nur im Einzelfall hierzu entschließen. Bei eingeschränkter Außenrotation der Schultern oder bei fehlender Funktion des M. extensor carpi radialis können Greifnoppen manchmal sinnvoll sein.

4.2.2.3. Training

Das Training erfolgt, wenn möglich, in der Gruppe, wobei das Verhältnis Therapeut–Patient 1:1 sein sollte. Das Trainingsprogramm wird zu Beginn der Spätphase allmählich gesteigert. Erst nach der 18. Woche, d. h. nach Abnahme der steifen Krawatte, kann das volle Bewegungsausmaß der HWS genutzt werden. In den nachfolgend dargestellten Übungen wird von einer Läsionshöhe unterhalb C 5/6 ausgegangen (s. Anhang III).

4.2.2.4. Vorwärtsfahren (Abb. 67 a u. b)

Dabei wird der Rollstuhl unter Einsatz des M. biceps brachii, der Außenrotatoren und des M. deltoideus über die großen Hinterräder vorwärtsgetrieben.

4.2.2.5. Bremsen links und rechts öffnen, schließen (Abb. 68 a u. b)

Der Patient lernt, sich auf einer Seite unter Einsatz des M. extensor carpi radialis oder des gebeugten Ellenbogens hinter dem Griff des Rollstuhls einzuhaken und festzuhalten, damit er nicht, wenn er mit dem anderen

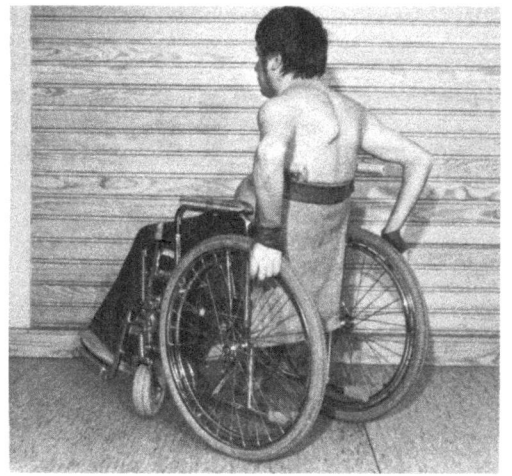

4.2.2.8. Gesäß abheben – entlasten

Der Patient muß ständig daran erinnert werden, zur Dekubitusprophylaxe regelmäßig, d. h. etwa alle 15–20 min für ausreichende Entlastung des Gesäßes Sorge zu tragen.

Wenn der *M. triceps brachii ausreichend innerviert* ist, kann mit seiner Hilfe das Gesäß durch Hochstützen auf die Räder oder Seitenlehnen entlastet werden.

Für das Entlasten *ohne Einsatz des M. triceps* bieten sich mehrere Techniken an, Voraussetzung sind freie Beweglichkeit in den

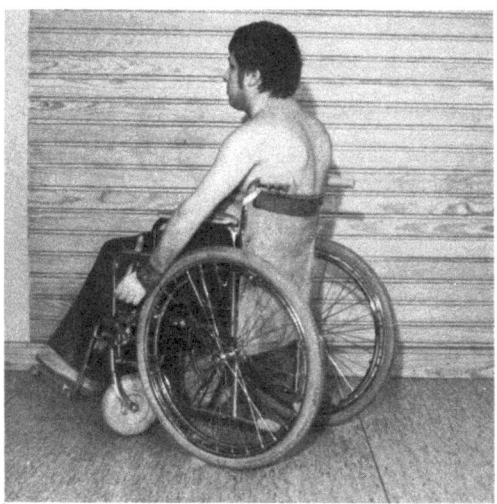

Abb. 67 a u. b. Vorwärtsfahren

Arm die Bremse bedient, das Gleichgewicht nach vorne verliert.

4.2.2.6. Vorwärts und rückwärts drehen mit Hilfe der Bremsen (rechts und links)

(Abb. 69 a u. b)
Eine Bremse ist geschlossen, mit dem anderen Rad wird gedreht.

4.2.2.7. Drehen mit beiden Armen

Ein Rad wird vorwärts, das andere rückwärts gedreht. Entsprechend erfolgt *das Drehen auf engem Raum nach beiden Seiten*.

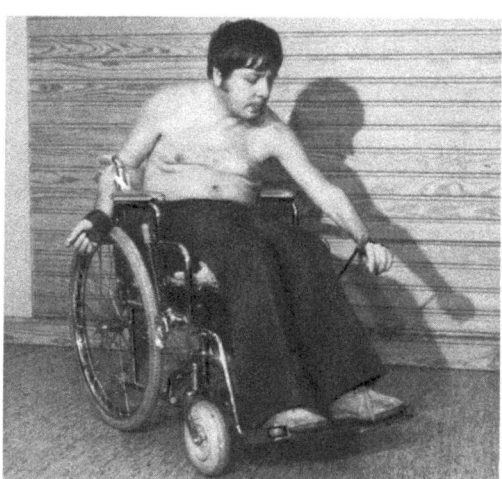

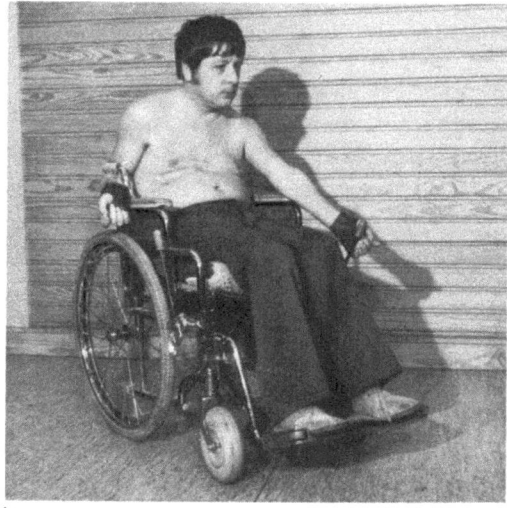

Abb. 68 a u. b. Bremsen öffnen und schließen

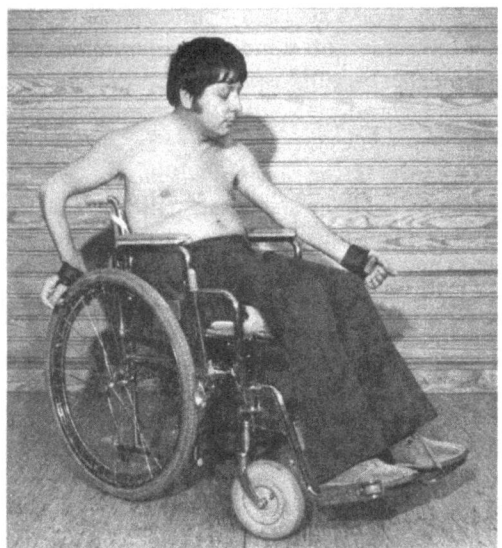

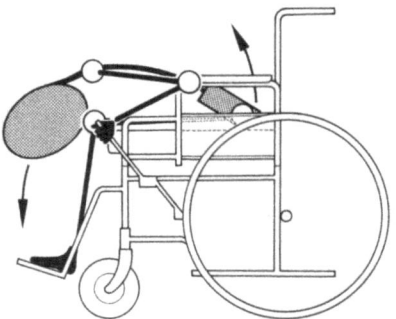

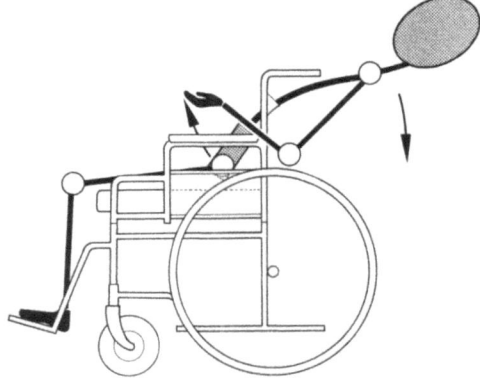

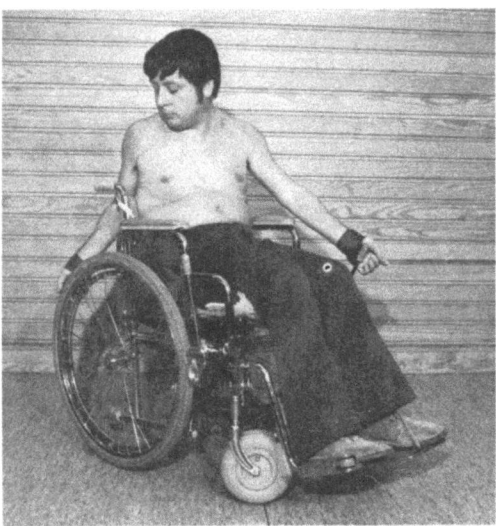

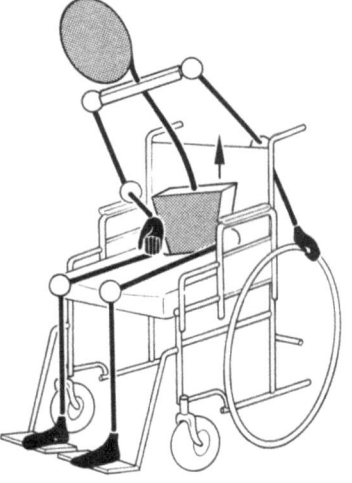

Abb. 69 a u. b. Drehen mit Hilfe der Bremsen. **a** Vorwärts. **b** Rückwärts

Schultergelenken und gute passive Blockierbarkeit in den Ellenbogengelenken.
- Der Oberkörper wird weit nach vorne gebeugt, dadurch wird das Gesäß angehoben. Das Körpergewicht wird bei gebeugtem oder gestrecktem Arm auf den geschlossenen Bremsen abgestützt, um so ein Herausfallen aus dem Rollstuhl zu vermeiden. Zur besseren Stabilität des Roll-

Abb. 70 a–c. Entlasten des Gesäßes im Rollstuhl. **a** Durch maximale Vorlage des Oberkörpers. **b** Durch Hinauslehnen des Oberkörpers über die Rückenlehne. **c** Durch seitliches Hinauslehnen

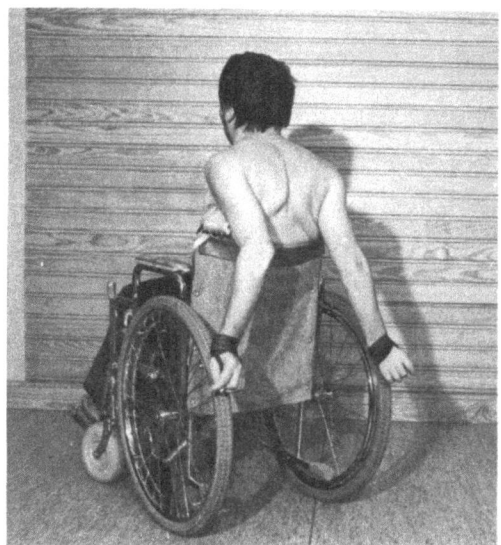

Abb. 71. Rückwärtsfahren

stuhles müssen die kleinen Räder nach vorne stehen (Abb. 70 a).
- Ist der Patient besonders dekubitusgefährdet, lehnt er sich zur Entlastung der Sitzfläche weit über die Rückenlehne nach hinten (Abb. 70 b).
- Alle Patienten, die die Ellenbogen nicht blockieren können, lehnen sich seitlich über die Seitenteile und haken sich auf der jeweils gegenüberliegenden Seite mit der Rückhand am Rollstuhlgriff ein oder stützen sich auf dem Reifen ab (Abb. 70 c). Wenn der M. extensor carpi radialis nicht funktionstüchtig ist, halten sie sich entsprechend mit Hilfe des Unterarms unter Anspannung des M. biceps und des M. brachioradialis am Rollstuhlgriff fest.

4.2.2.9. Geradeaus rückwärts fahren

- *Mit beiden Armen.* Beide Handballen werden hinter der Rückenlehne auf die Reifen aufgesetzt. Die Schultergelenke sind dabei außenrotiert und die Ellenbogen gebeugt. Durch Einsatz der Schultergürtelmuskulatur, insbesondere der Außenrotatoren, und durch gleichzeitigen Druck auf die Handballen werden die Ellenbogen gestreckt, und der Patient fährt rückwärts (Abb. 71).

- *Mit einem Arm.* Diese Technik ist wichtig beim Rückwärtsdrehen, zum Öffnen und Schließen von Türen und zum Transport von auf dem Schoß gehaltenen Gegenständen in engen Räumen. (*Erst nach Entfernen der Krawatte üben!*)

4.2.2.10. Bedienung von Schaltknöpfen (Lichtschalter, Aufzüge etc.)

- *Mit blockiertem Ellenbogen* (Abb. 72 a). Der Arm ist gestreckt. Mit dem Handballen wird der Schaltknopf gedrückt. Dieses Verfahren ist die einfachste Möglichkeit, da hierbei die jeweilige Stellung des Rollstuhles ohne wesentliche Bedeutung ist.
- *Wenn der Arm in Abduktion nicht über 90° gehoben werden kann* (Abb. 72 b), muß sich der Patient auf der gegenüberliegenden Seite hinauslehnen, um bei gestrecktem Arm den Schaltknopf mit dem Handballen zu erreichen.
- *Mit gebeugtem Ellenbogen* (Abb. 72 c) (z. B. bei Kontrakturen im Schultergelenk). Diese Technik erweist sich als schwieriger, da der Rollstuhl hierfür in eine genau festgelegte Stellung nahe an die Wand herangefahren werden muß. Wenn sich der Schaltknopf in entsprechend ungünstiger Position befindet, beispielsweise in einer Nische oder einem Türrahmen, muß der Patient rückwärts an diesen heranfahren, um ihn zu betätigen.

4.2.2.11. Fahren auf unebenem Gelände

Das Fahren im Freien ist wichtig, damit der Patient lernt, Unebenheiten innerhalb und außerhalb der Wohnung zu überwinden (Teppiche, Schwellen u. a. m.).

4.2.2.12. Einsetzen und Herausnehmen von Seitenteilen (Abb. 73)

Für das Übersetzen vom und in den Rollstuhl muß der Tetraplegiker selbst die Seitenteile abnehmen können. Dies geschieht durch Einsetzen der aktiven Funktionshand und mit Hilfe des M. biceps brachii.

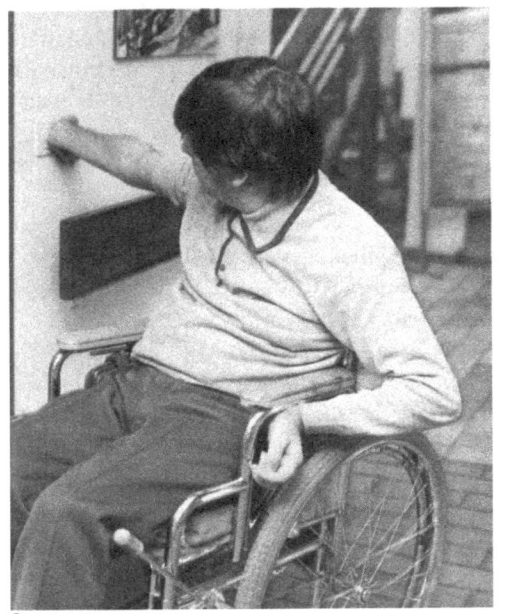
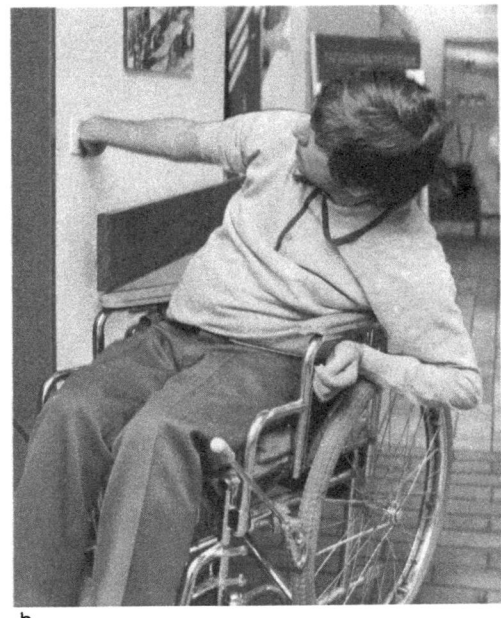
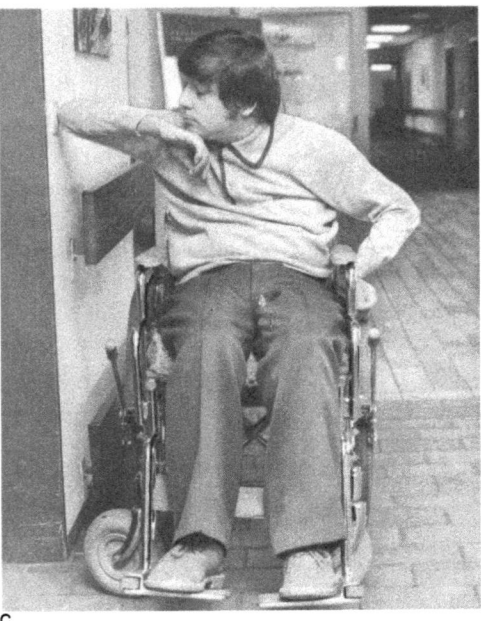

Abb. 72 a–c. Lichtschalter/Aufzug bedienen

4.2.2.13. Bremshebel einsetzen und abnehmen (Abb. 74)

Hierzu ergreift der Tetraplegiker mit der „Fingergabel" unter den Gummistöpsel des Bremshebels und zieht diesen heraus.

4.2.2.14. Aufrichten aus der Hüftbeugung (Abb. 75 a u. b)

Der Tetraplegiker muß in der Lage sein, den Körper aus der Vorlage wieder in die aufrechte Sitzhaltung zu verbringen. Dies kann geschehen durch

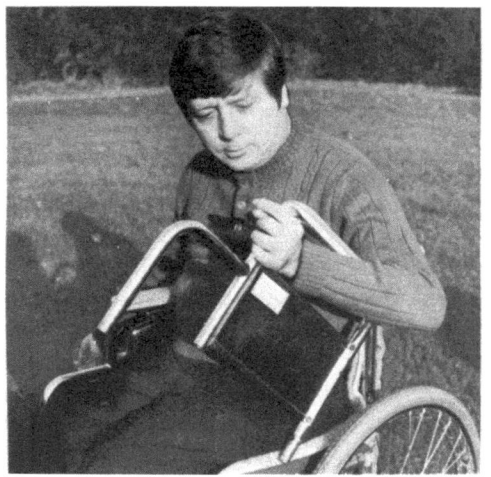

Abb. 73. Seitenlehne herausnehmen/einsetzen

4.2.2.15. Fahren auf leichtem Gefälle
(s. auch 4.2.1.3.)

– *Durch Bremsen kontrolliertes Abwärtsfahren*

Der Patient mit Tetraplegie muß erhebliche psychologische Barrieren, insbesondere eine verständliche Unsicherheit und Ängstlichkeit überwinden, um auf Gefälle – und sei es auch noch so geringfügig – abwärts zu fahren.

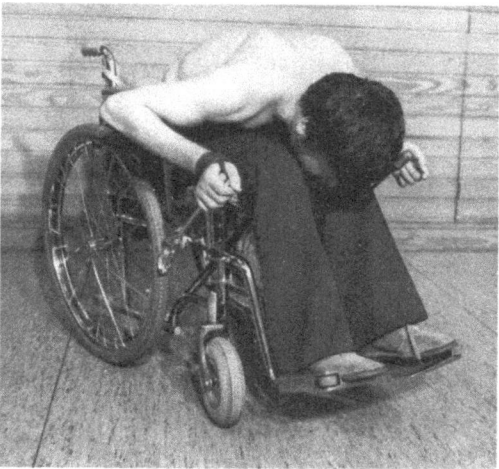

a

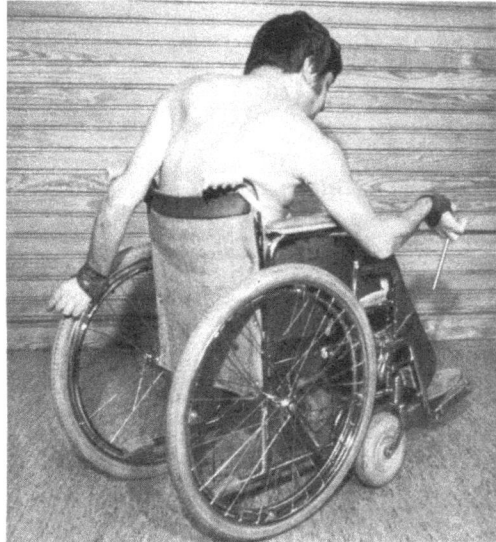

Abb. 74. Bremshebel herausnehmen/einsetzen

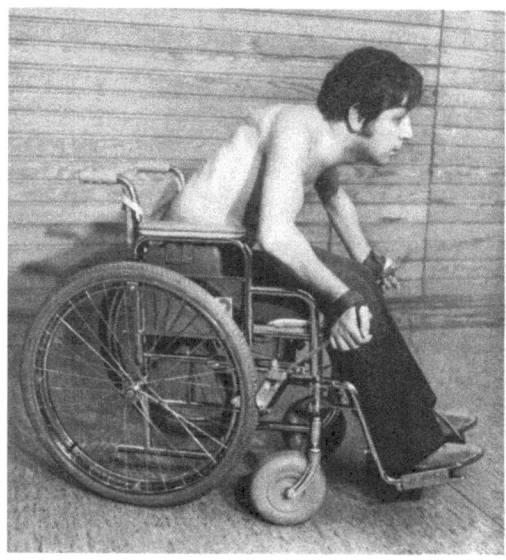

– Wegdrücken von den Bremshebeln über blockierte Ellenbogen und unter Einsatz des M. serratus anterior oder
– Wegdrücken über einen Arm am Bremshebel und gleichzeitiges Einhaken des anderen Armes hinter den Griff des Rollstuhles. Der Patient zieht sich mit Schwung (von Kopf und Schulter) und unter gleichzeitigem Einsatz des M. biceps am Rollstuhlgriff nach hinten.

b

Abb. 75 a u. b. Aufrichten aus Hüftbeugung

erst durchgeführt, wenn ein ausreichendes Training des Schultergürtels stattgefunden hat. Die Technik hierfür entspricht der des Vorwärtsfahrens (s. 4.2.2.4.).

4.2.2.16. Öffnen und Schließen von Türen

Öffnen und Schließen einer Tür erfordern vom Patienten mit Tetraplegie die Beherrschung eines aufwendigen und gut koordinierten Bewegungsablaufes. In den Abbildungen sind die verschiedenen Stufen beim Öffnen (Abb. 76 a u. b) und beim Schließen (Abb. 77 a u. b) einer Tür (die allein beim Verlassen eines Zimmers notwendig sind) dargestellt.

4.2.2.17. Verlagerung des Körpergewichtes im Rollstuhl

Wenn der Patient mit Tetraplegie selbständig in den Rollstuhl übersetzen kann, befindet er sich meist noch in einer Sitzposition, die korrigiert werden muß. Dazu sind kleine Bewegungen des Gesäßes nach vorne, nach hinten oder zur Seite notwendig:

Nach vorne

Der Patient lehnt sich mit dem Oberkörper weit nach hinten über die Rückenlehne hinaus. Er nimmt dabei viel Schwung mit dem Kopf und läßt so seinen Körper im Rollstuhl nach vorne rutschen. Selbstverständlich können diese Übungen erst nach Abnahme der Krawatte erfolgen. Diese Technik wird nicht von jedem Patienten angewandt, weil dabei Schmerzen in der Halswirbelsäule entstehen können oder der Schwung nicht ausreicht (s. Abb. 70 b).

Alternativmöglichkeiten: Die Hände werden hinter den Rücken geschoben, das Becken wird mit Hilfe des M. extensor carpi radialis unter Einsatz der gegen die Rollstuhllehne drückenden Hände nach vorne bewegt.

Nach hinten

Die Rückwärtsbewegung erfolgt unter Vorlage des Oberkörpers durch wechselseitiges Wegdrücken von den Bremshebeln (s. Abb. 75 a).

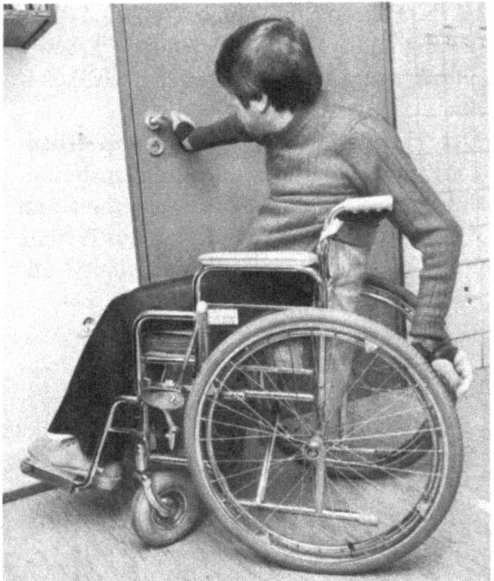
a

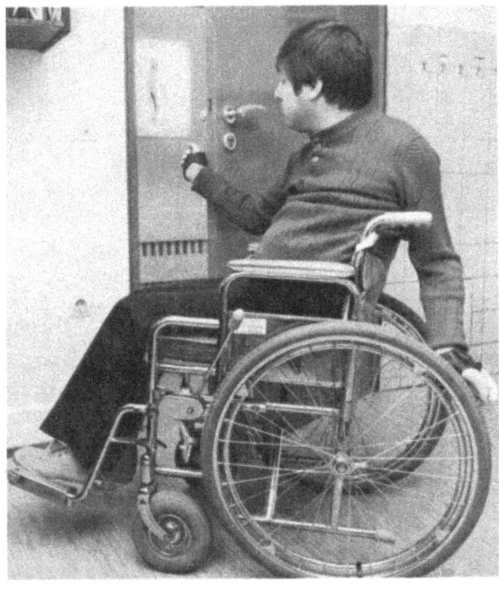
b
Abb. 76 a u. b. Türe zu sich hin öffnen

– *Aufwärtsfahren*

Eine Steigung von mehr als 5° ist für einen Patienten mit Tetraplegie in der Regel nicht zu bewältigen. Für Steigungen bis zu 5° bedarf es eines guten Trainingszustandes und des Einsatzes aller vorhandenen Leistungsreserven. Diese Übungen werden

4.3. Gymnastische Übungen im Rollstuhl mit Geräten

Zur Verbesserung der Sitzbalance und der Geschicklichkeit vom Rollstuhl aus, aber auch zur Gewöhnung an den Rollstuhl, werden in Gruppen spielerische Übungen mit Keulen, Bällen, Gewichten und Stäben durchgeführt. Diese sportliche Betätigung, die sich auch im Freien bewährt hat, ist besonders zu Beginn der Spätphase sehr geeignet, dem Patienten mehr Sicherheit im Rollstuhl zu vermitteln. Diese Gruppenübungen sind sowohl für Paraplegiker als auch für Tetraplegiker durchführbar.

4.4. Mattentraining

Sobald der Patient mit Paraplegie (oder Tetraplegie unterhalb C7/8) in der Lage ist, die Gebrauchsbewegungen (wie selbständiges Drehen auf die Seite, Aufsitzen, Übersetzen, Entlasten im Rollstuhl, Verlagerung des Gesäßes seitwärts, nach vorne und nach hinten) auszuführen, werden seine Fertigkeiten auf der Matte mit verstärkter Intensität im Rahmen der Gruppenarbeit geübt. Durch schrittweises ständiges Wiederholen der einzelnen Techniken werden Ausdauer, Geschicklichkeit und Beweglichkeit gefördert. Die Ergebnisse dieser Gruppenarbeit sind z. B. mitentscheidend für die Geschwindigkeit und technische Perfektion, mit der die Patienten später die tägliche Routine des Aufstehens, Zubettgehens und der Körperpflege absolvieren können.

4.5. Tischtennis

4.5.1. Tischtennis bei Paraplegie

Für den Patienten mit Paraplegie stellt das Tischtennisspiel schon in den ersten Wochen des ganztägigen Trainings einen Teil des regelmäßigen Übungsprogrammes dar.
Im Rahmen dieses Trainings werden insbesondere geschult

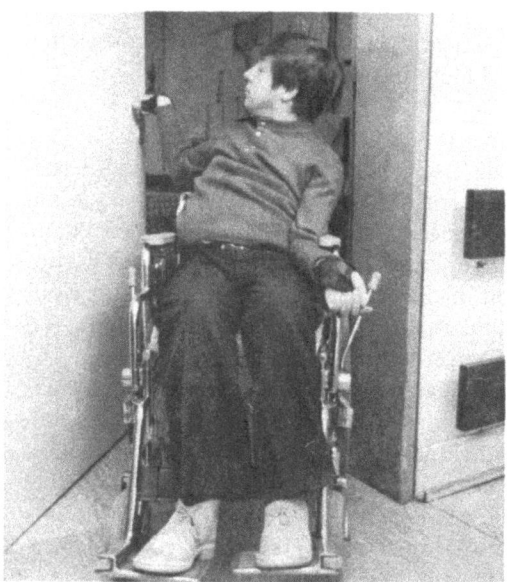

a

b
Abb. 77 a u. b. Türe zu sich hin schließen

- die Sitzbalance
- die Funktionen der innervierten Rumpf-, Schultergürtel- und Armmuskulatur
- Koordination, Konzentration und Reaktionsvermögen
- die Stehbalance bei Läsionen ab unterhalb Th 10

– die Funktionen der geschädigten oder teilinnervierten Muskulatur bei inkompletten Lähmungen.

4.5.1.1. Ausrüstung

Die Tischtennisplatte entspricht den internationalen Maßen. Es ist wichtig, daß sie mit dem Rollstuhl unterfahren werden kann. Füße und Fußstützen dürfen dabei den Boden nicht berühren. Ein Sitzkissen im Rollstuhl ist bis zu einer maximalen Höhe von 10 cm erlaubt.

Die Wahl des Schlägers muß, dem jeweiligen Stand der Spieltechnik entsprechend, individuell gehandhabt werden. Zunächst wird mit hartem Schläger gespielt, da bei diesem der Ball leichter abprallt. Mit Verbesserung der Technik kann der Schläger zunehmend weicher gewählt werden.

Der an den Rollstuhl gebundene Patient kann die Bälle selbst mit einem „Ballaufheber" aufsammeln (Abb. 78): An der Innenseite einer leeren Konservendose, deren aufgeschnittener Boden gitterartig mit Gummiband bespannt ist, wird ein 70 cm langer Holzstab befestigt. Die am Boden liegenden Bälle werden von unten her durch Aufsetzen der Konservendose durch das Gummibandgitter gedrückt und können dann ohne Schwierigkeiten herausgenommen werden.

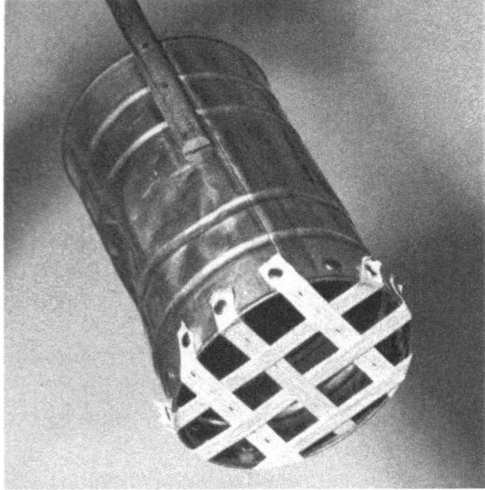

Abb. 78. Ballaufheber

4.5.1.2. Aufbau des Trainings

Besitzt der Patient keine Kenntnisse im Tischtennisspiel, muß der Therapeut ihn „einspielen", d. h. ihn mit den Grundbegriffen des Spieles (Schlägerhaltung, Spieltechniken, Ballangabe, Spielregeln) theoretisch und praktisch vertraut machen (Stoke Mandeville-Regeln). So muß der Patient z. B. wissen, daß er die Hände nicht auf der Platte aufstützen darf.

Der Therapeut bestimmt durch sein Zuspiel den Ablauf des Übungsprogramms, z. B.
– kurze oder langgespielte Bälle
– Rückhand- oder Vorhandspiel
– Spiel mit offener oder geschlossener Bremse des Rollstuhls.

In Abhängigkeit von den jeweiligen Erfordernissen des Trainingsprogramms wird der Abstand zur Platte variiert.

4.5.1.3. Ausgangsstellung

Der Spieler sitzt anfangs nahe und frontal zur Platte, möglichst vor deren Mitte, um so nach beiden Seiten über den größtmöglichen Aktionsradius zu verfügen. Die Bremsen sind festgestellt. Da der Patient zu diesem Zeitpunkt in der Regel noch nicht über vollständige Sitzbalance verfügt, vermag er aus dieser Position am besten auf alle zugespielten Bälle zu reagieren. Nach Erreichen einer sicheren Sitzbalance kann er mit offener linker Bremse spielen: die rechte Bremse bleibt festgestellt, die linke Hand hält den Greifreifen. Bei dieser Ausgangsstellung hat der Patient die Möglichkeit, seinen Aktionsradius durch halbkreisförmiges Vor- und Rückwärtsbewegen des Rollstuhls nach beiden Seiten hin zu vergrößern.

4.5.1.4. Steigerung der Trainingsanforderungen

Anfangs wird, unabhängig von der Läsionshöhe, ausschließlich aus dem Rollstuhl gespielt.

Patienten mit Läsionen unterhalb Th 1 bis einschließlich unterhalb Th 9, bei denen die Bauchmuskeln nicht oder nur in ihren oberen Anteilen innerviert sind, spielen wegen des Fehlens dieser Muskelfunktionen auf

Dauer ausschließlich aus dem Rollstuhl. Bei sicherer Sitzbalance kann mit abgelegten Seitenteilen und offenen Bremsen gespielt werden.

Patienten mit Läsionen Th 11 bis unterhalb L2 einschließlich, d. h. mit funktionell einsetzbarer Bauch- und Rückenmuskulatur, verfügen über eine stabile Sitzbalance. Diese Patienten lernen als Vorbereitung zum Spiel aus dem Stand zunächst vom Hocker aus zu spielen. Wenn sie im Rahmen des übrigen Übungsprogrammes mit Gehapparaten an Unterarmstützen zu gehen vermögen, werden sie auch in der Lage sein, das Tischtennisspiel aus dem Stand zu erlernen. Dabei wird die Oberschenkelvorderseite an die Platte gelehnt, um eine ausreichende Stabilisierung zu gewährleisten. Zu Beginn des Trainings steht aus Sicherheitsgründen immer ein Therapeut hinter dem Spieler.

Patienten mit Läsionen unterhalb L 3/4, bei denen der M. quadriceps einen Mindestwert von 3/4 aufweist, ist das Spielen mit offener Schweizer-Sperre möglich.

Patienten mit Läsionen unterhalb L 4, bei denen die ausgefallene Funktion der Fußheber gegebenenfalls nur durch eine Peroneusfeder unterstützt werden muß, spielen im freien Stand.

Im Wettkampf wird, unabhängig von der Läsionshöhe, gemäß den Stoke Mandeville-Regeln immer aus dem Rollstuhl gespielt. Die Freude an der wiedergewonnenen motorischen Leistungsfähigkeit und an den erzielten guten Resultaten führt nicht selten dazu, daß der Paraplegiker zu einem späteren Zeitpunkt das Tischtennisspiel im Rahmen eines Vereins fortsetzt. Derartige Bemühungen sollten nachhaltig unterstützt werden.

4.5.2. Tischtennis bei Tetraplegie

Der Patient mit Tetraplegie wird, ebenso wie der Paraplegiker, mit Beginn der Spätphase, d. h. im allgemeinen nach der 18. Woche, in das Tischtennisspiel eingewiesen.
Im Rahmen des Trainings werden insbesondere geschult:
- die Sitzbalance
- die Funktionen der innervierten Schultergürtel- und Armmuskulatur
- Koordination, Konzentration und Reaktionsvermögen
- Entwicklung und Gebrauch von Trickbewegungen.

4.5.2.1. Ausrüstung

Hier gilt das für den Paraplegiker (s. 4.5.1.1.) Gesagte. Die Wahl des Schlägers muß, der jeweiligen Lähmung und dem Stand der Spieltechnik entsprechend, individuell gehandhabt werden. Zunächst wird mit hartem

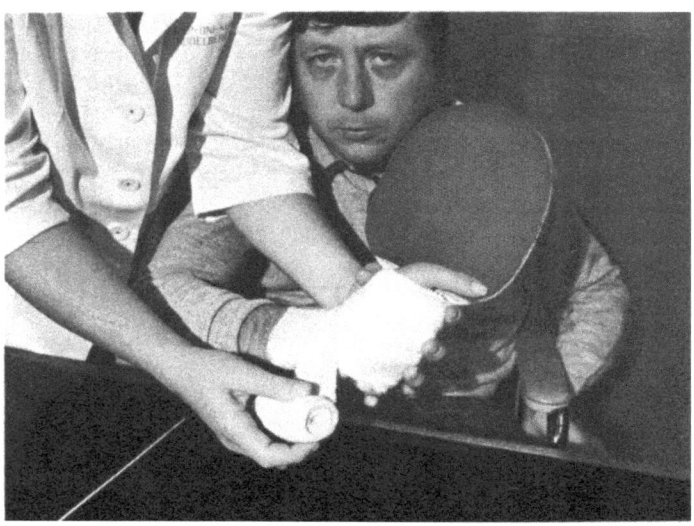

Abb. 79. Fixierung Tennisschläger/Hand

Schläger gespielt, da der Ball leichter abprallt. Im übrigen ist der Halsmarkverletzte zur Ausübung dieser Disziplin des klinischen Sportes zusätzlich auf die *Benutzung spezieller Hilfsmittel* angewiesen:
- Der Schlägergriff wird mit Schaumstoff umwickelt, da es sonst infolge der fehlenden Sensibilität in der Handinnenfläche zum Auftreten von Druckstellen kommen könnte.
- In Abhängigkeit vom Ausmaß der Lähmungen in der Handgelenks- und Fingermuskulatur wird der Schläger mit Hilfe einer elastischen Binde in der Hand fixiert (Abb. 79).
- Bei Ausfall des M. extensor carpi radialis ist zusätzlich eine Manschette zur Stabilisierung des Handgelenkes erforderlich.
- Bei guter Fingerfunktion wird auf *Hilfsmittel* verzichtet.
- In der Anfangsphase des Trainings wird der Patient, der zu diesem Zeitpunkt in der Regel noch nicht über eine ausreichende Sitzbalance verfügt, mit Hilfe eines Gurtes locker im Rollstuhl gehalten.
- Zur Erleichterung des Aufhebens und Ablegens der Tischtennisbälle sollte auf einen kleinen Hocker neben dem Patienten ein

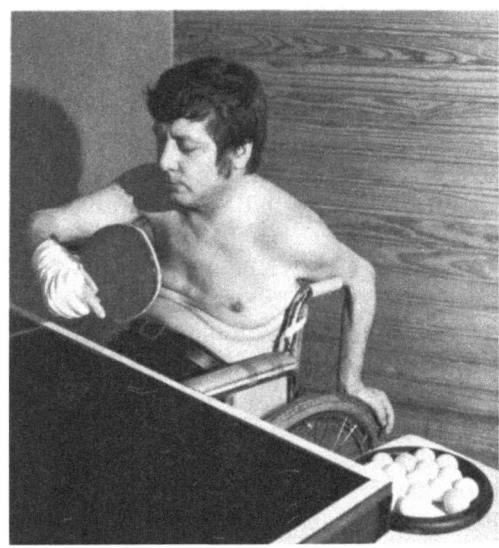

Abb. 81. Ausgangsstellung

Eisenring gelegt werden, in dem die Bälle für den Patienten greifbar liegen (Abb. 80).

4.5.2.2. Aufbau des Trainings
(s. auch 4.5.1.2.)

Ausgangsstellung
Der Patient sitzt bei kurzgespielten Bällen, beim Rückhandspiel und bei unsicherer Ballangabe nahe und frontal zur Platte. Beide Bremsen sind geschlossen (Abb. 81).
Der Abstand zur Platte kann zugunsten eines größeren Aktionsradius für technisch fortgeschrittene Patienten und für solche mit tieferen Halskmarkläsionen bei langgespielten Bällen, beim Vorhandspiel und bei einer geöffneten Bremse vergrößert werden.
Bei Patienten, die mit Hilfe der Außenrotatoren und des M. triceps brachii mit der Rückhand spielen, steht der Rollstuhl schräg zur Rückhandseite oder Platte, d. h. mit leichter Linkswendung.

Trainingsverfahren
Bei allen Patienten werden die ersten Übungsstunden als Einzelspiel mit dem Therapeuten durchgeführt. Auf diese Weise ist

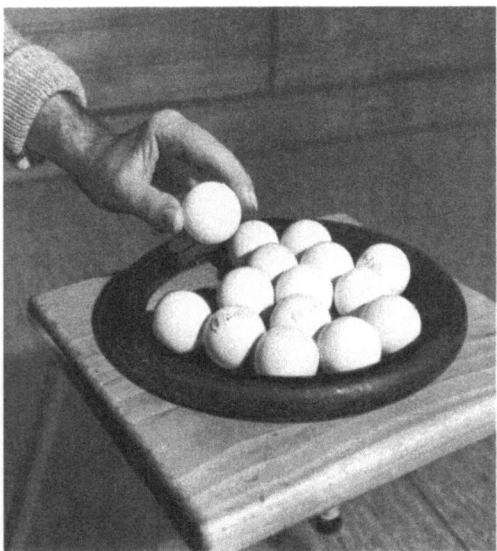

Abb. 80. Ring für Tischtennisbälle. Greifen des Balles durch Einsetzen der aktiven Funktionshand

das Erlernen der Techniken am besten gewährleistet. Zu Beginn des Trainings steht das intensive Rückhandspiel. Erst wenn dieses ausreichend beherrscht wird, treten, in Abhängigkeit von der jeweiligen Läsionshöhe, Vorhandspiel und Ballangabe hinzu.

Das Training beginnt mit einfachsten Übungsformen. Anfangs steht der Therapeut hinter dem Patienten und läßt den Ball auf die Platte fallen. Dadurch werden die ersten Versuche des Rückhandspiels erleichtert. Da beim Vorliegen einer Tetraplegie der Patient meist anfangs nicht ohne fremde Hilfe den Schläger führen kann, werden Schlagarm und Hand vom Therapeuten aktiv geführt bzw. unterstützt. Sobald der Ball ausreichend sicher getroffen wird, wirft der Therapeut dem Patienten den Ball zur Angabe von der gegenüberliegenden Plattenseite aus zu. Zu Beginn des Trainings wird ohne Netz gespielt.

Wahl der Spielhand
Der Rechtshänder wird in der Regel auch rechts spielen wollen, doch muß der jeweilige funktionelle Befund – Muskelstatus – berücksichtigt werden.
– Ist die rechte obere Extremität in den Funktionen zwar schwächer als die linke Seite, aber auftrainierbar, wird aus therapeutischen Gründen rechts gespielt.
– Ist die Funktion der rechten oberen Extremität dagegen schwächer als die der linken Seite und offenbar nicht auftrainierbar, wird links gespielt.

Ballangabe
Hierfür stehen drei Möglichkeiten zur Verfügung, nämlich:
– Der Ball liegt auf der Radialseite des Zeigefingers und der Rückseite des Daumens. Diese Angabetechnik gelingt nur bei guter Funktionshand (Abb. 82 a).
– Der Ball liegt bei Supinationsstellung der Hand im Handteller (Abb. 82 b).
– Der Ball wird zwischen Daumen und Zeigefinger gehalten (Abb. 82 c).

4.5.2.3. Zielsetzung in Abhängigkeit von der jeweiligen Läsionshöhe

Patienten mit Tetraplegie unterhalb C 7/8 (gute Funktion des M. triceps brachii, der Handgelenkstrecker und -beuger, ausreichende Funktion der Fingerstrecker und -beuger): Hilfsmittel werden in aller Regel nicht benötigt – bei unzureichendem Faustschluß wird lediglich der Schlägergriff verstärkt.

Patienten mit Tetraplegie unterhalb C 7 (ausreichende Funktion des M. triceps brachii, gute aktive Funktionshand, die Funktion der Fingerbeuger fehlt): Der Schläger muß in der Hand im „Federhaltergriff" durch Anwickeln befestigt werden. Ballangabe, Vorhand- und Rückhandspiel sind gut möglich. Patienten mit dieser Läsionshöhe sind in der Lage, eine gute Spieltechnik zu entwickeln.

Patienten mit Tetraplegie unterhalb C 6 (keine Funktion des M. triceps brachii und der Fingermuskulatur, volle Innervation des M. extensor carpi radialis): Der Schläger wird in der Hand im Federhaltergriff befestigt. Eine Abstützung des Handgelenkes ist nicht erforderlich. Gezieltes Rückhandspiel ist möglich. Nach intensivem Training kann, in Abhängigkeit von der Geschicklichkeit und dem allgemeinen körperlichen Leistungsstand des Patienten, das Vorhandspiel erlernt werden. Nach entsprechender Übung sind die Voraussetzungen für selbständige Ballangabe gegeben.

Patienten mit Tetraplegie unterhalb C 5/6 (keine Funktion des M. triceps brachii und der Fingermuskulatur, teilweise erhaltene Funktion des M. extensor carpi radialis): Das Spiel ist unter Einsatz der Außenrotatoren und des M. biceps brachii möglich. Das Handgelenk wird zusätzlich durch eine Manschette stabilisiert. Der Schlägergriff wird umwickelt und mit einer Binde in der Hand befestigt. Das Rückhandspiel ist für diese Patienten in kleinem Aktionsradius möglich. Nur wenn die Ballangabe erlernt werden kann, ist das Tischtennisspiel bei dieser Lähmungshöhe sinnvoll.

Bei Läsionen des oberen und mittleren Halsmarks bis einschließlich unterhalb C 4/5 sind

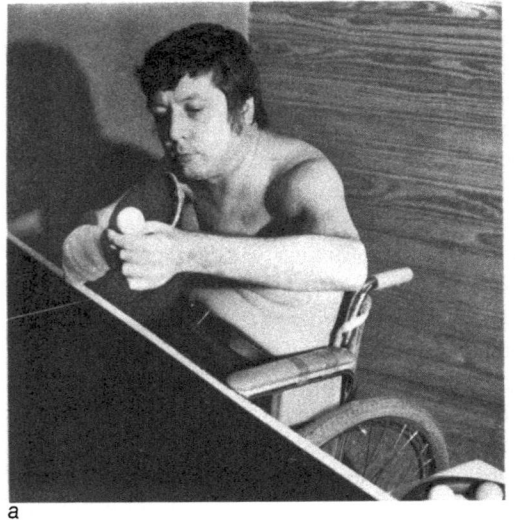
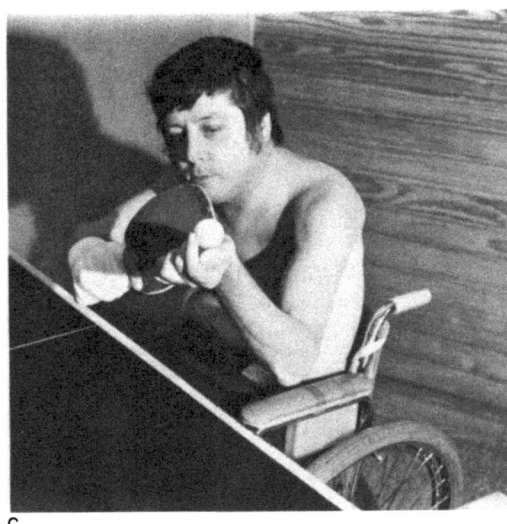
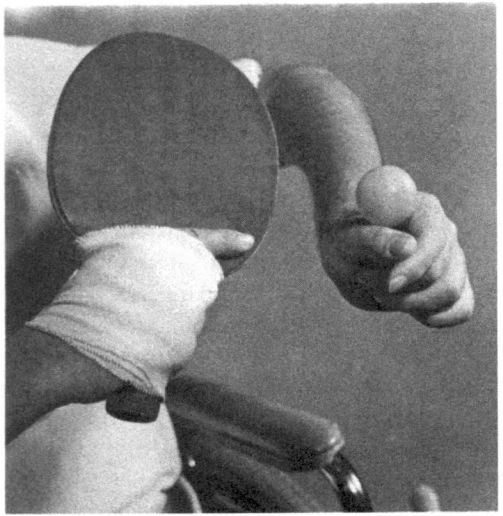
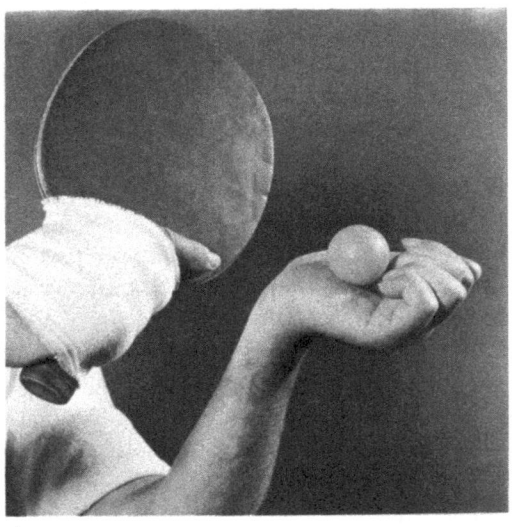

Abb. 82 a–f. Ballangabe

die funktionellen Voraussetzungen zum Tischtennisspiel nicht gegeben. Patienten mit tieferen Halsmarkläsionen dagegen verfügen, gegebenenfalls nach entsprechender Hilfsmittelversorgung, über die Voraussetzungen zum Tischtennisspiel im Rahmen des klinischen Sportes.

4.5.2.4. Abbau der Hilfsmittel
Er erfolgt parallel zum Trainingsverlauf:
– Bei sicherer Sitzbalance wird auf den Gurt verzichtet.
– Bei sicherer Sitzbalance und guter Spieltechnik wird auf der Schlägerseite das Seitenteil des Rollstuhls entfernt.

4.6. Bogenschießen

Das Bogenschießen hat sich für Behinderte im Rollstuhl als eine der beliebtesten und therapeutisch wertvollsten Sportarten bewährt. Im Rahmen des Wettkampfsportes zeigt sich, daß z. B. ein Sportler mit kompletter Paraplegie unterhalb Th 12 (Abb. 83) an-

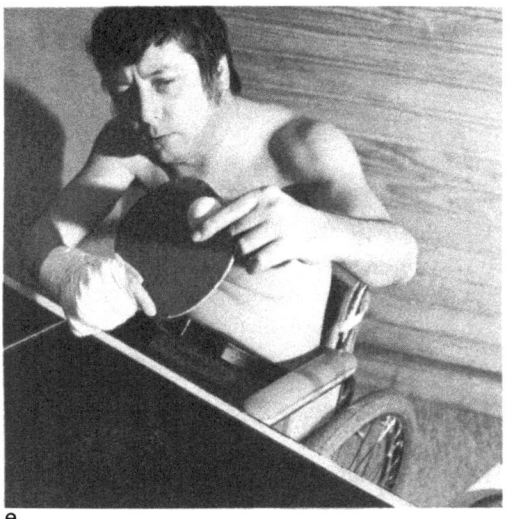

e

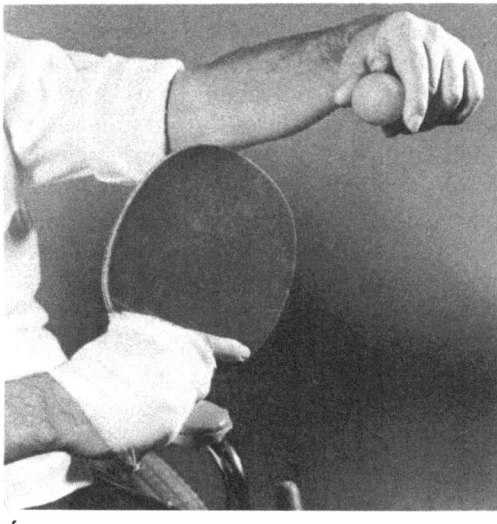

f

nähernd gleichgute Ergebnisse wie ein Nichtgelähmter erzielen kann. Auch Querschnittgelähmte mit kompletter Tetraplegie erreichen erstaunliche Leistungen in dieser Sportart.

4.6.1. Bogenschießen bei Paraplegie

4.6.1.1. Funktionelle Voraussetzungen
Das Erlernen des Bogenschießens beginnt etwa in der 15. Behandlungswoche, sofern die folgenden Bedingungen erfüllt sind:

- vorgeschulte Sitzbalance und
- der Läsionshöhe entsprechend ausreichende Kraft der Schultergürtel-Rumpf-Muskulatur.

4.6.1.2. Therapeutische Ziele
- Verbesserung der Sitzbalance unter bestmöglichem Einsatz der Schultergürtelmuskulatur
- Schulung der statischen Kraft der Schultergürtel- und Rumpfmuskulatur, besonders im Hinblick auf die Gangschule
- Training und Motivation zur späteren Ausübung des Bogenschießens im Rahmen des Freizeitsportes mit dem Ziel der Erhaltung des erreichten körperlichen Leistungsstandes
- Unterstützung der Stehbalance beim Bogenschießen aus dem Stand.

4.6.1.3. Ausrüstung
- Anfänger verwenden einen *Glasfiberbogen mit geringem Zuggewicht* (14 lbs, d. h. ca. 6,3 kg).
- Der *Armschutz* schützt den Unterarm vor Verletzungen durch die anschnellende Sehne beim Lösen des Pfeils.
- Der *Fingerschutz* schützt Zeige-, Mittel- und Ringfinger vor einem Einschneiden der Sehne.
- Der *Köcher* dient zur Ablage der Pfeile.
- Geschossen wird mit *Aluminiumpfeilen*. Die Pfeillänge hängt einerseits von der Bogenstärke, andererseits von der Armlänge des Patienten ab.

4.6.1.4. Aufbau des Trainings
Ausgangsstellung
Der Rollstuhl steht auf der Schußlinie im rechten Winkel zur Pfeillinie. Das Seitenteil auf der Bogenseite wird entfernt.
Die Einweisung in die Technik des Bogenschießens geschieht durch den Therapeuten in gleicher Weise wie bei einem Nichtbehinderten.
In den ersten Übungsstunden wird lediglich das Ausziehen der Sehne ohne Pfeil vor dem Spiegel geübt, um das Gefühl für die korrekte Haltung zu schulen. Das Bogenschießen

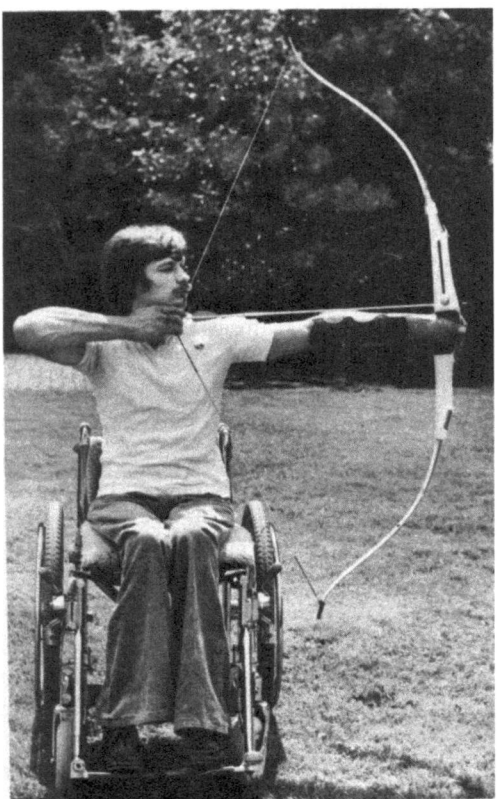

Abb. 83. Bogenschießen Paraplegie unterhalb Th 12

beginnt aus einer Entfernung von 15 m zur Scheibe. Wenn es mehrmals gelingt, sechs Pfeile in einer Serie in unmittelbare Nähe des Scheibenzentrums zu plazieren, wird die Entfernung vergrößert (20 m, 25 m usw.). Mit Zunahme der Kraft und der Ausdauer beim Schießen werden Bögen mit größerem Zuggewicht bis hin zu Turnierbögen von 32–40 lbs benutzt.

4.6.1.5. Zielsetzung in Abhängigkeit von der Höhe der Läsion

Zu Beginn des Trainings wird das Bogenschießen vom Rollstuhl aus durchgeführt.
Patienten mit Paraplegie unterhalb Th 1 bis einschließlich Th 11/12 schießen auf Dauer aus dem Rollstuhl, da sie nicht über durchgehend innervierte Rumpfmuskulatur verfügen.

Patienten mit Paraplegie unterhalb Th 11/12 erlernen das Schießen mit zunehmender Stabilität als Erweiterung des Trainings der Sitzbalance vom Hocker aus.

Paraplegiker, die mit Gehapparaten an Unterarmstützen zu gehen vermögen, stehen beim Schießen mit ihren Stützapparaten am Holzstehbrett, anfangs unter Absicherung durch eine Hilfsperson.

Im Wettkampf schießen alle Querschnittgelähmten aus dem Rollstuhl.

4.6.2. Bogenschießen bei Tetraplegie

Der Bogenschießsport stellt angesichts der aus der Tetraplegie resultierenden erheblichen Einschränkung motorischer Funktionen eine ausgezeichnete Möglichkeit nicht nur zum körperlichen Training, sondern auch zur Wiedererlangung einer gewissen Lebensfreude und zur Selbstbestätigung dar. Kein Tetraplegiker, wenn er die funktionellen Voraussetzungen aufweist, sollte deshalb auf eine derartige Chance verzichten müssen. Es muß allerdings darauf hingewiesen werden, daß zur Erreichung befriedigender Ergebnisse vom Patienten und vom Therapeuten großes Engagement und viel Geduld gefordert werden und daß ein besonders sorgfältiger Aufbau des Trainingsprogramms notwendig ist.

4.6.2.1. Funktionelle Voraussetzungen

Das Erlernen des Bogenschießens beginnt nach der 18. Behandlungswoche, d. h. nach Abnahme der steifen Krawatte, sofern die folgenden Bedingungen erfüllt sind:
– vorgeschulte Sitzbalance
– der Läsionshöhe entsprechend ausreichende Kraft der Schultergürtelmuskulatur
– freie Gelenkbeweglichkeit in der HWS und in den oberen Extremitäten, insbesondere in Schultern und Ellenbogen.

4.6.2.2. Therapeutische Ziele

– Verbesserung der Sitzbalance unter bestmöglichem Einsatz der Schultergürtelmuskulatur

- Schulung der statischen Kraft der Schultergürtelmuskulatur
- Erlernen und Einüben von Trickbewegungen, z. B. Blockieren des Ellenbogens
- Training und Motivation zur späteren Ausübung des Bogenschießens im Rahmen des Freizeitsportes mit dem Ziel der Erhaltung des erreichten körperlichen Leistungsstandes.

4.6.2.3. Ausrüstung

Die Ausrüstung entspricht der für Patienten mit Paraplegie. Wegen des Funktionsverlustes der Muskulatur der oberen Extremitäten benötigt der Patient mit Tetraplegie zusätzlich folgende Hilfsmittel:
Pfeile.
Es werden möglichst leichte Pfeile verwendet, deren Länge sich nach dem Ausziehvermögen richtet.
Fixationsgurt.

Ein um die unteren Thoraxpartien geführter, hinter der Rückenlehne des Rollstuhls geschlossener Ledergurt von ca. 30 cm Breite dient der Fixierung des Rumpfes und der Absicherung des Sitzens in der Schießposition (Abb. 84).
- *Bogenhandschuh.* Er fixiert den Bogen in der gelähmten Hand (Abb. 85 a u. b).
- *Sehnenhandschuh mit Haken.* Dieser wird so angelegt, daß der Haken den Mittelfinger schient, damit die Sehne des Bogens ausgezogen werden kann (Abb. 86 a u. b).
- *Ellenbogenschiene.* Bei unzureichender (aktiver oder passiver) Blockierung des Ellenbogens wird eine gepolsterte Metallschiene angewickelt.

4.6.2.4. Aufbau des Trainings

Vor Beginn des Schießens wird in Abhängigkeit vom funktionellen Stand und vom Muskelstatus entschieden, mit welcher Hand der Bogen gehalten werden kann und mit welcher Hand die Sehne ausgezogen werden soll.
Der Umgang mit der Bogenschießausrüstung wird schrittweise geübt, bevor die Technik des Schießens selbst erlernt werden kann. Das Anlegen der Hilfsmittel und das Spannen des Bogens wird in der Regel vom Therapeuten vorbereitet (Abb. 87).
Das Herausnehmen der Pfeile aus dem Köcher, das Einlegen der Pfeile in die Sehne, das Einstellen des Visiers, das Blockieren des Ellenbogens und das Halten des Bogenarmes während des Visierens, das Lösen und Ausziehen der Sehne sind für den Tetraplegiker funktionell schwer erlernbare Handhabungen und werden deshalb durch den Therapeuten unterstützt. Das sorgfältige Einüben dieser Techniken trägt auf der anderen Seite wesentlich zur Verbesserung der allgemeinen Geschicklichkeit bei.
Zu Beginn wird ein Bogen mit leichtem Zuggewicht von 10–14 lbs gewählt. Es wird aus einer Entfernung von 10 m geschossen. Zuggewicht und Entfernung werden dem verbesserten Leistungsstand fortlaufend angepaßt.
Die *Ausgangsstellung* verändert sich im Laufe des Trainings grundsätzlich nicht. Wegen

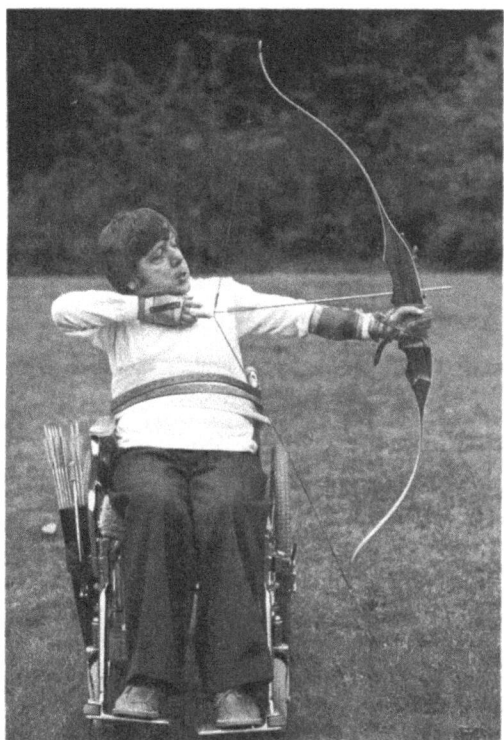

Abb. 84. Bogenschießen Tetraplegie unterhalb C 5/6

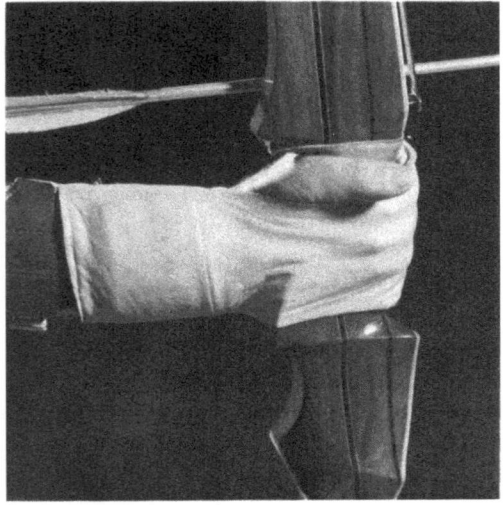

a

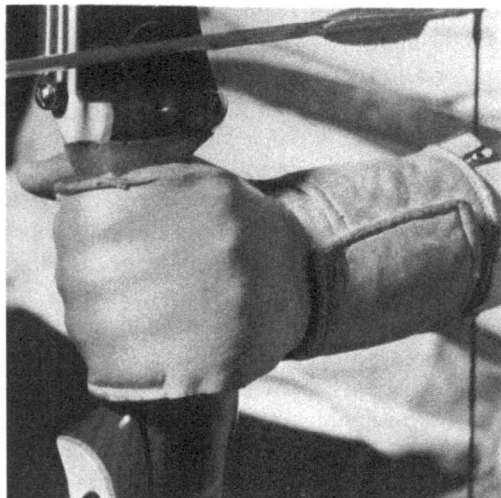

b

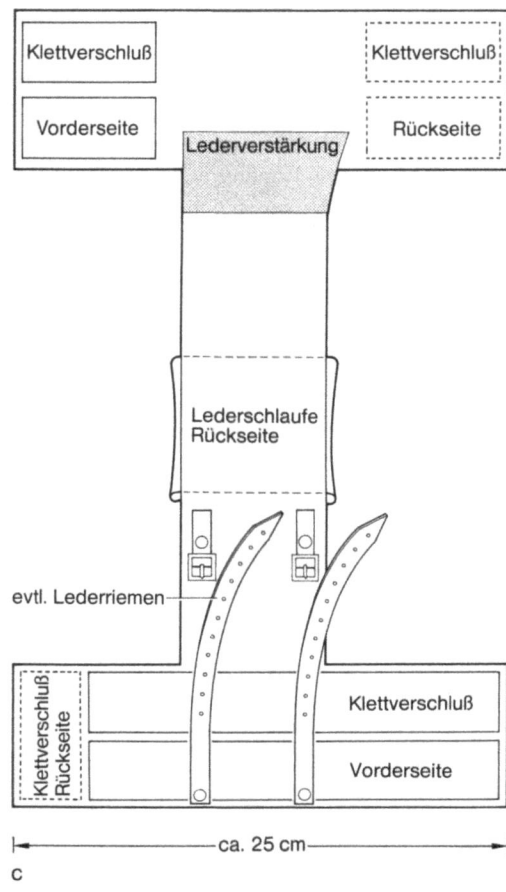

Abb. 85 a u. b. Bogenhandschuh. c Schablone

der unzureichenden Kraft im Schultergürtelbereich kann es zu Beginn jedoch notwendig sein, den Rollstuhl leicht schräg zur Schußlinie aufzustellen, weil der Arm nicht in der Frontalebene gehalten werden kann.

In aller Regel ist der Patient mit Tetraplegie nicht in der Lage, die Sehne bis zum Kinn, also voll, auszuziehen. Er schießt demzufolge nicht mit dem vollen Zuggewicht des Bogens. Er muß außerdem den Sehnenarm mit dem Handgelenk am Kinn stabilisieren, um die Sehne lösen zu können.

4.6.2.5. Zielsetzung hinsichtlich erreichbarer Leistungen in Abhängigkeit von der Läsionshöhe

Patienten mit Tetraplegie unterhalb C5/6 (keine Funktion des M. triceps, der Finger-Handgelenk-Muskulatur, teilweise erhaltene Funktion des M. extensor carpi radialis).

Ausrüstung: Sehnenhandschuh mit Haken, Bogenhandschuh.

Technik: Lösen der Sehne durch Pronation des Unterarmes; unter Umständen muß die Sehne über die Supinationsbewegung des

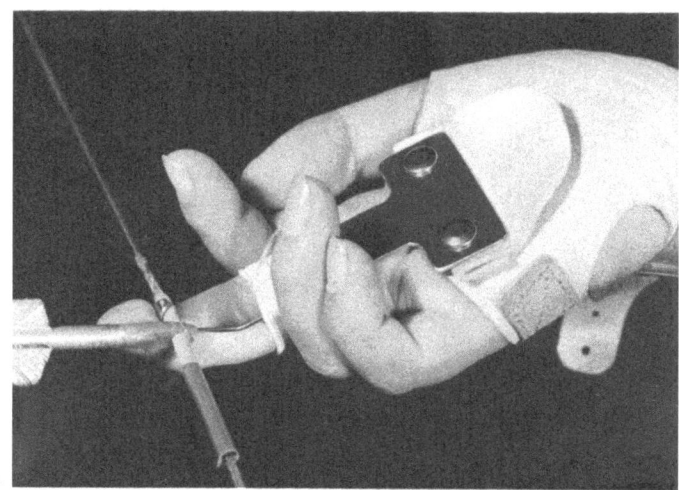

Abb. 86. a Sehnenhandschuh.
b Schablone

Unterarms gelöst werden, wobei allerdings die Einwirkung eines stärkeren Drehmoments auf die Sehne zu einer Beeinträchtigung des sicheren Schießens führen kann.

Patienten mit Tetraplegie unterhalb C 7/8 (gute Funktion des M. triceps, der Mm. extensores et flexores carpi radialis, gute Funktion der Fingerbeuger und -strecker)
Ausrüstung: Ob eine Fixation des Bogens durch Bogenhandschuh notwendig ist, hängt von der erhaltenen Muskelkraft (definiert durch den Muskelstatus) ab. Eventuell genügt die Fixierung durch ein Gummiband in Achtertour.
Technik: Das Lösen der Sehne erfolgt wie bei einem Nichtbehinderten ohne zusätzliche Hilfe.

Patienten mit Tetraplegie unterhalb C 7 (ausreichende Funktion des M. triceps, gute Funktion der Mm. extensores et flexores carpi radialis, geringe Innervation der Fingerstrecker).
Ausrüstung: Sehnenhandschuh mit Haken und Bogenhandschuh.
Technik: Lösen der Sehne durch Pronation des Unterarmes.

Patienten mit Tetraplegie unterhalb C 6 (keine Funktion des M. triceps und der Fingermuskulatur, volle Innervation des M. extensor carpi radialis).
Ausrüstung: Sehnenhandschuh mit Haken und Bogenhandschuh.

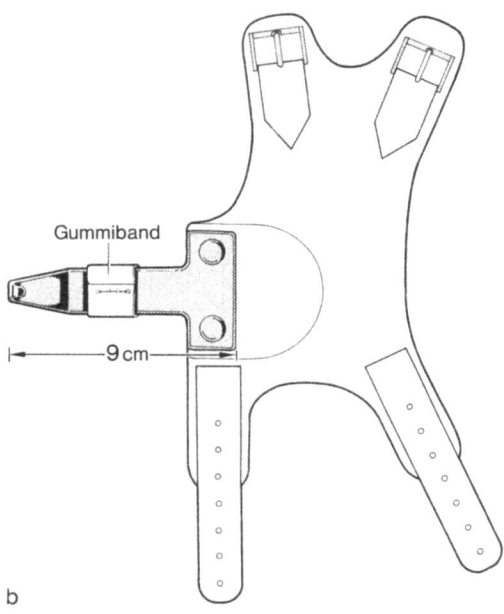

Technik: Lösen der Sehne durch Pronation des Unterarmes. Dabei wird die Sehne kaum verdreht, so daß ein sicheres Schießen gewährleistet ist.

4.7. Schwimmen bei Para- und Tetraplegie

Das Medium Wasser ermöglicht es dem Querschnittgelähmten, sich freier und leich-

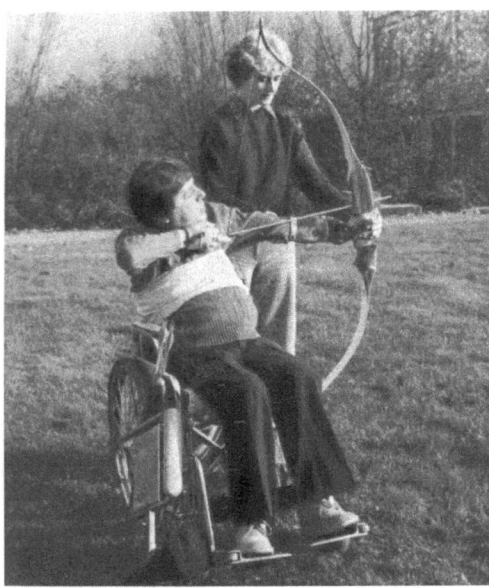

Abb. 87. Bogenschießen mit anfänglicher Hilfestellung

ter zu bewegen, weil das Gewicht des gelähmten Körpers durch die Auftriebskraft wesentlich vermindert wird.
Selbst der Patient mit Tetraplegie ist bis zu einer Lähmungshöhe unterhalb C 5/6 in der Lage, sich sicher im Wasser zu bewegen und in begrenztem Umfang auch das Schwimmen zu erlernen.

4.7.1. Therapeutische Ziele

- Verbesserung der Atemfunktion
- Besserung der Balancereaktionen (infolge Verminderung der Schwerkraft durch den Auftrieb des Wassers)
- Kräftigung der innervierten und der teilinnervierten Muskulatur
- Verbesserung der Kondition
- Erweiterung der Bewegungsmöglichkeiten des Querschnittgelähmten, die ihn zum Fortsetzen dieser sportlichen Betätigung auch nach der Entlassung motivieren kann.

4.7.2. Funktionelle Voraussetzungen

- Volle Belastbarkeit der Wirbelsäule (Patienten mit Paraplegie nach der 16. Woche – Patienten mit Tetraplegie nach der 18. Woche)
- intakte Hautverhältnisse (die Haut wird im Wasser weich und ist dadurch zusätzlich gefährdet)
- automatische oder autonome Blasen- und Darmkontrolle (bei permanenter Inkontinenz und akutem Harnwegsinfekt muß mit der Schwimmtherapie ausgesetzt werden).

4.7.3. Technische Voraussetzungen

Zur Erleichterung des Übersetzens in das Wasser sollte sich der Rand des Schwimmbeckens möglichst in Rollstuhlsitzhöhe befinden. Andernfalls kann eine wasserdichte Matte oder eine hydraulische Hebevorrichtung das Übersetzen in das Wasser ermöglichen. Die Wassertiefe sollte auf einer Beckenseite 1,50 m nicht überschreiten, um die Hilfestellung durch die Therapeuten sicherzustellen. Die Wassertemperatur sollte zwischen 28 °C und 32 °C liegen, da der Querschnittgelähmte, insbesondere der Tetraplegiker, infolge gestörter Thermoregulation leicht auskühlt. Wärmeres Wasser bewirkt darüber hinaus mitunter eine Minderung der Spastizität.
Das Schwimmbecken sollte Normmaße haben, um gegebenenfalls das Wettkampfschwimmen zu ermöglichen.

4.7.4. Aufbau des Trainings

In Anlehnung an die von MCMILLAN entwickelte „Halliwick-Methode" werden keine Hilfsmittel im Sinne von Auftriebskörpern (Luftringe und ähnliches) benutzt. Der Patient soll vielmehr sein *eigenes Körpergefühl für die Balance im Wasser* einsetzen und verbessern.
Querschnittgelähmte sind zu Beginn der Schwimmtherapie meist ängstlich und verunsichert. Sie befürchten, daß sie im Wasser versinken könnten.
Um Selbstvertrauen zu gewinnen, sollte daher grundsätzlich allen weiteren Maßnahmen die *Wassergewöhnung* vorausgehen.

Dafür wird der Patient vom Therapeuten zunächst in Rückenlage von kranial mit einer Hand am Hinterhaupt, mit der anderen zwischen den Schulterblättern gehalten und eine Weile rückwärts *durch das Wasser gezogen*. Auf diese Weise kann zugleich die für den Patienten bestmögliche *Wasserlage* gefunden werden (Abb. 88). Kopfhaltung und -bewegung bestimmen sowohl die Wasserlage des Körpers als auch die Richtungsänderung. Je tiefer der Kopf ins Wasser eingetaucht wird, um so besser liegt der Körper im Wasser. Im umgekehrten Falle sinkt der Körper mit dem Becken im Wasser ab. Diese, vielen Patienten nicht bewußte Tatsache erklärt sich aus dem archimedischen Prinzip des Auftriebs. Dieses besagt, daß der Auftrieb in einer Flüssigkeit um so stärker ist, je größer das durch den eingetauchten Körper verdrängte Volumen der Flüssigkeit ist. Daraus ergibt sich:

Je mehr Anteile des Körpers unter Wasser gebracht werden, um so größer ist die Auftriebskraft des Wassers und um so weniger Eigenkraft wird benötigt, sich über Wasser zu halten. Durch Einatmen und sehr langsames Ausblasen der Atemluft werden das Körpervolumen, damit zugleich die Auftriebskraft des Wassers und als Folge hiervon die Schwimmstabilität auf natürliche Weise vergrößert. Deshalb wird der Patient ständig vom Therapeuten während der Phase der Wassergewöhnung beobachtet und in seinem Verhalten korrigiert. Eine gute Wassergewöhnung ist erreicht, wenn sich der Patient in stark bewegtem Wasser angstfrei bewegen kann.

Um das kontrollierte Ausblasen zu erlernen, wird dieses zunächst am Beckenrand systematisch geübt, indem der Patient nach tiefer Einatmung möglichst lange den Kopf unter Wasser hält und dabei *langsam „bläst"*. Den Zeitpunkt des Wiederauftauchens bestimmt er selbst.

Nach der Wassergewöhnung wird das Schwimmen in Rückenlage geübt. Je nachdem, ob er schon früher schwimmen konnte, wird der *Patient mit Paraplegie* ohne Schwierigkeiten das Rückenschwimmen wiedererlernen, weil die Armbewegungen die gleichen sind wie die, die er früher anwandte. Lediglich beim Festhalten und Abstoßen am Beckenrand ist, besonders bei starker Spastizität, bedingt Hilfestellung erforderlich. Um das Brustschwimmen zu erlernen, muß der Schultergürtel sehr kräftig sein, damit sich der Patient alleine durch die Armbewegungen über Wasser halten kann. Bei Vorhan-

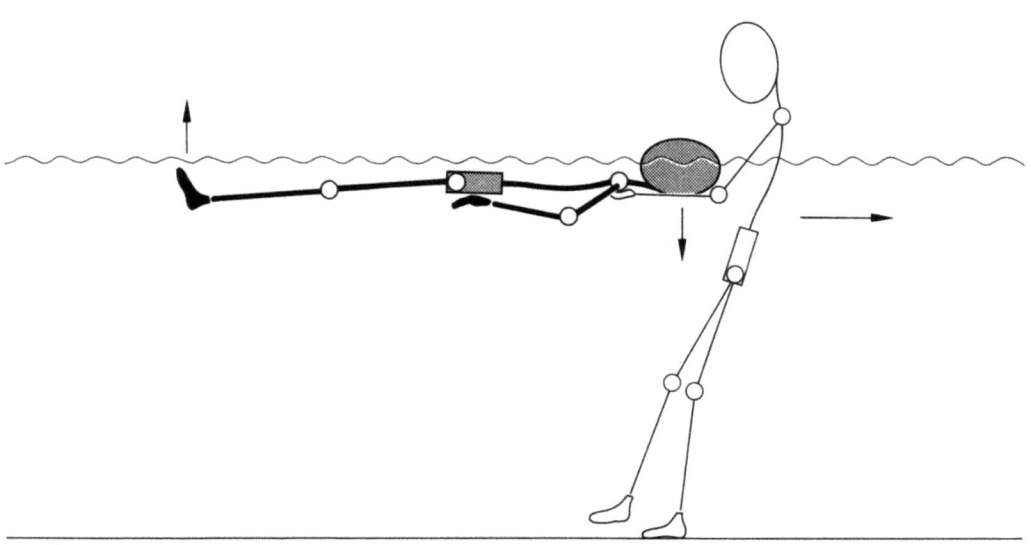

Abb. 88. Wasserlage

densein dieser Voraussetzungen ist es möglich, alle Schwimmstile in die Schwimmtherapie aufzunehmen.

Der *Patient mit Tetraplegie* beginnt nach der Wassergewöhnung ebenfalls mit dem Schwimmen in Rückenlage. In Abhängigkeit von der Läsionshöhe, aber auch von der Geschicklichkeit, wird der Armschlag mit gestrecktem oder gebeugtem Ellenbogen durchgeführt. Dabei muß in jedem Fall darauf geachtet werden, daß die *Arme in einem kleinen Winkel aus dem Wasser gehoben werden,* um das Absinken des Körpers in diesem Moment zu verhindern. Je nach der dabei erzielten Auftriebswirkung muß die erforderliche *Frequenz der Armschläge* herausgefunden werden, damit der Patient nicht absinkt. Das Halten am Beckenrand und das Abstoßen vom Rand aus müssen sorgfältig geübt werden. Der Therapeut muß so lange in der Nähe des Patienten bleiben oder Hilfestellung geben, bis ausreichende Sicherheit und Selbstvertrauen im Wasser gewonnen sind. Das *Brustschwimmen* kann nur von Patienten mit Tetraplegie unterhalb C7/8 erlernt werden.

4.8. Konditionstraining

4.8.1. Theoretische Grundlagen

Die für das Konditionstraining verbindlichen sportmedizinischen Grundlagen können weitgehend auch für den *klinischen Sport* zugrundegelegt werden. Die jeweilige „Kondition" (conditio, lat.: grundlegende Beschaffenheit, Voraussetzung) bedingt die jeweils zu erbringende Leistung ebenso wie die erreichbare Leistungssteigerung.

Ein gezieltes Training der Kondition im Rahmen des klinischen Sportes wird beim Querschnittgelähmten daher mit dem Ziel einer Steigerung der allgemeinen Funktionstüchtigkeit und einer Verbesserung in den Handhabungen des täglichen Lebens durchgeführt. Das Konditionstraining geht von der planmäßigen Belastung unter funktionssteigernden Bedingungen zur Förderung der allgemeinen Leistungsfähigkeit aus.

Das Konditionstraining muß, um eine Konditionsverbesserung zu erreiche, einen adäquaten Reiz darstellen (Schultz-Arndt-Regel, HEIPERTZ, 1967):

unterschwelliger Reiz – kein Erfolg
schwacher Reiz – Anregung
starker Reiz – Konditionsverbesserung
überstarker Reiz. – Gefahr der physischen und psychischen Schädigung

Die Auswirkungen des Konditionstrainings lassen sich insbesondere nachweisen am
– Herz-Kreislauf-System
– Atmungssystem
– Stütz- und Halteapparat.

4.8.1.1. Auswirkungen auf das Herz-Kreislauf-System

Einer der wichtigsten Trainingseffekte ist die *Ökonomisierung des Kreislaufs,* d. h., der Kreislauf vermag sich elastischer den Leistungsanforderungen anzupassen.

Ökonomischer Kreislauf unter Ruhebedingung
– Herzfrequenz verlangsamt (Bradykardie)
– Herzminutenvolumen (HMV) erniedrigt (HMV = Schlagvolumen (Vs) × Herzfrequenz (f))
– Anpassung der arteriovenösen O_2-Differenz ($AVDO_2$); bei hoher körperlicher Belastung kann die $AVDO_2$ bis zu 17% gesteigert werden
– Normalisierung des Blutdrucks bis zur Hypotonie
– Kapillarisierung des Herzmuskels.

Ökonomischer Kreislauf unter Belastung
– Steigerung der Herzfrequenz (f) (Sympathikus wirkt positiv chronotrop)
– Erhöhung des Schlagvolumens (Vs) durch Verstärkung der Herzkontraktion (Sympathikus wirkt positiv inotrop).

Dem unter Belastung gesteigerten Energiebedarf wird also zunächst durch Erhöhung der Herzfrequenz und, bei maximaler Belastung, sodann durch zusätzliche Erhöhung des Schlagvolumens entsprochen. Infolge einer günstigeren energetischen Ausgangslage kann die Leistungsbreite beim Trainierten um ein Mehrfaches höher sein als beim Untrainierten.

4.8.1.2. Auswirkungen auf das Atemsystem
- Verbesserung der Sauerstoffausnutzung
- Verbesserung der Vitalkapazität, die beim Trainierten auf ca. 5000–6000 ml (im Vergleich zu ca. 3000–4000 ml beim Untrainierten) ansteigen kann
- Senkung der Atemfrequenz
- Erhöhung des Atemzugvolumens, im Durchschnitt auf ca. 500 ml.

Auch hier verfügt der Trainierte gegenüber dem Untrainierten über eine höhere Leistungsreserve, da er das Atemvolumen unter Belastung einerseits durch Steigerung der Atemfrequenz, andererseits durch Vermehrung des Atemzugvolumens wesentlich stärker erhöhen kann als der Untrainierte.

4.8.1.3. Auswirkungen auf den Halte- und Stützapparat
Knochen
Verhinderung der Demineralisation und der Osteoporose (Spontanfraktur!).
Muskeln
- Vergrößerung der anaeroben Energiespeicherung (in der anaeroben Phase arbeitet der Muskel für kurze Zeit ohne O_2-Zufuhr)
- bessere Toleranz für Abbauprodukte des Muskelstoffwechsels
- Verlangsamung der Übersäuerung durch vermehrte Kapillarisierung des Muskels.

Zu Beginn einer motorischen Leistung steht immer eine *Sauerstoffschuld* als Folge des primären anaeroben Energieumsatzes. Sie bleibt beim Trainierten während eines Ausdauertrainings konstant im Gegensatz zum Untrainierten, bei dem sie immer weiter ansteigt und dadurch schnell zum „toten Punkt" führt.

Im Idealfall besteht beim Trainierten auch unter länger andauernder Belastung ein Gleichgewicht von Energielieferung und -verbrauch (steady-state), so daß der „tote Punkt" umgangen wird.

Neben ausschließlich energetischen Ursachen müssen im Rahmen von Trainingsmaßnahmen auch psychische Momente als mitverursachend für die Entstehung von Ermüdungserscheinungen berücksichtigt werden.

4.8.2. Anwendung bei Querschnittlähmung

Das Konditionstraining hat sich, insbesondere bei jüngeren Paraplegikern, als sinnvolle Ergänzung des übrigen physio- und sporttherapeutischen Übungsprogramms erwiesen. Die günstigste Trainingsmethode ist dabei in einem sinnvollen Wechsel von Ausdauertraining und kurzen zwischengeschalteten Intervalltrainingsphasen zu suchen.

Im Gegensatz zum Nichtgelähmten stehen dem Querschnittgelähmten mit kompletter oder inkompletter Lähmung, insbesondere bei hoher Paraplegie, nur begrenzte Möglichkeiten der neuromuskulären Aktivität zur Verfügung. Bei Erstellung eines Trainingsprogramms muß auf diese Tatsache, der jeweiligen individuellen Situation entsprechend, Rücksicht genommen werden. Bei Schäden oberhalb Th 4/5 kommt (s. 4.8.5.), ein Konditionstraining nicht in Frage.

4.8.3. Zusammenstellung der Übungen

Das Trainingsprogramm zielt auf die Beanspruchung möglichst großer Muskelgruppen. Dabei ist von Übung zu Übung der Bereich der jeweils arbeitenden Muskulatur zu wechseln. Je umfassender alle Muskelabschnitte in das Training einbezogen werden, um so größer ist der Trainingserfolg. Vor Beginn des eigentlichen Trainings wird ein Belastbarkeitstest unter Zugrundelegung des vorgesehenen Übungsprogramms durchgeführt.

4.8.3.1. Beispiel für Belastungstest bei kompletter Querschnittlähmung
1. Übung: Hanteltraining mit gestreckten Armen aus Rückenlage.
2. Übung: Drehen im Wechsel von Bauch- in Rückenlage und zurück.
3. Übung: Stemmübungen im Sitz (Langsitz?).

Konditionstraining				Name: Müller, Wilhelm geb.: 27. 7. 40 Unfall: 16. 2. 76 Läsion: unterhalb TH 10 kompl.				
Übungen	Datum	Test-zahl	Arbeits-puls	Datum	8.6.			
1. Hanteln	7. 6. 76	30/20	100	Ruhepuls	76			
2. Drehen		15/10	120	Zeit für 3 Runden mit Pause	10,2			
3. Stemmen		27/18	110					
4. Liegen-Sitzen		12/8	140	Puls nach 1 Runde	120			
5. Liegestütz		30/20	120	Puls nach 2 Runden	136			
				Puls nach 3 Runden	140			
				Puls nach 2 Minuten Ruhe	120			
Test: RR in Ruhe 120/80				Puls nach 4 Minuten Ruhe	90			
Puls in Ruhe 72				Puls nach 6 Minuten Ruhe	82			
				Puls nach 8 Minuten Ruhe	78			

4. Übung: Rascher Wechsel von liegender zu sitzender Position und zurück.
5. Übung: Liegestütze.

4.8.3.2. Beispiel für Belastungstest bei inkompletter Querschnittlähmung

1. Übung: Hanteltraining aus Rückenlage.
2. Übung: Abwechselndes Beugen und Strecken der Beine in Rückenlage.
3. Übung: Rascher Wechsel von liegender zu sitzender Position und zurück.
4. Übung: Vierfüßlerstand – Beine abwechselnd nach hinten oben strecken und absetzen.
5. Übung: Liegestütze.

Bei inkompletter Lähmung werden die Übungen unter Zugrundelegung des jeweiligen funktionellen Befundes in ihren Anforderungen variiert und gesteigert.

4.8.3.3. Durchführung des Belastungstestes

Zu Beginn werden Blutdruck und Puls in Ruhe gemessen und notiert. Die erste Übung wird eine min lang ohne Pause unter maximaler Anstrengung und Schnelligkeit durchgeführt. Die Anzahl der durchgeführten Bewegungen wird in eine Tabelle (s. unten!) eingetragen. Anschließend werden sofort Arbeitspuls und Blutdruck gemessen. Mit der Durchführung der zweiten Übung wird bis zum Erreichen des Ruhepulses gewartet.

Die Übungen 1–5 werden nacheinander in dieser Form ausgetestet.

4.8.3.4. Übertragung des Belastungstestes auf das Trainingsprogramm

Zur Konditionsverbesserung wird eine Belastungsintensität entsprechend *2/3 der ausgetesteten Maximalleistung* gewählt. Wenn beispielsweise beim Hanteltraining eine Zahl von 30 Übungen pro Minute erreicht wurde, werden 2/3 davon, also 20 Übungen als Trainingszahl zugrundegelegt.

4.8.4. Durchführung des Trainings

Der Ruhepuls wird gemessen und in die Tabelle eingetragen. Die Übungen 1–5 werden in drei Runden unter Zugrundelegung der Trainingszahl 2/3 auf Zeit durchgeführt.
Da nach dieser Maximalbelastung eine Erholungsphase folgen muß, wird, ohne die Stoppuhr anzuhalten, zwischen den Runden jeweils eine Pause von einer min eingelegt. Nach Beendigung der dritten Runde wird sofort die Endzahl gestoppt und in die Tabelle eingetragen. In Abständen von zwei min wird der Puls gemessen, bis der Ruhepuls wieder erreicht ist.
Je kürzer die Trainingszeit ist und je schnel-

ler der Ruhepuls erreicht wird, desto besser ist die Kondition. Wenn die Endzeit mehrere Male gleich geblieben ist, muß ein neuer Belastungstest durchgeführt werden, um mit einer größeren Belastung eine noch weiter verbesserte Kondition anzustreben.

Das Training muß mindestens dreimal pro Woche durchgeführt werden, um den Leistungsstand zu verbessern. Wird mit dem Training längere Zeit ausgesetzt, kommt es zum Leistungsrückgang.

4.8.5. Kontraindikationen des Konditionstrainings

– Organische Erkrankungen des Herzens und der Kreislauforgane
– organische Erkrankungen der Atmungsorgane
– Schmerzen
– fehlende Motivation
– Querschnittlähmungen mit Läsionen oberhalb des mittleren Brustmarks, d. h. oberhalb des Eintrittes der Splanchnikusfasern in die sympathische Kernsäule des thorakalen Rückenmarks. Bei diesen hohen Paraplegien laufen blutdrucksteigernde Reflexvorgänge ungeregelt, d. h. ohne ausreichende blutdrucksteuernde Gegenregulation ab (paroxysmale Hyperreflexie). Es kommt zu eventuell extremen Blutdruckanstiegen, die ihre Wirkung, verursacht durch massive Vasokonstriktion, überwiegend oder ausschließlich in den nichtgelähmten Körperabschnitten – Kopf, Hals, Schulter, obere Extremität – haben. Gleichzeitig fehlen die ebenfalls den ansteigenden energetischen Bedarf ausgleichenden frequenzsteigernden sympathischen Impulse.

5. Hebetechnik beim Querschnittgelähmten (am Beispiel des Übersetzens)

Kenntnisse über die Prinzipien der Hebetechnik und Erfahrung in ihrer praktischen Anwendung erleichtern den Umgang mit schwerbehinderten Personen und ersetzen in vielen Fällen aufwendige Hilfsmittel. Im folgenden sollen daher einerseits einige Grundregeln der Hebetechnik erörtert werden. Andererseits wird ihre praktische Anwendung am Beispiel des Übersetzens dargestellt.

Alle Mitarbeiter aus dem Pflege- und Therapiebereich, wie auch Angehörige und Freunde des Behinderten sollten in die Prinzipien des ökonomischen und kräftesparenden Hebens eingewiesen werden, um sie auf die jeweilige Situation im Alltag übertragen zu können.

Es ist bekannt, daß falsches Heben auf Dauer zu Rückenschmerzen und Bandscheibenschäden führen kann:

Hebewirkung (Abb. 89 a). Bei falschem Heben von 50 kp entsteht ein Druck auf die vordere Bandscheibe von 750 kp. Die entsprechende Gegenkraft muß von den Rük-

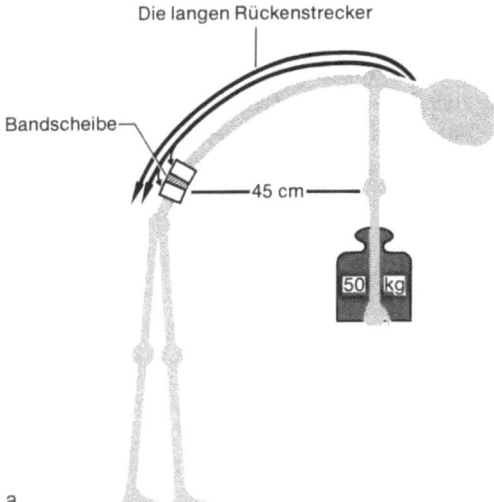

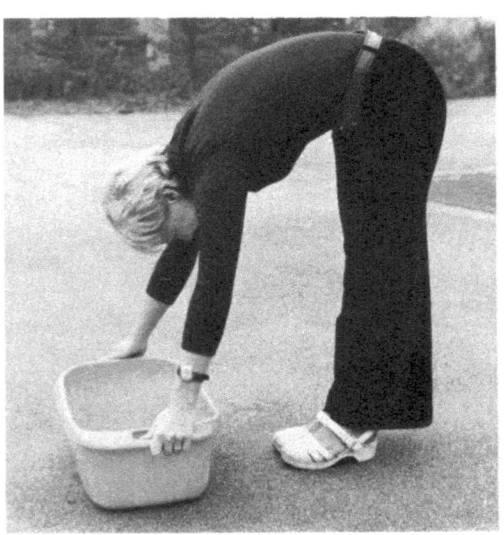
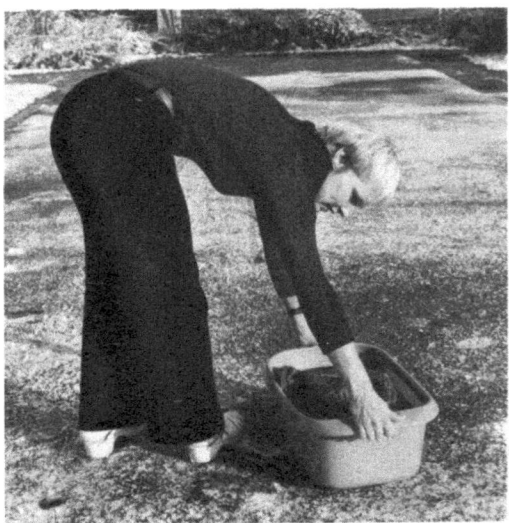

Abb. 89. a Hebewirkung. b u. c Falsches Heben

kenstreckern geleistet werden, um heben zu können.

Als **falsch** ist das Heben zu bezeichnen, wenn es mit gestreckten Knien und gebeugter Wirbelsäule erfolgt (Abb. 89 b).

Falsch ist auch das Heben bei gestreckten Knien und gleichzeitig gebeugter, wie rotierter Wirbelsäule (Abb. 89 c).

5.1. Prinzipien des richtigen Hebens

Beim richtigen Heben wird die Arbeit im wesentlichen von der Gesäß- und Beinmuskulatur geleistet, während die Rückenstrecker zusammen mit der Schultergürtelmuskulatur die gestreckte Wirbelsäule stabilisieren. Dabei verhindern bzw. bremsen die Bauchmuskeln eine Bewegung in die Hyperlordose. Daraus ergibt sich für die richtige Hebetechnik (Abb. 90 a – d):

– Nahe zum Hebegegenstand stehen.
– Große Unterstützungsfläche zum Hebegenstand herstellen; die Wahl der Unterstützungsfläche hängt von der Form des Gegenstandes und vom Arbeitsvorgang ab.

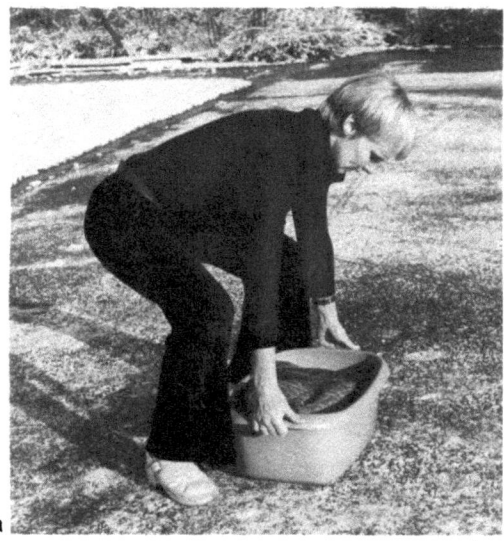
a

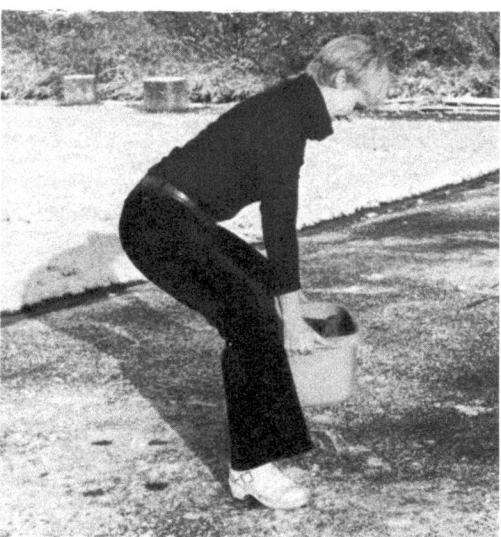
b

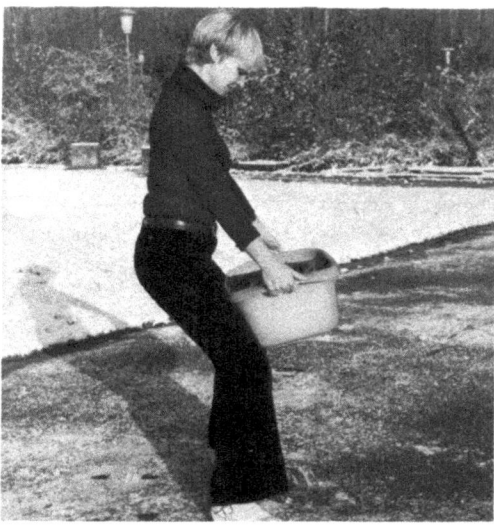
c

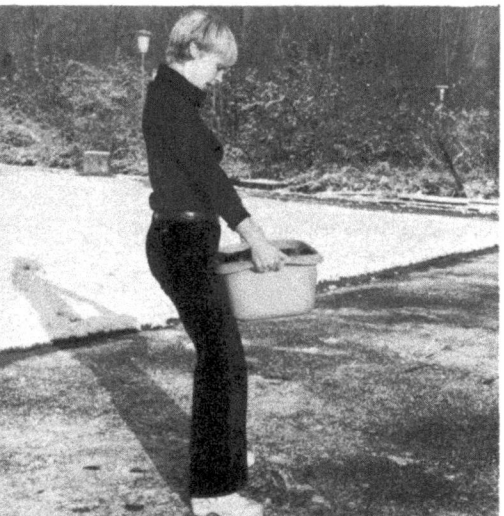
d

Abb. 90 a–d. Richtiges Heben

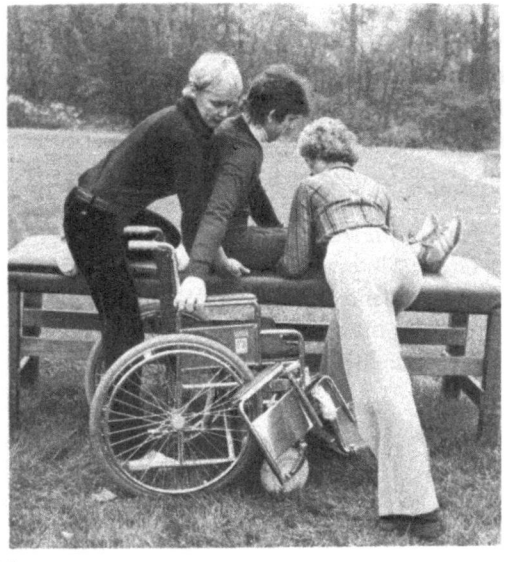
a

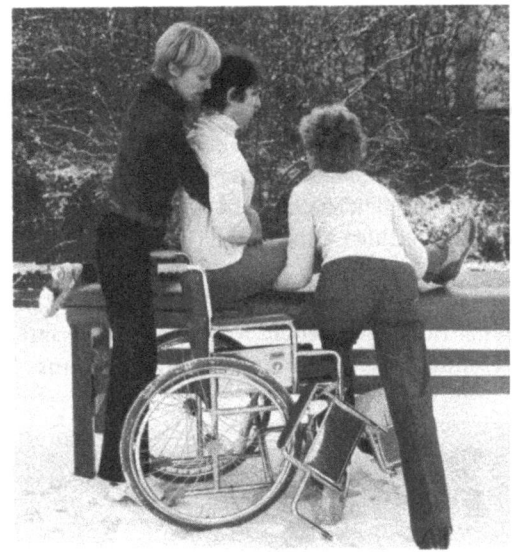
b

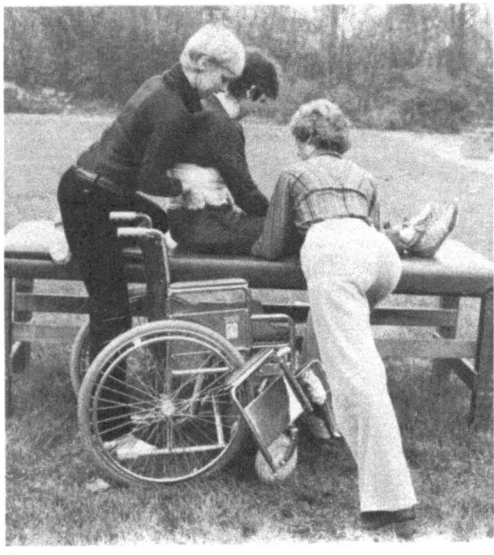
c

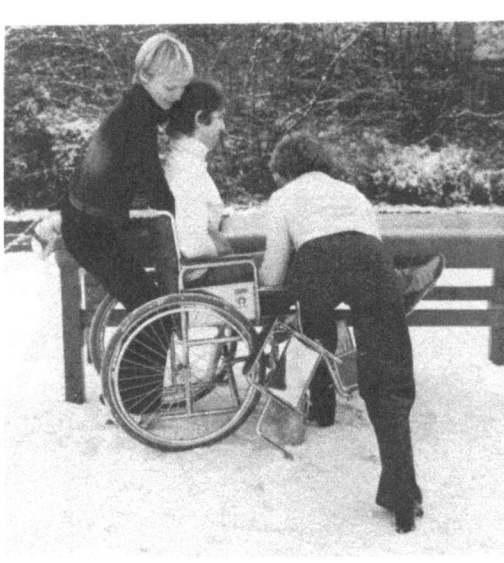
d

Abb. 91. a Anheben am Gesäß. **b** Anheben an den verschränkten Armen. **c** Anheben am Leibgurt. **d** Übersetzen

- Das Gewicht an seinem schwersten Punkt umfassen. Der Abstand der Hände zueinander sollte möglichst dem Abstand der Schultergelenke entsprechen, um die Depressoren der Schultergürtelmuskulatur optimal einsetzen zu können. Die Ellenbogen möglichst nicht anbeugen. Den Kopf in Verlängerung der Wirbelsäule halten.

- Hochheben des Gewichtes durch Streckung von Hüft- und Kniegelenken. *Nie gleichzeitig Heben und Drehen!*
- Das angehobene Gewicht wird durch Zurücklehnen innerhalb der Unterstützungsfläche gehalten. Die Bauchmuskeln halten dagegen. Der Heberichtung entsprechend wird das Gewicht durch Verla-

gerung des Körpers nach vorne/hinten oder rechts/links transportiert.
- Beim Absetzen des Gewichtes gelten grundsätzlich die gleichen Prinzipien wie beim Anheben. Dabei ist wieder die richtige Ausgangsstellung wichtig.

5.2. Die Hebetechnik beim Übersetzen

Im Therapieablauf ebenso wie später im Alltag des Querschnittgelähmten ergibt sich für die Pflegeperson vielfach die Notwendigkeit des Helfens beim Überwechseln in den und aus dem Rollstuhl. Die dazu evtl. erforderlichen Techniken müssen von allen an Pflege und Therapie Beteiligten sicher beherrscht werden.
Merke:
Den Arbeitsablauf *vorher* planen:
- Welche Unterstützungsfläche wähle ich?
- Wo will ich hin?
- Wie muß meine Schritt- und Fußstellung aussehen?
- Wie und wo umfasse ich den Patienten am sichersten?
- Bei Mitarbeit des Patienten nur die notwendige Hilfestellung geben und sich auf ein Startzeichen einigen.

5.2.1. Übersetzen Bett – Rollstuhl und umgekehrt mit zwei Hilfspersonen
(Abb. 91 a–d)

Der Patient sitzt im Langsitz an der Bettkante (Therapiebank). Der Rollstuhl steht in einem Winkel von ca. 20° seitlich neben dem Bett. Die Bremsen sind festgestellt, das Seitenteil auf der Bettseite ist herausgenommen.
Der eine Therapeut stellt sich hinter den Patienten, mit einem Knie auf dem Bett abstützzend, und umfaßt das Gesäß von unten (nicht vom Hosenbund: Gefahr der Druckschädigung in der Analfalte!) oder er umfaßt den Patienten, indem er seine (unter den Achseln hindurchgeführten) Arme vor dem Körper des Patienten verschränkt. (Bei schwachem Schultergürtel und insbesondere bei Tetraplegie Leibgurt benutzen!).
Der zweite Therapeut steht mit dem Gesicht zur Körperachse des Patienten in Höhe der Oberschenkel. Ein Bein steht zwischen den hochgeklappten Fußrasten des Rollstuhls. Dieses vorgestellte Bein ist zunächst das Standbein. Er umfaßt beide Beine des Patienten von unten nahe am Gesäß und am

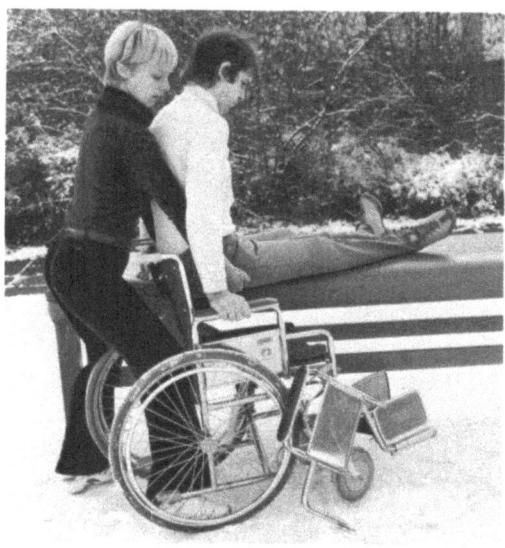

a

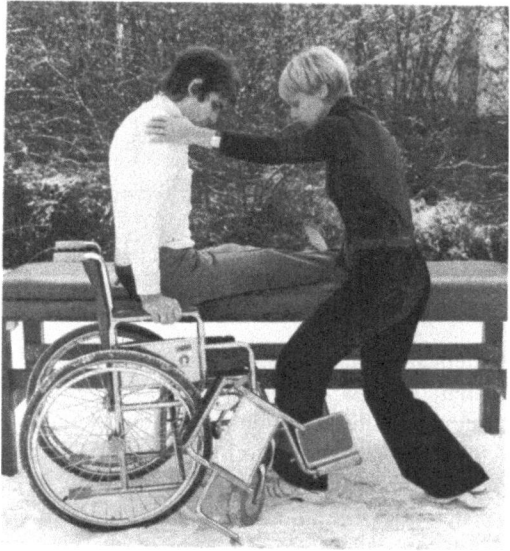

b

Abb. 92 a u. b. Übersetzen mit einer Hilfsperson

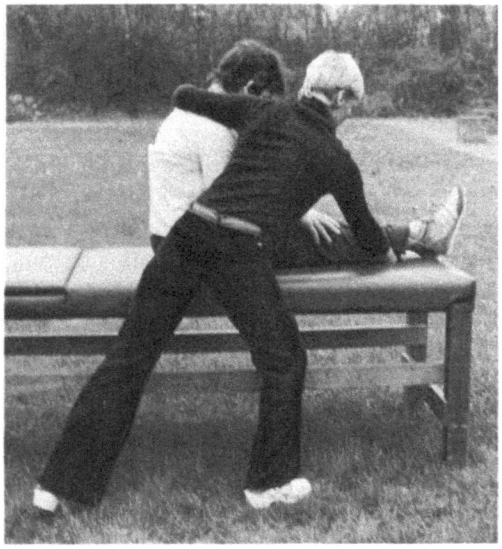

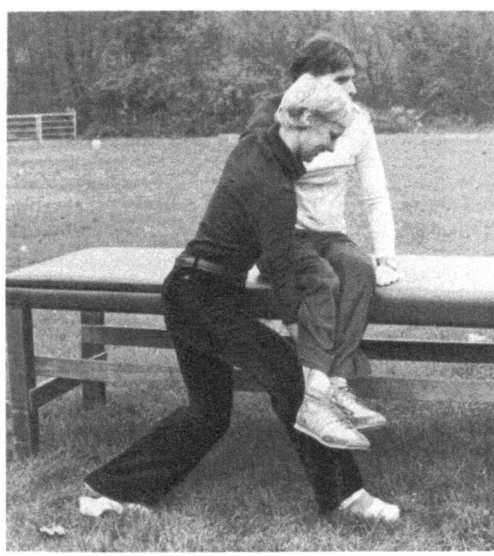

Abb. 93 a u. b. Sitz an der Bankkante

Unterschenkel. Er steht, in Hüften und Knien flektiert und mit gestreckter Wirbelsäule, über die Beine des Patienten gebeugt. Auf ein Kommando hin heben beide Therapeuten den Patienten hoch. Gleichzeitig stabilisiert der Patient seinen Schultergürtel durch Anspannen der Depressoren. (Falls die Schultergürtelmuskulatur zu schwach ist, muß er über den Hebegurt oder am Gesäß angehoben werden.) Durch Gewichtsverlagerung beider Therapeuten wird der Patient in einem Arbeitsgang in den Rollstuhl gesetzt.

Das Übersetzen Rollstuhl – Bett erfolgt in umgekehrter Reihenfolge.

5.2.2. Übersetzen Bett – Rollstuhl und umgekehrt mit einer Hilfsperson

Der Therapeut steht zum Übersetzen Bett – Rollstuhl hinter dem Rollstuhl (ggf. ein Knie auf dem Bett abstützend) und hilft beim Anheben des Gesäßes. Die Beine des Patienten werden nach dem Übersetzen vom Therapeuten auf den Fußrasten abgesetzt (Abb. 92 a).

Beim Übersetzen Rollstuhl – Bett dagegen zieht der Therapeut den Patienten zuerst im Rollstuhl nach vorne, um dann die Beine schräg auf das Bett zu legen. Erst danach setzt der Patient mit Therapeutenhilfe über, indem er sich mit einer Hand auf der Bettkante mit der anderen auf der Armlehne abstützt. Der Therapeut steht dabei hinter dem Rollstuhl (ggf. ein Knie auf dem Bett abstützend) und hilft beim Anheben am Gesäß. Bei zunehmender Selbständigkeit des Patienten steht der Therapeut beim Übersetzen seitlich vor dem Rollstuhl, um den Bewegungsablauf zu kontrollieren (Abb. 92 b).

5.2.3. Übersetzen Therapiebank – Sessel über den Stand und umgekehrt mit einer Hilfsperson (Abb. 93, 94)

Der Patient sitzt im Langsitz an der Bankkante. Ein Arm des Therapeuten umfaßt den Schultergürtel, der andere unterfaßt die beiden Unterschenkel. Der Patient wird um 90° gedreht, so daß die Beine über die Kante der Bank gleiten (Abb. 93 a u. b).

Um den Patienten aus dieser Position anzuheben, umfaßt der Therapeut das Gesäß von der Seite unterhalb des Tuber os ischii. Er beugt sich dabei über die Schulter des Patienten und hält dessen Beine zwischen seinen gebeugten Knien fest (Abb. 94 a).

Der Therapeut hebt, nachdem er Schwung genommen hat, den Patienten an und lehnt ihn sogleich gegen seinen Körper (Abb. 94b). In dieser Position geht er in kleinen Schritten zum Sessel, bis er frontal zum Sessel steht (Abb. 94 c).

Zum Absetzen des Patienten hält der Therapeut dessen Unterschenkel mit seinen Knien fest. Die Knie des Patienten als Drehpunkt einsetzend, läßt er dessen Gesäß langsam in den Sessel sinken (Abb. 94 d).

Das Anheben vom Sessel entspricht dem Anheben von der Therapiebank, nur ist hierbei ein höherer Kraftaufwand erforderlich.

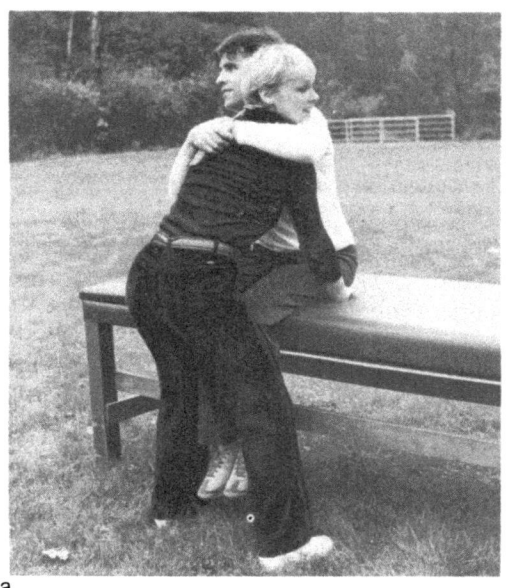
a

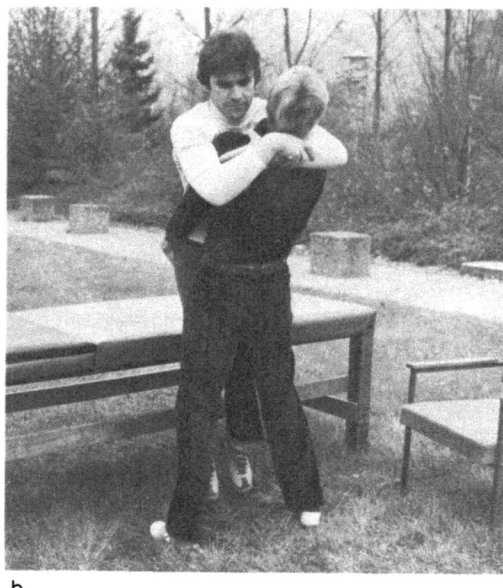
b

c

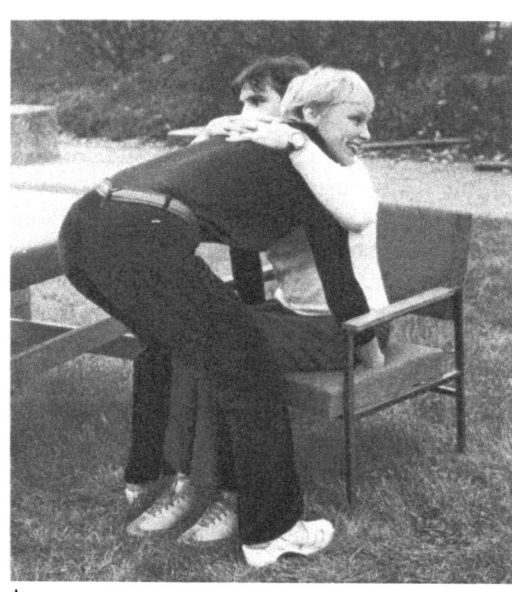
d

Abb. 94 a–d. Heben – übersetzen über den Stand

6. Rehabilitative Betreuung und nachklinische Langzeitbehandlung bei Querschnittgelähmten

6.1. Information des Patienten und seiner Angehörigen

Unter dem Eindruck des oftmals dramatischen Ablaufs der ersten Behandlungsabschnitte nach einer Rückenmarkverletzung und angesichts der umfangreichen therapeutischen und pflegerischen Aufgaben, die in dieser Phase bewältigt werden müssen, besteht die Gefahr, die eigentliche Zielsetzung all dieser Bemühungen, nämlich die umfassende und frühestmögliche Rückgliederung des Querschnittgelähmten in seine zukünftige Umgebung, aus dem Auge zu verlieren.
Vom ersten Tage an müssen deshalb alle Bemühungen dahin gehen, den Patienten und seine Angehörigen über die gegebene Situation zu informieren und sie auf diese Weise in die Lage zu versetzen, die Tatsache der schweren Behinderung zu begreifen und ihre Folgen zu bewältigen.
Nur bei genauer Kenntnis und bei nüchterner Beurteilung der gegebenen Verhältnisse kann der Querschnittgelähmte selbst aktiv am Prozeß seiner Rehabilitation mitwirken. Nur bei lebenslanger konsequenter Beachtung bestimmter Grundregeln, die während der klinischen Behandlung intensiv eingeübt werden müssen, wird er in der Lage sein, sein Leben aktiv zu gestalten und die aus der Rückenmarkverletzung möglicherweise resultierenden Komplikationen zu vermeiden oder zu beherrschen.
Der erwachsene Querschnittgelähmte wird, sofern sein Befinden dies gestattet, sogleich, d. h. in der Regel noch am Unfalltage, über den Befund einer Rückenmarkschädigung mit daraus folgender Querschnittlähmung und, natürlich mit aller Vorsicht, über den zu erwartenden Verlauf informiert. Er erhält also schon jetzt Kenntnis von der Tatsache, daß die Lähmungen möglicherweise in dem zu diesem Zeitpunkt bestehenden Umfang bestehen bleiben werden. Die Erfahrung zeigt, daß ein derartiges Vorgehen, für das der Arzt die Verantwortung zu tragen hat, von den Verletzten nicht als zusätzliche Belastung empfunden wird. Vielmehr gelingt es auf diese Weise – und nur auf diese Weise –, das notwendige Vertrauensverhältnis zwischen dem Verletzten oder Erkrankten und den ihn versorgenden Personen herzustellen und ihm seine eigene schwere Aufgabe im Rehabilitationsablauf deutlich zu machen.
Diese frühzeitig gegebenen Informationen müssen im weiteren Verlauf der klinischen Behandlung durch umfassende Unterrichtung des Patienten und seiner Familie über alle Fragen, die sich aus der Querschnittlähmung ergeben, ergänzt werden. Dies erfolgt sowohl in zahlreichen Einzelinformationen als auch im Gruppenunterricht. Der gesamte Verlauf der klinischen Behandlung stellt auf diese Weise für den Querschnittgelähmten einen ständigen Lernprozeß dar. Alle Mitarbeiter, insbesondere aber der Physiotherapeut, mit dem der Verletzte häufig den engsten Kontakt hat, müssen sich über diese verantwortliche Aufgabe im klaren sein.

6.2. Rehabilitationsplanung

Frühzeitig wird unter Berücksichtigung des vorliegenden Lähmungsbildes, der biographischen Anamnese und der psychosozialen Gesamtsituation, aus der der Patient stammt und in die er zurückgehen wird, eine Rehabilitationsplanung erstellt. In einer derartigen Planung werden unter Mitwirkung aller beteiligten Dienste, also des Arztes wie des Pflegedienstes, des Physiotherapeuten wie des Ergotherapeuten, des Psychologen wie des Sozialarbeiters, die Schritte festgelegt, die kurz- und mittelfristig in die Wege geleitet, durchgeführt und finanziert werden müssen. Der Behinderte selbst sollte so früh und so umfassend wie möglich an diesen Überlegungen beteiligt werden. Zu diesen Überlegungen gehört die Abklärung der behinderungsgerechten Wohnmöglichkeit nach Entlassung aus klinischer Behandlung und die Frage der Sicherstellung der pflegerischen Versorgung, insbesondere beim Vorliegen einer Tetraplegie. Sie umfaßt die Hilfsmittelversorgung, die Sicherstellung der bestmöglichen Mobilität, gegebenenfalls durch Erwerb des Führerscheins und Kraftfahrzeugversorgung, und die Abklärung der schulischen und beruflichen Zukunft.

6.3. Vorbereitung der Entlassung

Die zweite Hälfte der klinischen Behandlungsphase dient neben dem umfassenden körperlichen Training insbesondere den Bemühungen um die Vorbereitung der Entlassung und die Rückkehr in den häuslichen Bereich. Hierzu bedarf es eines umfassenden psychosozialen ebenso wie eines körperlichen Einübens in die nun so tiefgreifend veränderten Verhältnisse. Im Rahmen eines sozialen Verhaltenstrainings wird, etwa unter Nutzung der Methoden des Rollenspiels in der Gruppe, versucht, Hilfen zur Bewältigung der Behinderungssituation zu geben.

Etwa vier Monate nach dem Unfallereignis haben der Verletzte und seine Angehörigen im Rahmen von Wochenendheimfahrten aus der Klinik die Gelegenheit, praktische Erfahrungen am Wohnort zu sammeln. Diese Erfahrungen werden unmittelbar oder mittelbar in den therapeutischen Prozeß eingebracht.

Der Umgang mit den frühzeitig zu liefernden Hilfsmitteln (s. Anlage VII) - Stützapparaten und Rollstühlen, Funktionshilfen beim Vorliegen einer Tetraplegie, speziellen Pflegebetten, Krankenliftern u. a. - wird während des Klinikaufenthaltes und nach Möglichkeit auch während der Wochenendheimfahrten praktisch geübt.

Zur Sicherstellung der korrekten Weiterbetreuung wird der nächste Angehörige für einen Zeitraum von 3-10 Tagen eingeladen, die Pflege des Querschnittgelähmten in der Klinik unter Anweisung der klinischen Mitarbeiter zu erlernen. Ebenso wird gegebenenfalls der Physiotherapeut, der am Heimatort die weitere Behandlung des Querschnittgelähmten übernehmen soll, in das behandelnde Zentrum eingeladen, um sich über die erforderlichen therapeutischen Maßnahmen und die Zukunftsplanung zu informieren. Diese Kontaktaufnahme ermöglicht dem Physiotherapeuten, über die eigentliche Behandlung hinaus auch Vertrauensperson des Patienten zu werden.

Oberstes Rehabilitationsziel ist es in dieser Phase, den einmal erreichten funktionellen Leistungsstand aufrechtzuerhalten. Die beste in dieser Richtung wirkende Therapie und das wirkungsvollste Training bestehen in der ständigen, mitunter recht mühsamen Anwendung aller erlernten Fähigkeiten und Techniken. Dies gilt insbesondere für den Tetraplegiker, der verständlicherweise angesichts der bestehenbleibenden, zumindest partiellen Pflegeabhängigkeit dazu neigt, mehr Hilfe als unbedingt erforderlich in Anspruch zu nehmen. Auf der anderen Seite verleitet der Zeitdruck im Alltagsablauf die Hilfspersonen dazu, der Einfachheit und der Zeitersparnis halber Hilfe auch dort zu leisten, wo der Behinderte selbst über Restfunktionen verfügt.

6.4. Entlassung

Der Zeitpunkt der Entlassung wird frühestmöglich geplant und vorbereitet und dem Verletzten sowie seinen Angehörigen mitgeteilt.

Als Voraussetzung für die möglichst komplikationslose Rückgliederung müssen zum Zeitpunkt der Entlassung eine Reihe von Kriterien erfüllt sein:
- Das dem jeweiligen Lähmungsbild entsprechende bestmögliche Ausmaß an Selbständigkeit in den Handhabungen des täglichen Lebens (Körperpflege, An- und Auskleiden, Übersetzen vom Bett zum Rollstuhl, Nahrungsaufnahme, Schreiben) muß erreicht sein und muß vom Behinderten bewußt und aktiv genutzt werden können.
- Der körperliche Zustand muß gefahrlos die Entlassung aus dem Schutz der stationären Betreuung gestatten. Die Körperfunktionen müssen eingeübt sein (Blasen- und Darmtraining, Dekubitusschutzverhalten, Kreislauftraining, Kontrakturprophylaxe). Der weiterbehandelnde Arzt muß umfassend über den Verlauf und die jetzt gegebenen Erfordernisse informiert sein (s. „Empfehlungen für den behandelnden Arzt", Anlage VIII).
- Die Angehörigen müssen die notwendigen Hilfestellungen technisch beherrschen und über erforderliche Maßnahmen in kritischen Situationen informiert sein.
- Die bei der Rehabilitationsplanung (s. 6.2) in die Wege geleiteten Schritte müssen, soweit zu diesem Zeitpunkt erforderlich, abgeschlossen sein (Anpassung der Wohnung, Hilfsmittelversorgung, Kraftfahrzeugversorgung, Vorbereitung der Rückkehr in Schule, Beruf oder berufliche Umschulung).
- Der Behinderte muß über seinen körperlichen Zustand und über die Konsequenzen seiner Verletzung umfassend informiert sein. Hierzu gehört auch die genaue Kenntis der individuellen Gegebenheiten auf sexuellem Gebiet.

6.5. Komplikationen, Folgeerkrankungen und Training nach der Entlassung

Zu den aus physiotherapeutischer Sicht wichtigen Komplikationen und Folgeerkrankungen, die nach der Entlassung aus stationärer Behandlung beachtet werden müssen, gehören insbesondere
Bewegungseinschränkungen infolge starker Spastizität und Kontrakturneigung. Aus ihnen kann eine Einschränkung der vorher gegebenen Selbständigkeit resultieren. Nicht selten werden derartige ungünstige oder längerdauernde Entwicklungen durch vorübergehende Bettlägerigkeit, etwa wegen eines Harnwegsinfektes oder eines Dekubitus, gefördert.
Wichtigste Maßnahme zur Vermeidung derartiger, nicht selten lebensgefährlicher Folgen der Querschnittlähmung ist ein sorgfältiges, lebenslang durchzuführendes körperliches Training, nämlich die *Fortsetzung des passiven Bewegens* gelähmter Körperabschnitte. Bei starker Tendenz zu Elastizitätsverlust, verursacht durch Spastizität oder durch gravierende Störungen des Muskelgleichgewichtes, müssen die Angehörigen in die Technik des passiven Bewegens eingewiesen werden. Wenn dies nicht möglich ist, wird eine regelmäßige physiotherapeutische ambulante Weiterbetreuung erforderlich.
Die Intensität und der Anwendungsbereich des passiven Bewegens richtet sich nach dem Ausmaß des jeweils drohenden Elastizitätsverlustes. Je nach gegebener Situation und in Abhängigkeit vom Charakter der Lähmung, genügt im Einzelfall ein regelmäßiges Überprüfen der Motilität. In anderen Fällen kann das passive Bewegen den Schwerpunkt der täglichen Behandlung darstellen.
Patienten mit Halsmarkverletzungen, bei denen Bewegungseinschränkungen oder *Schmerzen im Schulter-Arm-Bereich* auch noch zum Zeitpunkt der Entlassung bestehen, bedürfen zur Erhaltung oder Verbesserung des erreichten Status dringend der Weiterbehandlung, möglichst durch einen mit den erforderlichen speziellen Techniken vertrauten Therapeuten. Steht eine solche Fachkraft nicht zur Verfügung, so muß ein hierfür geeignetes Familienmitglied in die entsprechenden Techniken eingewiesen werden.
Durch einseitige Spastizität oder gestörtes Gleichgewicht der Rumpfmuskulatur sowie

infolge des Ausfalls ihrer stabilisierenden Funktion werden langfristig – manchmal schon während des Kilinikaufenthaltes – *lähmungsbedingte Wirbelsäulenabweichungen* festgestellt (nicht selten entstehen sie auch auf Grund ungünstig verheilter Wirbelfrakturen). Sie äußern sich am sichtbarsten in schlechter Sitzhaltung und unsicherer Sitzbalance bis hin zu Dekubitus auf der stärker belasteten Gesäßhälfte. Hinzu kommt, daß die Patienten berichten, ihren Arbeitsplatz und die Handhabungen des täglichen Lebens so eingerichtet zu haben, daß alle Aktivitäten diese Tendenz zusätzlich verstärken. Besonders gefährdet von derartigen Schäden sind erfahrungsgemäß querschnittgelähmte Kinder und Jugendliche.

Es ist daher außerordentlich wichtig, die Haltung im Sitzen und, bei Gehfähigkeit im Stehen, regelmäßig und sorgfältig zu überprüfen, um Veränderungen rechtzeitig zu erkennen und zu behandeln.

Je nach festgestellter Lokalisation der Haupt- und Nebenkrümmung, je nach vermuteter Ursache (z. B. einseitige Spastizität), je nach dem Ausmaß und nach dem, wie lange die skoliotische Fehlhaltung besteht, muß zusammen mit dem Patienten und Ergotherapeuten überlegt werden, welche der folgenden Maßnahmen einer Verschlechterung am ehesten entgegenwirken können:

– regelmäßige Physiotherapeutische Behandlung in Form von Dehnlagerungen, Packegriffen, gezielter Atemtherapie und aktivem Training der Schultergürtel-Rumpfmuskulatur, soweit diese innerviert ist.
– Korrigierende Änderungen am Rollstuhl selbst (s. 7.2., 7.3.).
– Anleitung des Patienten, seinen Arbeitsplatz und alle Handhabungen des täglichen Lebens so auszurichten, daß sie dem Fortschreiten einer Skoliose entgegenwirken.
– Regelmäßiges Anlegen eines halbelastischen Stützmieders bei bereits fortgeschrittener Skoliose mit Dekubitusgefahr (ansonsten sollte man sehr zurückhaltend mit einer derartigen Versorgung sein, da ein Mieder den Querschnittgelähmten in seiner Beweglichkeit entscheidend einengt).

Verschlechterung der Atemfunktion mit der nachfolgenden Gefahr von Sekretstau, pulmonaler Infiltration und respiratorischer Insuffizienz durch mangelnde körperliche Aktivität oder Krankheit. Dies gilt insbesondere beim Vorliegen einer hohen Paraplegie oder einer Tetraplegie.

Wegen der Gefahr des Auftretens von Atemwegskomplikationen, also etwa von Infekten des oberen Respirationstraktes, Bronchitiden, Pneumonien oder Atelektasen, bei denen es zum Sekretstau kommt, müssen der Patient und seine Angehörigen mit der Methode des Abhustens vertraut sein. Die Voraussetzung hierfür ist eine umfassende und wiederholte Einweisung in die entsprechenden Techniken.

Ebenso müssen die Maßnahmen zur Unterstützung der Atmung bei Atemnot erklärt und demonstriert werden. Es sei weiterhin darauf hingewiesen, daß akute Atemnot durch Überdehnung des gelähmten Darms und durch den damit einhergehenden Zwerchfellhochstand entstehen oder noch verstärkt werden kann.

Die *Gehschule* kann von den meisten Patienten mit Paraplegie selbständig durchgeführt werden. Das regelmäßige *Stehtraining* (mit Stützapparaten im Barren oder aber in speziellen Stehbrettern oder Übungsgeräten) muß jedem Querschnittgelähmten im eigenen Interesse als tägliche Übung dringlich anempfohlen werden. Wenn die Selbständigkeit durch Höhe der Lähmung, Komplikationen oder starke Spastizität eingeschränkt wird, ist für die Durchführung dieser Maßnahmen Hilfestellung durch sorgfältig eingewiesenes Pflegepersonal erforderlich.

Paßform und technischer Zustand der *Hilfsmittel,* z. B. des Rollstuhls, der Stützapparate, sind regelmäßig, am besten durch die zuvor behandelnde Klinik oder eine andere geeignete Facheinrichtung der Rehabilitation zu überprüfen. Hier kann auch über die Möglichkeit und Notwendigkeit der Zweitversorgung mit Rollstuhl, Stützapparaten und anderen Hilfsmitteln beraten und entschieden werden.

6.6. Kontrolluntersuchungen

Jeder Querschnittgelähmte sollte nach Entlassung aus klinischer Behandlung in festgelegten Abständen zu Kontrolluntersuchungen (Check-up) in die erstbehandelnde Spezialklinik kommen. Wenn derartige Wiederholungsuntersuchungen regelmäßig durchgeführt werden, ist die bestmögliche Gewähr für die Überwachung des weiteren Verlaufs und für die Verhinderung von Komplikationen gegeben.

Derartige Kontrolluntersuchungen werden beispielsweise erstmals 8 Wochen nach Entlassung aus stationärer Behandlung, dann zunächst im Abstand von 6 Monaten, später einmal jährlich durchgeführt.

Im Rahmen einer solchen Kontrolluntersuchung werden vom Arzt die Zwischenanamnese und ein genauer körperlicher Befund erhoben, die Weiterentwicklung in psychosozialer Hinsicht (Behinderungsbewältigung, familiäre, soziale, berufliche Reintegration) erfragt und die erforderlichen technisch-diagnostischen Maßnahmen (Labordaten, Röntgenkontrollen) veranlaßt.

In Ergänzung hierzu wird seitens des Physiotherapeuten durch erneute Befunderhebung (Muskelstatus, Gelenkstatus, funktionelle Überprüfung, Überprüfung der Hilfsmittel) festgestellt, ob sich der Leistungsstand im Vergleich zum Vorbefund verändert hat oder ob er gleich geblieben ist.

Basierend auf den so erhobenen Befunden kann eine umfassende Beratung des Querschnittgelähmten durchgeführt und über die möglicherweise erforderliche Einleitung neuerlicher ambulanter oder stationärer Behandlungsmaßnahmen entschieden werden.

Vom Ergebnis der ärztlichen und physiotherapeutischen Überprüfung werden der behandelnde Arzt und gegebenenfalls der behandelnde Therapeut informiert.

Mitunter erweisen sich kurze telefonische Kontakte zwischen den für die Betreuung des Querschnittgelähmten Verantwortlichen innerhalb und außerhalb der Klinik als sehr nützlich.

7. Kriterien der Rollstuhlversorgung

Die sorgfältige, individuelle Auswahl des Rollstuhls stellt einen wesentlichen Schritt zur umfassenden Rehabilitation des Querschnittgelähmten dar. Der Rollstuhl ist für den Paraplegiker wie für den Tetraplegiker nicht, wie mitunter irrtümlich definiert, ein „Krankenfahrzeug", sondern das wichtigste Hilfsmittel zur Bewältigung eines entscheidenden Teils der Behinderung, nämlich des Mobilitätsverlustes. Er ist in der Regel die unverzichtbare Voraussetzung für die aktive Teilnahme am täglichen Leben, am Berufsleben und am Sport.

7.1. Allgemeine Auswahlprinzipien

Zur Auswahl für den Querschnittgelähmten stehen zur Verfügung (SIMON):
- mechanisch zu bedienende Rollstühle mit einfacher oder verstärkter Ausführung der Hinterachse
- mechanisch zu bedienende Rollstühle aus Leichtmetall
- mechanisch zu bedienende Rollstühle mit speziellen Konstruktionsmerkmalen, die sie für die Sportausübung geeignet machen
- Elektrorollstühle
- Spezialrollstühle mit Aufrichte- oder Lagerungsmechanik
- Transit- und Transportrollstühle zur Bedienung durch Hilfspersonen.

Der Rollstuhl muß hinsichtlich der technischen Voraussetzungen den verbliebenen Restfunktionen des Querschnittgelähmten gerecht werden. Er wird nach Körpergröße, Hüftbreite und Längenmaßen an Ober- und Unterkörper ausgemessen und gegebenenfalls angepaßt. Die Auswahl muß also stets *individuell* erfolgen. Eine wahllose Katalogbestellung oder eine Lieferung aus einem zufällig zusammengestellten Hilfsmittellager muß in jedem Falle vermieden werden.

Zur gezielten Versorgung des Querschnittgelähmten eignen sich besonders Rollstühle, deren Grundbestandteile einem Baukastensystem entsprechen. Sie sollten in ihrem Aufbau und in ihrer Zusammensetzung auch zu einem späteren Zeitpunkt der Behinderung und auch der speziellen Situation des Patienten entsprechend variiert werden können.

Der Rollstuhl muß einerseits einen ausreichend großen Radabstand und genügend Stabilität aufweisen, so daß den Erfordernissen der Sicherheit bestmöglich Rechnung getragen wird. Auf der anderen Seite soll der Faltfahrer so leichtgewichtig und schmal wie irgend möglich sein, um den für seine Bedienung erforderlichen Kraftaufwand gering zu halten und das Durchfahren auch enger Türen zu gestatten.

Die Hüftbreite im Sitzen ist neben der Läsionshöhe die entscheidende Meßgröße für die Bestimmung des Rollstuhlmodells. Die *Sitzbreite* des Rollstuhls sollte nicht mehr als 2 cm größer als die Hüftbreite des Behinderten gewählt werden.

Die *Sitzhöhe* (Boden-Sitzfläche-Abstand mit Berücksichtigung des Sitzkissens) wird nach Körpergröße, Oberkörper- und Beinlänge festgelegt. Patienten mit einer Tetraplegie sollten Rollstühle mit einer niedrigeren Sitzhöhe erhalten, damit eine bessere Rückenabstützung gewährleistet wird (Sitzbalance).

Abnehmbare, für den Patienten mit Tetraplegie eventuell höhenverstellbare *Desk-Armlehnen* und abnehmbare, höhenverstellbare und abschwenkbare *Fußstützen* sind Armlehnen und Fußstützen anderer Bauart vorzuziehen.

Im Rahmen der Standardausrüstung können zur individuellen Einstellung der *Hinterradachse* eine bis vier Achsbuchsen ausgewählt werden. Die Verlegung der Hinterachse nach vorne bewirkt u. a. ein wesentlich leichteres und wendigeres Fahren. Andererseits kommt ein in dieser Weise konstruierter Rollstuhl beim Fahren auf unebenem oder schrägem Gelände schneller zum Kippen – eine Situation, die nur bei völliger Vertrautheit mit der Rollstuhlhandhabung beherrscht werden kann. Der Patient mit Tetraplegie, der ohnehin nicht über die Kraft verfügt, den Rollstuhl schnell und wohl auch einmal leichtsinnig zu bewegen, erfährt eine wesentliche Erleichterung in der Handhabung, wenn die Hinterachse weiter nach vorne als normal verlagert wird.

7.2. Rollstuhlzubehör

Gummiüberzüge für die Greifreifen sind für diejenigen Querschnittgelähmten von Vorteil, die über ausreichende Fingerfunktion verfügen, um den Rollstuhl ohne zusätzliches Widerlager an den Händen vorwärtsbewegen zu können.

Nockengreifreifen sind gelegentlich bei Patienten mit hoher Tetraplegie erforderlich, die den Rollstuhl nur auf diese Weise vorwärtsbewegen (eigentlich: mit Hilfe des Bizeps vorwärtsziehen) können. Die Entscheidung für eine derartige Versorgung sollte nur nach sorgfältigem Ausprobieren und kritischer Funktionsanalyse erfolgen.

Breite Wadenbespannungen können bei Patienten mit sehr langen oder sehr spastischen Beinen das Abgleiten der Füße hinter die Aufsetzplatte der Fußrasten verhindern.

Synthetische *Antidekubitusauflagen* verhindern das Schwitzen und dienen der Dekubitusprophylaxe.

Sitzkissen gehören in jeden Rollstuhl für Querschnittgelähmte, um der Entstehung von Hautschäden im Gesäßbereich entgegenzuwirken. Patienten mit intakter Haut und in gutem Allgemeinzustand werden mit 8 cm hohen festen Schaumstoffkissen versorgt. Das feste Kissen garantiert eine gute Sitzposition und erleichtert das Abstützen beim Übersetzen auf andere Sitzmöglichkeiten. Das Kissen sollte bei bestehender Blasenlähmung mit einem Gummiüberzug versehen sein. Patienten mit sehr empfindlicher oder vorgeschädigter Haut sowie Tetraplegiker, die sich nicht selbst im Rollstuhl entlasten können, werden mit einem weichen, luftdurchlässigen Kissen ausgerüstet. Eventuell ist die Versorgung mit einem Silicon-Gel-Kissen oder Luftkammerkissen angezeigt. Bei Entwicklung einer skoliotischen Verformung der Wirbelsäule ist eine gewisse Korrekturmöglichkeit durch Spezialkissen gegeben. Derartige Kissen werden entweder aus Schichten unterschiedlich harten und weichen Materials gefertigt oder unter Zugrundelegung eines Körperabdrucks individuell ausgefräst. Es hängt allerdings entscheidend von der Hautempfindlichkeit ab, ob ein solches Kissen auf Dauer benutzt werden kann.

7.3. Korrekte Sitzhaltung im Rollstuhl

Die Fußstützen des Rollstuhls müssen in der Höhe so eingestellt werden, daß die Oberschenkel des Patienten gut auf der Unterlage aufliegen und gleichzeitig eine Hüftbeugestellung von ca. 90° erreicht wird.

Bei sehr empfindlicher Haut im Gesäßbereich muß notfalls auf die Hüftbeugestellung von 90° verzichtet werden. Durch Tieferstellen der Fußstützen kann eine stärkere Belastung der Oberschenkel zugunsten einer Entlastung der Gesäßfläche, insbesondere im Sitzbeinbereich bewirkt werden.

Sorgfältig ist ein Durchhängen der Sitzbespannung zu vermeiden. Dieser Gefahr, die beispielsweise bei sehr schwergewichtigen Patienten gegeben ist, kann durch Einlegen eines zugeschnittenen Sperrholzbrettes unter das Sitzkissen vorgebeugt werden.

Bei einseitigen Belastungen durch Beckenhochstand, etwa infolge einer Skoliose, kann die Sitzposition durch ein der Körperform angepaßtes Keilkissen oder durch das in 7.2. erwähnte Kissen mit unterschiedlichen Härtegraden verbessert werden.

7.4. Erst- und Zweitversorgung mit Rollstühlen (s. Anhang VII)

7.4.1. Erstversorgung für Paraplegiker

Diese erfolgt in der Regel durch einen mechanisch anzutreibenden Rollstuhl mit verstärkter Ausführung der Hinterachse, der, wenn die Rückenlehne zusätzlich abknickbar ist und mehrere Hinterradbuchsen hat, auch als Sportrollstuhl benutzt werden kann.

7.4.2. Zweitversorgung für Paraplegiker

Rollstühle unterliegen beim Gebrauch durch Querschnittgelähmte einer erheblichen Belastung und damit einer besonderen Reparaturanfälligkeit, auch wenn sie fabrikneu geliefert werden. Um zu vermeiden, daß beispielsweise infolge eines Rahmenschadens am Rollstuhl der Querschnittgelähmte auch nur für wenige Tage erneut bettlägerig wird (und damit einer Vielzahl von Gefährdungen unterliegt), sollte *jeder* Para- und Tetraplegiker von vornherein mit *zwei* Rollstühlen ausgestattet werden.
Bei der Auswahl des Zweitrollstuhls muß geklärt werden, wofür er vorrangig benötigt wird (Wohnung, Kraftfahrzeug, Arbeitsplatz, Sport). Für den Transport im Auto empfiehlt sich ein Leichtmetallrollstuhl, eventuell mit abknickbarer Rückenlehne, da durch das geringere Gewicht dieser Modelle das selbständige Hereinziehen in das Kraftfahrzeug erleichtert wird.
Schwergewichtigen Patienten sollte von der Anschaffung eines Leichtmetallrollstuhls abgeraten werden – bei ihnen ist vielmehr eine Doppelversorgung mit Rollstühlen verstärkter Ausführung anzustreben.

7.4.3. Allgemeine Hinweise für die Rollstuhlversorgung des Tetraplegikers

Bei Vorliegen einer Tetraplegie erfordert die korrekte Rollstuhlversorgung, vor allem bei höher gelegenen Halsmarkläsionen, besondere Sorgfalt und bedingt nicht selten einen erhöhten Zeitaufwand.
Zur Gewährleistung einer auch in der Anfangsphase ausreichend sicheren Sitzposition benötigen diese Patienten zunächst eine volle Abstützung des Rückens. Um bei einer hohen Lähmung, z. B. einer Läsion unterhalb C 4/5 oder höher, die Anschaffung eines (meist recht schwergewichtigen, unbeweglichen und auf Dauer nicht erforderlichen) Rollstuhls mit hoher, schräg verstellbarer Rückenlehne zu vermeiden, müssen bei Benutzung eines „normalen" Rollstuhls zunächst Überbrückungshilfen für die fehlende Sitzbalance zur Verfügung gestellt werden.
In diesem Sinne anwendbare Hilfsmittel sind
– eine provisorische Rückenlehnenverlängerung, deren Höhe im Verlauf des Trainings verkürzt wird
– ein breiter Sicherheitsgurt, der locker den Rumpf umfaßt und an der Rückseite der Rückenlehne befestigt wird. Er gibt dem Patienten die notwendige Sicherheit und Stabilität
– höhenverstellbare Armlehnen, die bei einer hohen Tetraplegie die mangelhafte aktive Schulterstabilisation durch Abstützen im Ellenbogen/Unterarmbereich ausgleichen und auf diese Weise schmerzhaften Überdehnungen und Subluxationen der Schultern vorbeugen
– Hartgummilenkräder, die das Fahren und Wenden auf ebenem Boden erleichtern
– Bremshebelverlängerungen, die durch größere Hebelwirkung das Bremsen und Lenken auch bei geminderter Kraft der oberen Extremitäten ermöglichen (Abb. 68 a u. b)
– Rollstuhlhandschuhe zum Schutz der Handballen und als Fahrhilfe – Erzeugung eines größeren Widerstandes auf dem Reifen (Abb. 66 a u. b)

121

Mit zunehmender Sicherheit und verbesserter Sitzbalance können diese zusätzlichen Hilfsmittel, wenn der Behinderte nicht gänzlich auf sie verzichten kann, gegen Rollstuhlbestandteile anderer Ausführung ausgetauscht werden (z. B. Ballonlenkräder, einfache Desk-Armlehnen u.a.m.).

Ist der Patient infolge bestehender schwerer Funktionsausfälle in Arm, Hand und Fingern außerstande, die Greifreifen zu benutzen, und werden diese auch nicht als Schutz vor Verletzungen durch die Radspeichen benötigt, werden sie ganz entfernt. Auf diese Weise wird der Rollstuhl um einige (wichtige!) Zentimeter schmäler.

Die Verordnung eines Sportrollstuhls soll abhängig gemacht werden von der Lähmungshöhe, der Geschicklichkeit und der körperlichen Leistungsfähigkeit des Patienten. Der Gelähmte soll zunächst probeweise für einige Zeit mit einem Sportrollstuhl ausgestattet werden, um ihm auf diese Weise Gelegenheit zu geben, die veränderten Anforderungen an die Sitzbalance und an die Sicherheit beim Fahren mit niedriger Rückenlehne kennenzulernen und zu prüfen.

Die niedrige Rückenlehne ermöglicht bei gleichzeitig verringerter diagonaler Rollstuhllänge einen wesentlich größeren Aktionsradius. Größere Räder dienen einer schnelleren Fortbewegung, sie erfordern allerdings mehr Kraft und Geschicklichkeit. Innerhalb der klinischen Behandlungsphase nach einer Rückenmarkverletzung ist es vielfach nicht möglich, die endgültige, sich aus der Verletzung ergebende Körperform und die schließlich resultierende Sitzhaltung zu beurteilen. Die möglicherweise vorhandene Tendenz zur Entwicklung eines Rundrückkens oder einer Skoliose sollte daher bei der Festlegung des Zeitpunktes für die Verordnung eines Sportrollstuhls mit entscheiden.

7.4.4. Erstversorgung für Tetraplegiker

Patienten mit ausreichend innerviertem M. triceps brachii werden mit einem mechanisch anzutreibenden Rollstuhl mit abknickbarer Rückenlehne und mehreren Buchsen für die Hinterradachse versorgt.
Patienten mit Lähmung oder unzureichender Funktion des M. triceps brachii erhalten einen Leichtmetallrollstuhl.

7.4.5. Zweitversorgung für Tetraplegiker

Die Auswahl des bestgeeigneten Rollstuhltyps für die noch während der klinischen Erstbehandlung durchzuführende Zweitversorgung für Tetraplegiker ist vor allem von der jeweiligen Lähmungshöhe abhängig.
Patienten, die selbständig in der Lage sind, ein Kraftfahrzeug zu lenken (in der Regel mit Lähmungen unterhalb C 6), sollten mit einem Leichtmetallrollstuhl, der ohne großen Kraftaufwand im Wagen verladen werden kann, ausgerüstet werden.
Patienten mit schweren Funktionsausfällen werden mit einem Elektrorollstuhl ausgestattet, wenn die nähere häusliche Umgebung seine Benutzung zuläßt. Ist dies nicht der Fall, so ist die Anschaffung eines zweiten Leichtmetallrollstuhls angezeigt.

8. Ergotherapeutische Aufgaben in der Rehabilitation Querschnittgelähmter

Für den Querschnittgelähmten gewährleistet die enge Zusammenarbeit zwischen den verschiedenen therapeutischen Disziplinen, insbesondere zwischen Ergotherapie und Physiotherapie, den erfolgreichen Ablauf der Rehabilitation. Die Kooperation dieser therapeutischen Dienste ermöglicht die Wiedererlangung eines Höchstmaßes an Selbständigkeit und an Unabhängigkeit von fremder Hilfe. Sie schafft damit gleichzeitig die Voraussetzung für die Wiedereingliederung in Familie, Gesellschaft und Beruf.

Dabei ergeben sich unterschiedliche Aufgabenschwerpunkte. Während beispielsweise im Rahmen der Physiotherapie versucht wird, den Verlust der Willkürmotorik und der Sensibilität durch gezieltes Training der erhaltenen Körperfunktionen bestmöglich zu kompensieren, werden im Rahmen der Ergotherapie diese Funktionen für die Ausübung von Gebrauchsbewegungen im täglichen Leben vom Rollstuhl aus getestet und nutzbar gemacht.

Damit liegt der Schwerpunkt der Rehabilitation Querschnittgelähmter aus klinisch-therapeutischer Sicht im *Funktionstraining*. Hier ergibt sich gleichzeitig die gemeinsame Kooperationsebene für Physio- und Ergotherapie. Der Schwerpunkt der ergotherapeutischen Aufgabenstellung beim Querschnittgelähmten liegt heute in der Betreuung des Halsmarkgeschädigten. Für die Darstellung des Therapieverlaufs beim Tetraplegiker, bei dem also in Folge der Funktionsminderung der oberen Extremität eine langdauernde und intensive Betreuung und Behandlung durch den Ergotherapeuten erforderlich ist, sei im folgenden von einer Lähmung unterhalb C 5/6 ausgegangen.

Im Rahmen der Früh- und Spätphase des klinischen Abschnitts der Rehabilitation lassen sich bei diesem Schädigungsbild einige Schwerpunkte der gemeinsamen therapeutischen Aufgaben herauskristallisieren:

8.1. Ergotherapie für Tetraplegiker

Aufgaben der Ergotherapie in der Frühphase der klinischen Rehabilitation

– Aufzeigen und Herstellen von Kontakt- und Kommunikationsmöglichkeiten zur Umgebung
– Beschaffen oder Anfertigen und Anpassen von Hilfsmitteln zur Verbesserung der Lagerung und zur Unterstützung des Trainings von Ersatzfunktionen
– Funktionelles Training der sensomotorischen Restfunktionen

Spätphase der klinischen Rehabilitation

– Rollstuhlversorgung und -training (s. S. 75 ff., 119 ff.)
– Selbständigkeitstraining – Training der Handhabungen des täglichen Lebens
– Schreibtraining
– Haushaltstraining
– Hilfsmittelversorgung
– Wohnungsberatung – Adaptation der Wohnung
– Beratung zur beruflichen und schulischen Eingliederung
– Beratung hinsichtlich Führerscheinerwerbs, Kfz-Versorgung und Anpassung des Fahrzeuges an die Behinderung
– Kontaktaufnahme zu den Angehörigen und deren Einweisung in Techniken der Pflege und des Hilfsmittelgebrauchs.

8.1.1. Frühphase der klinischen Rehabilitation

Die Frühphase umfaßt die Zeit vom Unfalltag bis zum Zeitpunkt, an dem der Patient in der Lage ist, ganztags im Rollstuhl zu sitzen, d. h. im allgemeinen 12 bis 14 Wochen.

8.1.1.1. Kontaktaufnahme

Der erste Kontakt mit dem Patienten wird vom Ergotherapeuten am Tage der Aufnahme hergestellt. Eine fortlaufende Gesprächsführung schafft auch im gesamten weiteren Verlauf die Grundlage für alle Maßnahmen der Ergotherapie.

8.1.1.2. Hilfsmittelversorgung

Gleichzeitig werden erste Hilfsmittel zur besseren Kommunikation bereitgestellt, so etwa
- eine *Rufklingel,* bei deren Auswahl die jeweils beim Patienten gegebenen funktionellen Voraussetzungen zur Auslösung des Mechanismus berücksichtigt werden müssen, etwa durch den Handballen, das Armgewicht, die Schulter oder den Mund
- ein *Spiegel,* um das durch die notwendige Lagerung des Patienten eingeengte Gesichtsfeld zu erweitern. Der Patient kann sich auf diese Weise räumlich orientieren, die Vorgänge im Zimmer mitverfolgen, er kann aus dem Fenster schauen und Blickkontakt zu den Mitpatienten und dem Personal aufnehmen
- *Hilfen zum Lesen,* die, unabhängig von der ständigen Hilfeleistung durch andere Personen, eine sinnvolle Beschäftigung ermöglichen. Je nach Ausmaß der Lähmung werden ein Hand- oder Mundblattumwender, ein Leseständer oder ein elektrisches Blattwendegerät zur Verfügung gestellt
- individuell anzufertigende *Funktionshandschuhe* (Abb. 6 a), durch die die funktionsgerechte Handstellung bei der Lagerung unterstützt wird.

8.1.1.3. Funktionelles Training

Das Training der teilgelähmten sensomotorischen Funktionen, insbesondere das Greifen im Sinne der aktiven und passiven Funktionshand (s. 3.1.2.1.), wird unter Berücksichtigung des jeweiligen Standes der Frakturheilung von der 3. Woche an begonnen. Das Üben mit Steckspielen stellt dabei eine besonders gute Möglichkeit zur Verbesserung der Hand- und Fingerfunktionen dar. Die Spielsteine werden nach Größe, Gewicht und Form an die Behinderung angepaßt und der Schwierigkeitsgrad wird langsam erhöht. Mit zunehmender Geschicklichkeit und Kraft werden die erworbenen Fähigkeiten auf das Üben des Schreibens, Essens, Zähneputzens und des Blasentrainings übertragen. Soweit erforderlich, werden unterstützende Hilfsmittel individuell angefertigt, z. B.

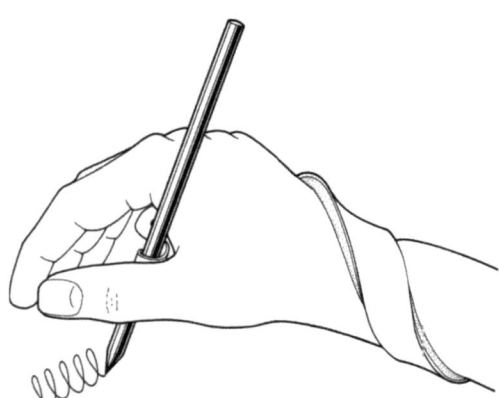

Abb. 95. Schreiben mit der Spiralschiene bei Patienten ohne aktive Fingerfunktion

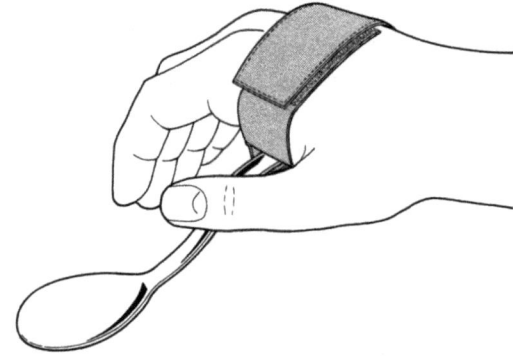

Abb. 96. „Riemchen" mit Klettverschluß (zum Einstecken von Bestecken etc.)

- eine Spiralschiene (Abb. 95)
- ein Halterungsriemen (Abb. 96)
- eine stabilisierende Handgelenkmanschette (Abb. 97).

Mit der Aufrichtephase im normalen Bett und der nachfolgenden Belastungssteigerung im Rollstuhl beginnen Maßnahmen zum Training der Selbständigkeit bei der Pflege von Gesicht und Oberkörper.

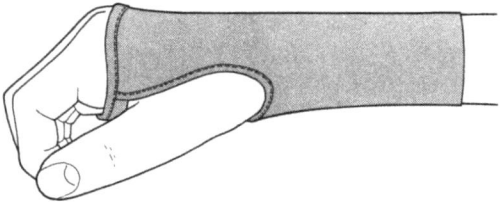

Abb. 97. Stabilisierende Handgelenkmanschette

8.1.2. Spätphase der klinischen Rehabilitation

Diese umfaßt die Zeit von der Rollstuhlgewöhnung bis zur Entlassung, in der Regel einen Zeitraum von der 14.–28. Woche. In dieser Phase der Rehabilitation bemüht sich der Ergotherapeut insbesondere um die folgenden Aufgaben.

8.1.2.1. Rollstuhlversorgung und -training

Diese werden mit dem Beginn der Belastungsphase eingeleitet. Die hierfür erforderlichen Maßnahmen sind in einem eigenen Kapitel besprochen (s. Kap. 7, sowie 3.1.5., 3.2.5. u. 3.3.1.).

8.1.2.2. Selbständigkeitstraining

Dieses stellt an den Patienten hohe Anforderungen hinsichtlich Kraft, Beweglichkeit, Ausdauer und Geschicklichkeit. Es umfaßt, je nach Lähmungshöhe, ein erweitertes Programm zur Pflege des Oberkörpers und zum Üben des Übersetzen vom Rollstuhl auf die Toilette, auf das Bett, in die Badewanne oder ins Auto.

Auf diese Weise werden das funktionelle Training der oberen Gliedmaßen, das Üben der Sitzbalance und die Schulung in der Durchführung schwieriger Bewegungsabläufe, wie sie in der Physiotherapie eingeübt wurden, weitergeführt und in die Handhabungen des täglichen Lebens umgesetzt.

8.1.2.3. Schreibtraining

Die Schulung im Schreiben von Hand, mit der Schreibmaschine, die Benutzung des Telefons und ähnlicher Apparaturen sind für die Gewährleistung bestmöglicher Selbstän-

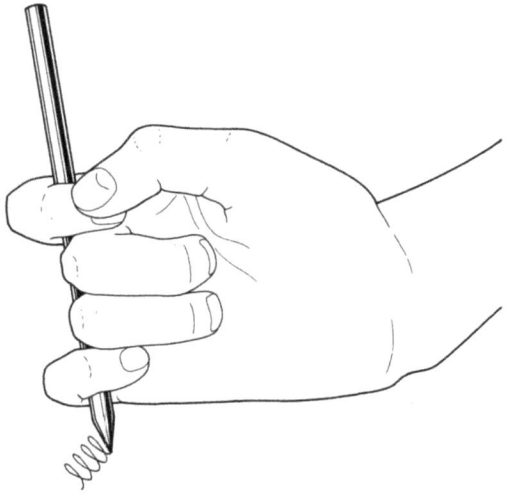

Abb. 98. Schreiben ohne Hilfsmittel bei Patienten ohne aktive Fingerfunktion

digkeit im häuslichen Bereich von großer Wichtigkeit. Beim Handschreiben muß zunächst die günstigste Handstellung ausprobiert werden, bevor mit Hilfe individuell angefertigter Schreibhilfen der systematische Aufbau der Schreibübungen begonnen werden kann (Abb. 98).

Das Schreiben auf der elektrischen Schreibmaschine wird mit individuell angefertigten Hämmerchen erlernt. Bis zur Entlassung kann eine Schreibgeschwindigkeit von ca. 80 Anschlägen/min erreicht werden.

Im weiteren Verlauf werden zusätzliche Techniken, etwa aus dem Bürobereich (Anlegen von Aktenordnern, Karteiführung, Werkzeuggebrauch) geübt.

8.1.2.4. Haushalttraining

Die tetraplegische Frau übt systematisch im Rahmen des Haushalttrainings alle Arbeits-

abläufe in einer Übungsküche. Die Auswahl geeigneter Haushaltgeräte setzt Kenntnis und Kritik der auf dem Markt erhältlichen, auch für den körperlich Behinderten geeigneten Küchengeräte voraus. Zusätzlich müssen häufig Hilfsmittel zur sicheren Handhabung der Haushaltgeräte benutzt werden.
Für Patienten mit Tetraplegie unterhalb C 5 und höheren Läsionen erweist sich das Haushalttraining in der Regel als wenig erfolgreich.

8.1.2.5. Hilfsmittelversorgung

Für viele Maßnahmen zum Selbständigkeitstraining sind Hilfsmittel und kleinere oder größere technische Veränderungen eine wichtige Voraussetzung. Dabei sind drei Arten von Hilfsmitteln zu unterscheiden, nämlich
- individuell anzupassende Hilfsmittel
- Adaptation von Gebrauchsgegenständen
- im Handel erhältliche Hilfsmittel.

Es muß darauf geachtet werden, daß diese Hilfen vielseitig, einfach konstruiert und leicht sind und daß sie möglichst vom Patienten selbständig angelegt und gehandhabt werden können. Zu nennen sind in diesem Zusammenhang etwa Klettverschlüsse, Reißverschlüsse und Schlaufen (anstelle von Knöpfen), Griffverstärkungen aus Schaumstoff, adaptierte Toilettengegenstände, behinderungsgerechte Eß- und Küchengeräte, Bedienungserleichterungen für Schaltknöpfe u.a.m. Es gibt eine Vielzahl von Materialien, die sich für die individuelle Anpassung eignen, mit deren Verarbeitungstechnik der Ergotherapeut vertraut sein sollte.

Bei Patienten mit einer Tetraplegie unterhalb C4/5 und höheren Läsionen reichen die mechanischen Hilfsmittel häufig nicht aus, so daß elektronische Steuergeräte zu Hilfe genommen werden müssen.

8.1.2.6. Wohnungsberatung, Adaptation der Wohnung

Die Wohnungsberatung besteht vor allem in Änderungsvorschlägen zur baulichen Adaptation der vorhandenen Wohnung an die Rollstuhlbenutzung. Eine Wohnungsbesichtigung oder die Einblicknahme in Baupläne sichern den Erfolg dieser Bemühungen. Höher gelegene Hauseingänge oder ein nur über Stufen erreichbarer Balkon können durch Rampen (Steigung maximal 5–6%) oder durch Hebebühnen befahrbar gemacht werden. Gelegentlich ist die Verbreiterung von Türen erforderlich. Bäder können mitunter durch Umsetzen der Einrichtung für den Rollstuhl zugängig gemacht werden. Küchen werden ebenfalls durch Umstellung der Einrichtung oder durch Einbau moderner Einrichtungen behinderungsgerecht adaptiert.

Bei Errechnung der erforderlichen Raumgrößen und bei Überlegungen hinsichtlich der Zugänglichkeit etwa von Schränken, Regalen und anderen Einrichtungsgegenständen sind der Wendekreis des Rollstuhls sowie die Greifhöhe seines Benutzers zu berücksichtigen (s. diesbezügliche Empfehlungen der DIN-Norm 18025). Unter dem Gesichtspunkt der Rollstuhleignung kann in gleicher Weise die Besichtigung von Schule oder Arbeitsplatz bedeutungsvoll sein.

8.1.2.7. Führerscheinerwerb

Das Testen der Kraftfahrzeugtauglichkeit und die Mitwirkung bei der Beratung und Anpassung eines behindertengerechten Kraftfahrzeugs liegen, in Zusammenarbeit mit dem Behindertenfahrlehrer, ebenfalls vielfach in den Händen des Ergotherapeuten. Von einer Reihe von Spezialfirmen werden Zusatzgeräte zur behinderungsgerechten Kraftfahrzeugadaptation in Form von Handbedienungsgeräten angeboten. Ihr Einbau wird im Kraftfahrzeugführerschein amtlich vorgeschrieben. Der Patient übt den Gebrauch dieser Bedienungshilfen in Zusammenarbeit mit dem Fahrlehrer und dem Ergotherapeuten so lange, bis der Führerschein beim TÜV umgeschrieben werden kann.

Der Ergotherapeut übt des weiteren mit dem Behinderten das Übersetzen auf den Fahrer- oder Beifahrersitz, gegebenenfalls unter Zuhilfenahme des sogenannten „Rutschbrettes" (s. Abb. 52 a–c), sowie das Hereinziehen des Rollstuhls hinter den Fahrer- oder Beifahrersitz.

8.2. Ergotherapie für Paraplegiker

Bei der Ergotherapie des Paraplegikers ergeben sich einige Abweichungen von dem bisher Gesagten. Da die Funktionen der Schultergürtel-Arm-Muskulatur bei Paraplegikern erhalten sind, sind die Möglichkeiten der Eigenbeschäftigung zur Überbrückung der langen Liegezeiten in der Frühphase für diese Patienten weitaus vielfältiger als beim Tetraplegiker. Häufig wird bereits in den ersten Gesprächen der Wunsch nach Büchern, Werkmaterial, Tonbandgeräten oder Plattenspielern geäußert. Die Kontaktaufnahme zu anderen Mitpatienten oder Mitarbeitern über Gesellschaftsspiele oder gemeinsame Interessen sollte unterstützt, ihre Durchführung arrangiert werden. Die Bemühungen um eine realistische Auseinandersetzung mit der Behinderung können durch Spiel und im Gespräch gefördert werden.

Während der Spätphase der klinischen Rehabilitation stehen beim Paraplegiker die Rollstuhlversorgung und der Rollstuhlgebrauch, das Training der Selbständigkeit in der Körperpflege, der Haushaltführung und der Benutzung eines Kraftfahrzeuges sowie die Wohnungsberatung im Vordergrund ergotherapeutischer Bemühungen. Das Erlernen der Handhabungen des täglichen Lebens (Waschen, Ankleiden, Übersetzen u.a.m.) erfolgt ohne Hilfsmittel und wird im Vergleich zum Patienten mit Tetraplegie in der Regel wesentlich müheloser und unter geringerem Energieaufwand bewältigt.

Paraplegiker im höheren Lebensalter bzw. solche mit Gelenkversteifungen, Schmerzsyndromen, schwerem oder dysproportioniertem Körperbau müssen dagegen ein ebenso sorgfältiges, individuelles und intensives Selbständigkeitstraining erfahren wie der Patient mit Tetraplegie.

Eine gezielte Funktionsschulung und die Versorgung mit technischen Hilfen ist beim Paraplegiker unter Berücksichtigung der Lähmungshöhe im allgemeinen nicht notwendig. Die Adaptation der Wohnung, der Schule und des Arbeitsplatzes sowie die Abklärung der Kfz-Tauglichkeit dagegen müssen bei allen Querschnittgelähmten sorgfältig besprochen und geübt werden.

8.3. Schlußbemerkung

Zusammenfassend ist festzustellen, daß der Schwerpunkt der ergotherapeutischen Arbeit im Funktionstraining der oberen Extremitäten liegt. Bei konsequenter und intensiver Zusammenarbeit zwischen Physiotherapie und Ergotherapie können auch dem Patienten mit Tetraplegie die Voraussetzungen für ein erstaunlich hohes Maß an Selbständigkeit und Funktionstüchtigkeit vom Rollstuhl aus geboten werden. So ist es im Fall einer kompletten Läsion unterhalb C 5/6 beispielsweise möglich, bis auf kleine Hilfestellungen (etwa bei Maßnahmen der Toilette, beim An- und Auskleiden der unteren Körperhälfte, beim Einsteigen ins Auto und beim Fahren im Rollstuhl auf ungünstigem Gelände), Unabhängigkeit von fremder Hilfe zu erzielen. Dieses Ziel wird allerdings häufig erst 2 Jahre nach der Entlassung erreicht, wenn sich in der Routine des Alltags und durch ständiges Wiederholen der Aktivitäten die dazu notwendige Geschicklichkeit eingestellt hat.

9. Aufgaben der Krankenpflege bei Querschnittlähmung

Die ständige intensive Kooperation der verschiedenen medizinischen und nicht-medizinischen Fachdienste ist die Basis der erfolgreichen Rehabilitation des Querschnittgelähmten. Dies gilt in besonderer Weise für die Zusammenarbeit zwischen den therapeutischen Diensten, also insbesondere der Physiotherapie und der Ergotherapie auf der einen und den pflegerischen Diensten auf der anderen Seite. Es sollen daher hier einige Schwerpunkte der pflegerischen Aufgabenstellung bei Querschnittgelähmten erörtert werden, bei denen sich das Zusammenwirken im Teamverbund als besonders bedeutsam erweist.

Fortlaufende gegenseitige Information ist die unersetzliche Voraussetzung für einen sinnvollen und erfolgreichen Behandlungs- und Rehabilitationsverlauf. Sie wird durch den unmittelbaren Kontakt der einzelnen Mitarbeiter aus den verschiedenen rehabilitativen Disziplinen ebenso sichergestellt wie durch die systematische Arbeit in der Gruppe (Case-Teamwork, Stationsbesprechungen, Fachgruppenarbeit etc.).

Die Schwerpunktsetzung und der Umfang derartiger Formen der Zusammenarbeit werden im wesentlichen durch drei Faktoren bestimmt.
- Durch das jeweils vorliegende Krankheitsbild der Querschnittlähmung und ihrer Folgen und die sich daraus für die Pflege ergebenden Konsequenzen: Dabei sind nicht nur die Höhe der Läsion, der Charakter der Lähmung und die Frage, ob eine komplette oder inkomplette Paraplegie bzw. Tetraplegie vorliegen von Bedeutung. Vielmehr sind gleichzeitig Begleitverletzungen, drohende oder bereits eingetretene Komplikationen und Folgeerkrankungen der Rückenmarkschädigung – Störungen der Atemfunktion, der Kreislauforgane, der Verdauungs- und Harnwege, Spastizität, Gelenkkontrakturen und Thromboembolien – zu berücksichtigen.
- Durch den jeweils erreichten individuellen Stand des Rehabilitationsverlaufes: Die Schulung zur Selbständigkeit in den Verrichtungen des täglichen Lebens ist in dem Maße systematisch aufzubauen und ihre Ergebnisse sind so weit konsequent zu nutzen, wie Kräftezustand, funktionelle Geschicklichkeit und Kooperationsfähigkeit, Intelligenz, Lebensalter und rehabilitative Motivation dies im Einzelfall zulassen. Entsprechend bedingen hochgradige Dekubitusgefährdung, Komplikationen von seiten der Harn- und der Verdauungswege, mangelnde Kreislaufstabilität, sehr heftige Spastizität oder in Entwicklung begriffene Muskelverknöcherungen in der Weichteilumgebung der großen Gelenke möglicherweise eine Einschränkung des üblichen physiotherapeutischen und ergotherapeutischen Programms.
- Durch die personelle Leistungskapazität der therapeutischen und pflegerischen Dienste: Kann beispielsweise seitens der Physiotherapie und der Ergotherapie täglich für jeden Patienten ein mehrstündiges Übungsprogramm durchgeführt werden, so sollte durch sinnvolle Pflegeplanung der ungehinderte zeitliche Ablauf dieser Maßnahmen abgestimmt und sichergestellt werden. In diesem Fall muß von seiten der Pflege eine Art „Zubringerfunktion" wahrgenommen werden. Gleichzeitig müssen die jeweiligen Aufgabenbereiche abgegrenzt und koordiniert werden.

So ist Übereinstimmung in der Frage zu erzielen, welche Trainingsmaßnahmen, etwa in den Handhabungen des täglichen Lebens, in der Hand der therapeutischen und welche im Aufgabenbereich der pflegerischen Dienste liegen.

Seitens der Physiotherapie und der Ergotherapie muß bei der Entwicklung des Übungsprogramms berücksichtigt werden, daß der Arbeitsablauf im Pflegesektor oft kurzfristige Umstellungen, beispielsweise wegen langdauernder personalintensiver diagnostischer Maßnahmen, wegen unvorhersehbarer Zwischenfälle (Kreislaufkomplikationen, Inkontinenz), erforderlich macht. Es muß angesichts dieser Situation von allen Beteiligten ein gewisses Maß an Flexibilität, an Bereitschaft zur gemeinsamen Bewältigung der sich von Fall zu Fall ergebenden Schwierigkeiten und insbesondere gegenseitige Information erwartet werden.

Bei fehlender oder unzureichender Bewältigung dieser nicht schematisch zu erfassenden Aufgaben kommt es zu spürbaren negativen Auswirkungen auf den organisatorischen Ablauf des Rehabilitationsgeschehens – mit einer ungünstigen Beeinflussung des kooperativen Arbeitsklimas im Team und des Behandlungsgeschehens.

Im gemeinsamen Gespräch ist daher immer wieder abzuklären, wie sich die jeweiligen Behandlungsschwerpunkte für den einzelnen Patienten verteilen. Durch vorübergehende, eventuell kurzfristige Umstellungen im Behandlungsplan werden patientorientierte und für alle Beteiligten realisierbare Arbeitsabläufe ermöglicht.

Über die jeweilige wechselseitige Information hinaus erweist es sich für alle Beteiligten als nützlich, wenn die Mitglieder der verschiedenen Bereiche des therapeutischen Teams durch Kurzpraktika (Pflegepersonal in der Physiotherapie und umgekehrt) die Arbeitsweisen der anderen Seite kennenlernen. Bei einer so erzielten gegenseitigen Kenntnis gelingt es in der Regel leichter, scheinbar divergierende Aufgabenstellungen und Interessen zum Nutzen des Patienten zu koordinieren.

9.1. Schwerpunkte der Krankenbeobachtung

Bei der Versorgung des Frischverletzten ebenso wie beim Bemühen um die Verhütung und Früherkennung von Komplikationen kommt der fortlaufenden umfassenden Beobachtung des Patienten vorrangige Bedeutung zu. Sie ist die Voraussetzung für die den speziellen Anforderungen einer Paraplegie entsprechende pflegerische Versorgung.

Je fundierter die Kenntnisse über die möglichen Auswirkungen einer Querschnittlähmung sind, desto gezielter kann beobachtet werden.

Den Grundprinzipien der Rehabilitation entsprechend, wonach der Patient weitestmöglich am Ablauf des Geschehens zu beteiligen ist, wird der Verletzte von Anfang an auch über die Möglichkeiten der Selbstbeobachtung informiert.

In Abhängigkeit vom Ablauf des therapeutischen Prozesses und vom Schweregrad der Behinderung erwirbt er auf diese Weise in zunehmendem Maße die Fähigkeit, die erforderlichen Kontrollen selbst wahrzunehmen oder Hilfspersonen dazu anzuleiten.

9.1.1. Zentralnervensystem – Wirbelsäule – Gelenke

Als Voraussetzung für eine umfassende und sachentsprechende pflegerische Versorgung stellt sich die Aufgabe, die unmittelbaren Folgen der Rückenmarkverletzung, also die motorische, sensible und vegetative Lähmung ebenso zu überwachen wie die Folgen der Wirbelsäulenverletzung, also die Instabilität der Körperachse. Höhe der Rückenmarkläsion, Ausmaß und Charakter der Lähmung werden durch die fortlaufende ärztliche Diagnostik kontrolliert. Eine korrekte Bewertung und die Beobachtung von Veränderungen des Lähmungsbildes haben nicht nur für die generelle Prognose, sondern auch für die Durchführung der Pflegemaßnahmen eventuell entscheidende Bedeutung. Frühzeitig einsetzende heftige Spastizität er-

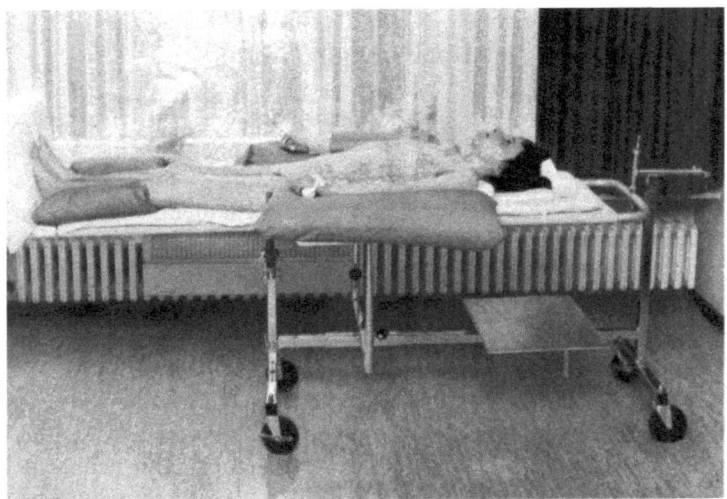

Abb. 99 a. Lagerung in Rückenlage

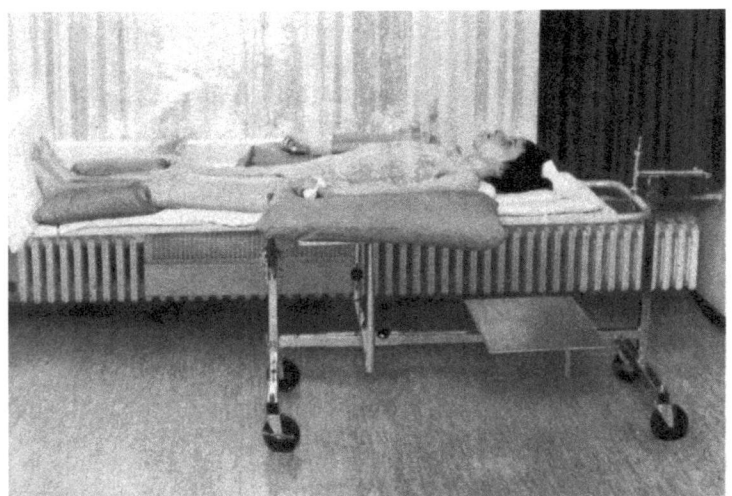

Abb. 99 b. Lagerung in Bauchlage

schwert mitunter die korrekte Lagerung und macht besondere Maßnahmen der Fixierung in den gelähmten Körperabschnitten erforderlich. Der Frakturbereich ist durch regelmäßige Inspektion zu überwachen. Ödem- und Hämatombildung, Hautabschürfungen oder auch tiefere Wunden haben eine verstärkte Empfindlichkeit der Haut gegenüber Druckschäden zur Folge, sie bedürfen daher bei der Durchführung des Lagerns besonderer Aufmerksamkeit.

Sorgfältige Kontrolle erfordert die Bewußtseinslage des Verletzten. Zu den häufigen Begleitschäden einer Wirbelsäulen-Rückenmark-Verletzung gehören Schädel-Hirn-Traumen. Mit hieraus resultierenden anfangs vorhandenen, mitunter langdauernden, gelegentlich auch verzögert auftretenden (subdurales Hämatom!) Bewußtseinsstörungen, mit psychischen Alterationen (Verwirrtheits- und Erregungszuständen, Erinnerungslücken, im Rahmen eines sogenannten

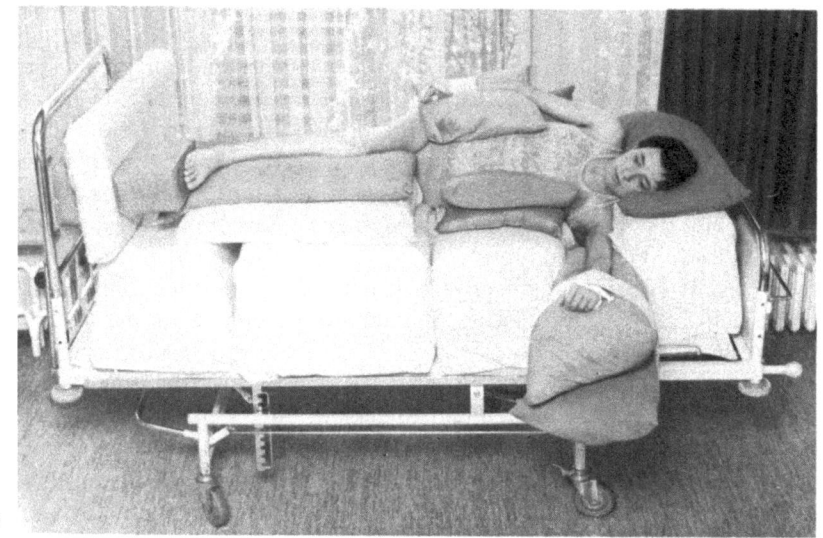

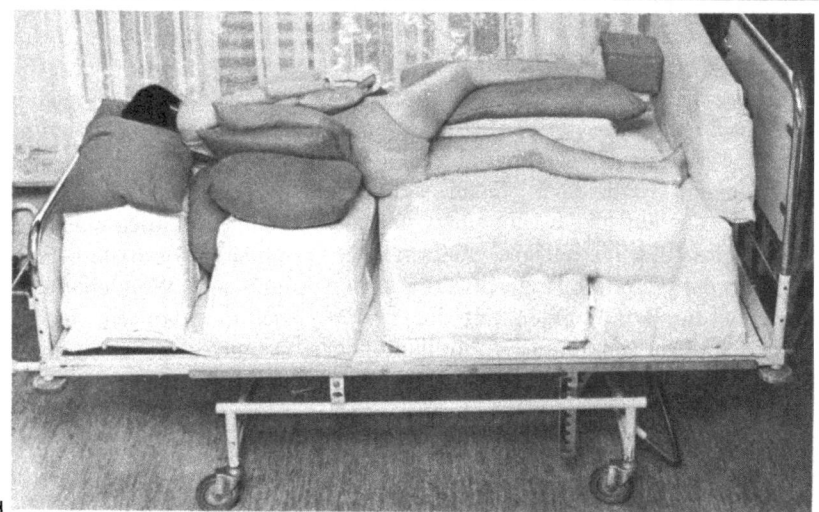

Abb. 99 c u. d. Lagerung in Seitlage

postkontusionellen Durchgangssyndroms) haben wir uns im unmittelbaren und mittelbaren Zusammenhang mit einem Rückenmarktrauma nicht selten auseinanderzusetzen.

9.2. Schwerpunkte der Grundpflege

Zu den wesentlichen Aufgaben des pflegerischen Dienstes in den ersten Tagen und Wochen nach Eintritt einer Querschnittlähmung gehört die korrekte Lagerungs-Umlagerungs-Behandlung.

9.2.1. Prinzipien des Lagerns und Umlagerns

Neben den allgemein üblichen, auf Lebenszeit vom Querschnittgelähmten zu beachtenden Regeln der korrekten Lagerung des Körpers sind in der Frühphase beim Vorliegen von Wirbelfrakturen besondere Ge-

sichtspunkte zu berücksichtigen, nämlich Lagerungstechniken
- zur Wiederherstellung der physiologischen Stellung der Wirbelsäule: Reposition bei Luxations- und Kompressionsfrakturen und
- Fixierung der Wirbelsäule nach Reposition bis zur ausreichenden knöchernen Stabilisierung der Fraktur.

Das Lagern und Umlagern erweist sich erforderlich als prophylaktische Maßnahme zur Verhinderung von
- Druckstellen
- hypostatischen Pneumonien und Atelektasen
- Thrombophlebitiden und Thromboembolien
- Konkrementbildung in den ableitenden Harnwegen
- Kontrakturen
- Kreislaufinsuffizienz.

Für die Behandlung der Wirbelfraktur wäre ohne Zweifel die Rückenlage allen anderen Lagerungen vorzuziehen. Doch stellt die Fraktur nur **einen** Gesichtspunkt für die Pflege des frischverletzten Querschnittgelähmten dar. Zumindest gleichwertig stehen daneben die Bemühungen um die Verhütung der oben genannten Komplikationen, die sich letztlich für die Gesamtprognose als entscheidend erweisen.

Die systematische Durchführung von Maßnahmen zur Druckentlastung, in den ersten 24 Stunden nach der Verletzung eventuell ausschließlich durch regelmäßiges Anheben des Verletzten, später durch das Umlagern, bestimmt in der Regel den zeitlichen Ablauf des Pflegeschemas.

Bei fachgerechtem Einsatz der Hebetechniken (s. 5.1.) ist die ausreichende Ruhigstellung auch der frischen Fraktur während des Umlagerns gewährleistet. Je nach dem zur Verfügung stehenden Bettentyp kann zwischen Rücken- und Bauchlagerung oder Rücken- und Seitlagerung abgewechselt werden (Abb. 99 a – d).

Entscheidend für den Erfolg dieser einer umfassenden Prophylaxe dienenden Maßnahmen ist die systematische Lageveränderung in 2–3stündlichem Abstand unter Beachtung der folgenden Richtlinien:

Für die Umlagerungsbehandlung stehen verschiedenartige Typen von Spezialbetten zur Verfügung. Grundsätzlich ist eine derartige Behandlung aber auch in einem normalen Krankenbett, das zusätzlich mit einem Satz Kissen und gegebenenfalls mit Schaumgummielementen ausgestattet wird, möglich. Das Prinzip der Umlagerungsbehandlung ist in jedem Fall die mehrstündige *Druckentlastung* von Körperpartien (Rücken, Seite oder Bauch), die zuvor über einen entsprechenden Zeitraum durch das Körpereigengewicht belastet worden waren.

Für viele Patienten ist die Lagerung auf der Seite oder auf dem Bauch zunächst ungewohnt. Die Gewöhnung an diese Positionen wird darüber hinaus durch das Gefühl der Unsicherheit und Angst verstärkt, da der gelähmte Patient außerstande ist, die Körperlage selbständig zu verändern.

Der Verletzte sollte deshalb zunächst während der Lagerung auf dem Bauch und auf der Seite nicht alleine gelassen werden, die Zeitdauer, insbesondere bei der Bauchlagerung (auf sog. Wendebetten), sollte über einen Zeitraum von einigen Tagen allmählich gesteigert werden. Eine derartige Gewöhnung ist vertretbar, da schon eine 15–20minütige Lagerung auf dem Bauch oder auf der Seite im Abstand von 2–3 Std der Dekubitusprophylaxe dient. Für die Rückbildung von abhängigen Ödemen, die insbesondere in der Phase des spinalen Schocks und bei auf Dauer schlaffen Lähmungen gefunden werden, erweist sich eine derartige kurzzeitige Umlagerung als nicht ausreichend. Für eine effektive Organisation des Pflegedienstes im Wechselspiel mit den Maßnahmen der Physio- und Ergotherapie ist ein Lagewechsel im Abstand von 3 Std erfahrungsgemäß sinnvoll. Die Prinzipien der Druckentlastung müssen, insbesondere in der Frühphase, in jeder Situation berücksichtigt werden: jedes Bett, jeder Röntgentisch, jeder Operationstisch und jede Krankentransporttrage können und müssen mit insgesamt geringen Hilfsmitteln diesen Anforderungen angepaßt werden.

Die Maßnahmen zur korrekten Einstellung der Wirbelfraktur durch Lagerung richten sich vor allem nach dem jeweiligen Röntgenbefund. Die Lokalisation der Fraktur wird zur Information für die pflegerischen und therapeutischen Dienste am Thorax des Verletzten angezeichnet. Nach jedem Umlagern ist die Position der Körperlängsachse zu überprüfen: Nase, Kehlkopf, Sternum, Symphyse müssen eine gerade Linie bilden. Erforderliche Korrekturen sind mit Vorsicht vorzunehmen.

Bei der Bauchlagerung, die nur auf Spezialbetten durchgeführt werden soll, muß der Kopf gut abgestützt werden. Die Bauchlage erweist sich bei korrekter Anwendung als gut geeignet zur Unterstützung der Ausatmung, insbesondere bei hoher Paraplegie und bei Tetraplegie. Nur gelegentlich wird von den Patienten anfänglich, wohl unter dem Eindruck der ungewohnten Lage, das Gefühl der „Atemnot" angegeben. In der Regel gewöhnen die Verletzten sich innerhalb von 1–2 Tagen an diese Körperstellung und registrieren die Besserung der Respiration, die besseren Einsatzmöglichkeiten der oberen Gliedmaßen und die Erleichterung der Kontaktaufnahme mit anderen Personen über einen Spiegel.

9.2.2. Lagerung in der Spätphase und nach Entlassung aus klinischer Behandlung

Wenn der Patient in der Lage ist, ganztags im Rollstuhl zu sitzen, dient die nächtliche Lagerung insbesondere der Prophylaxe von Druckschäden und Kontrakturen. Die zuvor erforderlichen Lagerungshilfsmittel werden auf das Notwendige reduziert. Als beste Möglichkeit für die Druckentlastung und als gleichzeitig günstigste Position der Kontrakturprophylaxe der Hüftgelenke erweist sich die Bauchlagerung.

Die im Rahmen der Frühbehandlung erreichte Gewöhnung an diese Position sollte deshalb in der Folge auf Lebenszeit für einen Teil der Nacht beibehalten werden. Für den Tetraplegiker ist diese Lagerung gegebenenfalls durch Verwendung von individuell geformten Schaumstoffteilen zu erleichtern. Die Einstellung auf eine derartige Position auf einem normalen Krankenbett erfordert ein gewisses Maß an Geduld und guter Kooperation.

Neben den Gesichtspunkten der Prophylaxe muß jetzt durch die korrekte nächtliche Lagerung insbesondere eine Entlastung für die Angehörigen, die in der Regel die Pflege wahrzunehmen haben, angestrebt werden. Auch in Alters- und Pflegeheimen, in denen Querschnittgelähmte gelegentlich Aufnahme finden, erweist es sich als eine wesentliche Erleichterung der Pflege, wenn zwischen 22.00 Uhr und 6.00 Uhr morgens keine aufwendigen Umlagerungsmaßnahmen durchgeführt werden müssen.

9.2.3. Kreislauf

In der Phase des spinalen Schocks ist der Kreislauf fortlaufend zu kontrollieren, da besonders während der ersten 2–3 Wochen mit schweren, gelegentlich bedrohlichen *hypotonen Kreislaufdysregulationen* zu rechnen ist. Bei stärkerem Blutdruckabfall tragen pflegerische Maßnahmen wie Auswickeln der Arme und der Beine (für jeweils maximal 30–40 min) oder das Anlegen einer Bauchbinde zur Normalisierung und Stabilisierung bei. Die Dekubitusprophylaxe darf dabei nicht vernachlässigt werden.

Auch in der nachfolgenden Phase des Aufrichtens nach Abschluß der Bettlägerigkeit ist mit Zuständen von krisenhaftem Blutdruckabfall zu rechnen. Zur Vorbeugung derartiger hypotoner Dysregulationen wird der Querschnittgelähmte über einen Zeitraum von 8–10 Tagen langsam aus dem Liegen bis zu einer sitzenden Position aufgerichtet. Ab einer Aufrichtung von 45° werden routinemäßig die unteren Gliedmaßen mit elastischen Binden gewickelt, gleichzeitig wird eine Bauchbinde angelegt. In den ersten Tagen im Rollstuhl ist der Patient kontinuierlich zu überwachen, beim Auftreten hypotoner Dysregulationen wird er von der Begleitperson sogleich über die Hinterräder "gekippt", d. h. er wird, im Rollstuhl sitzend, in annähernd waagrechte Stellung verbracht. Je höher die Rückenmarkläsion lokalisiert ist, desto länger dauert in der Regel die Anpassung an die veränderte Körperhaltung. Körperliche Aktivitäten unterstützen das Kreislauftraining. Ein therapiefreier Sonntag im Bett wird in der Anfangszeit oft von besonders schwerwiegenden Kreislauffunktionsstörungen gefolgt.

Zu krisenhaften *Blutdruckanstiegen* kann es bei Patienten mit hohen Querschnittlähmungen, lokalisiert oberhalb Th 5, kommen. Die Ursache hierfür ist meist eine Drucksteigerung in den Bauchorganen, also etwa in der Harnblase, im Enddarm oder im Uterus. Eine derartige intraabdominelle Drucksteigerung bewirkt auch beim Nichtgelähmten einen Blutdruckanstieg, der aber durch sogleich einsetzende Gegenregulationsmechanismen ausgeglichen wird. Bei hoher Querschnittlähmung stehen diese Ausgleichsfunktionen nicht zur Verfügung. Die Patienten leiden bei erheblich gesteigertem systolischem und diastolischem Blutdruck unter heftigsten Kopfschmerzen, gelegentlich kommt es zur Bewußtlosigkeit, zu Krämpfen und zur zerebralen Blutung. Die entscheidende pflegerische Maßnahme ist die raschestmögliche Beseitigung der auslösenden Ursache, in der Regel also Entleerung der überfüllten Harnblase durch den Katheter, Entleerung des überfüllten Enddarms. Heftige Kopfschmerzen beim Querschnittgelähmten sollten in der Regel also nicht Anlaß zur Gabe von Analgetica, sondern zur sofortigen Blutdruckmessung geben.

Eine der Hauptgefahren, denen der Querschnittgelähmte vor allem in den ersten Tagen und Wochen unterliegt, ist die Entstehung von *Thrombosen, Thrombophlebitiden und Thromboembolien.* Ursachen hierfür sind in der Lähmung der Vasokonstriktoren, im Ausfall der sogenannten "Muskelpumpe" und in der einerseits therapeutisch erforderlichen, andererseits lähmungsbedingten Immobilisation zu suchen. Im Entstehen begriffene Thrombophlebitiden werden infolge der sensiblen Lähmung vielfach nicht registriert. Es ist also Aufgabe des Pflegepersonals, sorgfältig auf die geringsten Anzeichen einer im Entstehen begriffenen derartigen Komplikation zu achten; Schwellungen, Temperaturunterschiede und Verfärbungen im Bereich der unteren Gliedmaßen sind als wichtige Hinweise zu werten. Durch frühzeitig – in der Regel am ersten Tage nach dem Unfall – einsetzende Antikoagulantienbehandlung, durch sorgfältige Durchführung der Lagerungsmaßnahmen und durch systematische Physiotherapie gelingt es heute mehrheitlich, der Bedrohung durch Thromboembolien erfolgreich entgegenzuwirken.

9.2.4. Körpertemperatur

Die Regulationsstörungen der Körpertemperatur in der Folge einer Rückenmarkschädigung können zu Unterkühlung oder zu unkontrolliertem Anstieg der Körpertemperatur führen. Dabei handelt es sich nicht um eine sogenannte "zentrale Hyperthermie", sondern um eine Folge des lähmungsbedingten *Verlustes der normalen Thermoregulationsmechanismen.* Die regelmäßige Temperaturkontrolle ist daher bei diesen Patienten *nicht* eine Maßnahme der Krankenhausroutine, sondern eine dringend erforderliche verantwortliche Überwachungsmaßnahme.

Kommt es infolge überhitzter Räume, übermäßiger Abdeckung des Patienten oder durch Sonneneinwirkung zu Temperaturanstieg (=Wärmestau), so wird durch einfache physikalische Maßnahmen (Entfernen der Bettdecke, großflächige Wickelungen und Waschungen mit kaltem Wasser, kalte Armbäder und Kühlen des Kopfes) ein Temperaturausgleich herbeigeführt. Bei hypothermen Zuständen wird der Patient vermehrt abgedeckt, die Raumtemperatur erhöht. *Die Anwendung von Wärmflaschen, Wärmkissen und Heizbögen dagegen ist wegen der damit verbundenen Verbrennungsgefahr strengstens kontraindiziert.*

Es ist zu beachten, daß die Dekubitusgefährdung durch Fieber und durch Feuchtigkeit in schwerwiegender Weise verstärkt wird.

9.2.5. Haut

Druckschäden der Haut drohen dem Betroffenen vom ersten Augenblick nach dem Eintritt einer Querschnittlähmung an. Aus anfangs scheinbar harmlosen Druckmarkierungen („rote Stelle") können sich in kürzester Zeit tiefreichende *Dekubitalulzera,* insbesondere über den exponierten Körperarealen (Kreuzbein-Steißbein, großer Rollhügel, Darmbeinkamm, Kniescheibe, Waden, Knöchel, Fersen u.a.m.) entwickeln. Sie sind nicht selten der Ausgangsort lebensgefährdender septischer Allgemeinerkrankungen.

Das Druckgeschwür ist *nicht*, wie früher gelegentlich behauptet, unvermeidliche Folge einer Querschnittlähmung, sondern in jedem Fall Ausdruck unzureichender und/oder unsachgemäßer Pflege und Behandlung. Pflegerische Aufgabenstellung ist es daher, die Haut und die darunter gelegenen Gewebe gesund zu erhalten, Hautschäden zu vermeiden oder frühestmöglich zu erkennen und rechtzeitig zum Abklingen zu bringen.

Wichtigstes Prinzip ist die regelmäßige, ausreichende Druckentlastung insbesondere der vermehrt druckexponierten Körperoberflächenareale. Dabei muß mit Nachdruck darauf hingewiesen werden, daß nicht nur „Druck von außen", z. B. durch harte Unterlage, als schädigendes Ereignis einwirkt. Vielmehr führt in gleichem Maße der Druck des Knochens von innen auf die darunterliegenden Gewebe zur Entstehung von Druckschäden, insbesondere dann, wenn das Haut-, Unterhaut-, Fett- und Muskelpolster nur schwach ausgebildet ist. Es ist demzufolge stets mit der Möglichkeit zu rechnen, daß bei noch intakter Hautoberfläche darunter bereits tiefliegende Gewebsschäden (Nekrosen) vorliegen.

Die Haut muß durch den pflegerischen Dienst täglich mehrmals, in der Regel bei jeder Umlagerungsmaßnahme, inspiziert werden. Die Haut ist regelmäßig im Rahmen der täglichen Ganzkörperwaschung zu pflegen. Auf die Benutzung von Alkohol und ähnlichen Pflegesubstanzen kann verzichtet werden, wichtig ist es, die Haut trocken zu halten, gegebenenfalls mit Hilfe von schwachen Puderungen.

Der Patient wird über den Zustand der Haut laufend informiert. Er lernt auf diese Weise, den Zusammenhang zwischen Hautbeschaffenheit und regelmäßiger Druckentlastung mit Hilfe der Lagerungsbehandlung zu verstehen. Nach Abschluß der Liegezeit übernimmt der Patient zunehmend selbst die Verantwortung für den Zustand seiner Haut. Die Hautkontrolle durch den Patienten erfolgt am ganzen Körper mit Hilfe eines Spiegels. Das zusätzliche Abtasten besonders gefährdeter Hautbereiche ermöglicht das rechtzeitige Erkennen von Gewebsverhärtungen.

Der Querschnittgelähmte muß lernen, Verletzungen, etwa beim Übersetzen vom Bett in den Rollstuhl, auf die Toilette etc. nach Möglichkeit zu vermeiden. Er muß des weiteren das sachgemäße Anlegen der Gehapparate, der Schuhe, der Urinflasche und des Urinals erlernen. Er muß sich daran gewöhnen, nach kleineren oder größeren Zwischenfällen (z. B. Abrutschen eines Beines, Sturz aus dem Rollstuhl) gezielt nach Veränderungen an der Haut zu suchen, die auf eine mögliche Schädigung hinweisen könnten.

Der Querschnittgelähmte muß sich schließlich mit der für ihn möglicherweise lebensentscheidenden Grundregel vertraut machen, daß beim Auftreten auch nur kleinster Hinweise auf eine Druckschädigung der Haut nur die sofortige und vollständige Druckentlastung über einen ausreichend langen, meist einige Tage während Zeitraum, beispielsweise durch Bauchlagerung im Bett, eine Chance bietet, ein Druckgeschwür zu vermeiden.

Für die korrekte Lagerung des Querschnittgelähmten haben sich die zahlreichen auf dem Markt befindlichen, z. T. sehr aufwendigen Hilfsmittel wie Wasserkissen, Spreu- und Styroporkissen, Wechseldruckmatratzen etc. wenig oder gar nicht bewährt. All diese Hilfsmittel sind möglicherweise als *Lagerungshilfen* brauchbar, sie vermögen aber keine Druckentlastung zu bieten. Auf die

Verwendung ringförmiger Hilfsmittel sollte ebenfalls verzichtet werden, da auf der kreisförmigen Auflagefläche die Druckbelastung besonders groß ist und im Bereich der entlasteten inneren Gewebsabschnitte eine vermehrte Ödemneigung die Mangeldurchblutung begünstigt.

9.2.6. Harnwege

Infolge der durch die Rückenmarkschädigung verursachten vegetativen Lähmung ist der Querschnittgelähmte zur willkürlichen Harnentleerung außerstande. Die Blase muß daher unter Berücksichtigung der oral oder parenteral zugeführten Flüssigkeitsmenge und gegebenenfalls unter Überprüfung des Blasenfüllungszustandes durch Palpation zunächst mittels des Katheters entleert werden. In der Regel erfolgt dies nach der Methode des „intermittierenden Katheterisierens", also unter Verzicht auf den Verweilkatheter. Der Urin wird in bezug auf Ausscheidungsmenge, Aussehen, Beimengungen und Geruch beobachtet, um Blutungen, Infekte, aber auch Störungen der Ausscheidung frühestmöglich zu erkennen. Die tägliche Flüssigkeitszufuhr soll 2—2,5 l nicht unterschreiten. Mit dem Einsetzen erster spastischer Zeichen wird das „Blasentraining" begonnen. Dabei wird durch Beklopfen der Bauchwand oder durch Bestreichen der Oberschenkelinnenseite ein Reiz gesetzt, der zur reflektorischen Kontraktion der Blasenmuskulatur und zur Öffnung des Blasenschließmuskels führt. Der Patient selbst wird in der Technik dieses Blasentrainings unterwiesen, er wird angehalten, es auf Dauer regelmäßig alle 3—4 Std durchzuführen. Auf diese Weise wird eine restharnfreie Blasenentleerung angestrebt, die die beste Gewähr gegen das Auftreten von Harnwegsinfekten bietet.

Bei schlaff gelähmter Blase bleiben derartige Reizmuster wirkungslos. In diesen Fällen wird eine regelmäßige vollständige Entleerung durch manuelles Ausdrücken unter gleichzeitigem Einsetzen der Bauchpresse und Vornüberneigen des Rumpfes angestrebt.

Ungewohnt große Trinkmengen, Alkoholgenuß, die Einnahme von Spasmolytika, mitunter auch psychische Belastungen können ein bereits gut eingespieltes Blasentraining beeinträchtigen. Es kann dann zu Harnverhaltungen kommen. Infekte der ableitenden Harnwege, aber auch andere Allgemeinerkrankungen können andererseits die Inkontinenz verstärken.

Die Gefahr der gelegentlichen oder permanenten Blaseninkontinenz besteht, trotz systematisch ausgeübten Blasentrainings, bei vielen Querschnittgelähmten. Diese in mehrfacher Hinsicht sehr belastende Funktionsstörung kann beim Mann durch Benutzung eines Urinals ausgeglichen werden. Für Frauen gibt es bisher keine brauchbare Urinalversorgung – weibliche Paraplegiker sind daher auf eine besonders sorgfältige Ausübung des Blasentrainings und auf die Benutzung von saugfähigen Vorlagen angewiesen.

9.2.7. Verdauungswege

Nach Eintritt einer Querschnittlähmung ist im Rahmen des spinalen Schocks und der hierbei als Folge auftretenden Magen-Darm-Atonie zunächst mit der Symptomatik eines paralytischen Ileus oder Subileus zu rechnen. Die Überwindung dieses Zustandes durch geeignete Maßnahmen (Infusionstherapie, Gabe von Parasympathikomimetika, Vermeidung oraler Flüssigkeits- und Nahrungszufuhr, Magensonde, Darmrohr) ist vordringlich. Die Überprüfung der Darmgeräusche und die regelmäßige Messung des Bauchumfanges stellen wichtige Hinweise für die gegebene Situation dar. Auf die Gefahr einer Verschlechterung der respiratorischen Situation durch Hochdrängen des Zwerchfells infolge gefüllter und gasgeblähter Darmschlingen ist besonders zu achten. Gegebenenfalls kann der Physiotherapeut durch eine gezielt eingesetzte Dickdarmmassage zur Verbesserung der Peristaltik beitragen.

Nach erstmaligem Absetzen des Stuhls wird allmählich auf orale Ernährung übergegangen. Im weiteren Verlauf erhält der Patient eine Normalkost, besondere diätetische Maßnahmen sind beim Querschnittgelähmten nicht erforderlich. Es ist allerdings mit Sorgfalt auf die Erhaltung des normalen Körpergewichtes zu achten.

Im weiteren Verlauf ist, entsprechend der Entleerung der Harnblase, auch ein sogenanntes Darmtraining durchzuführen. Dabei wird, gegebenenfalls unter Zuhilfenahme von Abführmitteln und von laxierenden Suppositorien, ein regelmäßiger, in der Regel 2–3tägiger Rhythmus der Darmentleerung angestrebt. Da der Toilettengang nicht selten 60 min und länger dauert, ist auch hierbei auf sorgfältige Dekubitusprophylaxe zu achten.

9.3. Schlußbemerkung

Die Schwerpunkte der Pflege des Querschnittgelähmten liegen einerseits bei der Verhütung von Komplikationen und dem Ausgleich der lähmungsbedingten Störungen der Blasen- und Darmfunktion, andererseits bei der Unterstützung und Aufrechterhaltung eines bestmöglichen Funktions- und Leistungsstandes. Der Verlust der Sensibilität führt, insbesondere in der Frühphase einer Paraplegie, zu einer außerordentlich schwerwiegenden Gefährdung des Patienten durch zahlreiche Komplikationen. Dieser durch die Rückenmarkschädigung bedingte Mangel muß daher nach Möglichkeit durch besonders sorgfältige gezielte Beobachtung (Sehen, Tasten und Vergleichen) durch die für die Pflege verantwortlichen Personen ausgeglichen werden.

Da der Querschnittgelähmte zeitlebens von derartigen Komplikationen bedroht bleibt, ist es erforderlich, ihn und bei Bedarf auch seine Angehörigen in der Ausübung dieser Kontrollfunktionen frühzeitig zu schulen und in allen erforderlichen Pflegetechniken zu unterweisen. Auch Schwerstbehinderte (Tetraplegiker) sollen sich durch systematische Fragen in den Prozeß ihrer Rehabilitation aktiv einschalten. Sie sollen sich auf diese Weise über ihren körperlichen Zustand regelmäßig informieren und damit einen Teil der Verantwortung für das eigene Befinden selbst übernehmen, um auf diese Weise die sie versorgenden Hilfspersonen zu entlasten.

10. Psychologische Aspekte beim Umgang mit Querschnittgelähmten

10.1. Psychosoziale Folgen der Querschnittlähmung

Eine Querschnittlähmung bedeutet für den davon Betroffenen zunächst einmal ganz allgemein Verlust, Einschränkung, Begrenzung. Sie bedingt einen Bruch der bisherigen Lebensplanung, des bisherigen Lebenskonzeptes. Die motorische, vegetative und sensible Lähmung führen, je nach Lähmungshöhe, zu mehr oder minder ausgeprägten Ausfällen oder zu Störungen von
- „Werkzeugfunktionen" (Nahrungsaufnahme, Blasen-Darm-Entleerung, Körperhygiene, Aktionsradius, Raumbeherrschung, Berufsausübung)
- Bewegungsfreude, Empfindungsspielraum, Körpergefühl (z.B. sich nachts zum Schlafen warm und weich wie eine Kugel zusammenkuscheln zu können)
- Funktionsstolz, Körperbeherrschung
- Ausdrucksmöglichkeiten (z.B. kann ein Tetraplegiker nicht mehr durch Gestik oder Sitzhaltung Informationen über emotionale Zustände vermitteln)
- Ästhetik
- Sexualität.

All diese Gegebenheiten sind bestenfalls teilweise ersetzbar. Vielfach wird der Ersatz aber als zweitklassig empfunden, nicht selten erweist er sich als völlig unmöglich. Dies gilt etwa für Hautempfindungen von Wärme und Berührung, für Gebärden und Körperausdruck, für wichtige Bereiche der Sexualität und für verschiedene Bewegungsformen (Laufen, Wandern, Tanzen und vieles andere mehr).
Einiges kann, je nach Lähmungshöhe, möglicherweise ersetzt werden durch

- Bewußtes Erlernen von früher selbstverständlich, unbewußt und anstrengungslos ausgeführten Tätigkeiten, wie z. B. Benutzung von Messer und Gabel beim Tetraplegiker
- Gebrauch von Hilfsmitteln in eigener Regie
- Aktivierung oder Differenzierung neuer Lebensbereiche oder Einsatz von Hilfspersonen; hier kann die damit verbundene Abhängigkeit leicht zu einem problematischen Macht-Ohnmacht-Gefälle in der Beziehung führen.

Diese umfassende Verlustsituation mit ihren mehr oder minder unzulänglichen Ersatzmöglichkeiten hat weitreichende Folgen. Bisherige Planungen, Perspektiven, Ideale, Absichten sind auf dem eingeschlagenen Weg nicht mehr unmittelbar zu verwirklichen. Es treten finanzielle und soziale Unsicherheiten auf, der Beruf kann in vielen Fällen nicht mehr ausgeübt werden. Manche Bezugspersonen scheiden aus, andere gewinnen an Bedeutung.

Schließlich folgt die Konfrontation mit dem Bewußtsein einer Andersartigkeit, dem „Persönlichkeitsmerkmal", behindert zu sein, dem Stigma. Es ist dies eine Andersartigkeit, die vom Betroffenen selbst empfunden wird, weil die bisherige Balance zwischen Möglichkeiten und Grenzen hinfällig geworden ist. Er steht vor der schwierigen Aufgabe, Selbstbild, Idealbild, Fremdbild und das Bild der eigenen Umwelt verändern und der Rollstuhlsituation anpassen zu müssen.

Wie geht dieser Prozeß vonstatten? Wie kann dem Betroffenen bei der Bewältigung dieser Aufgaben psychologische Hilfestellung gegeben werden? Eine Psychotherapie im engeren Sinne erscheint hier nicht nur unnötig, sondern geradezu verfehlt. Die meisten Querschnittlähmungen haben einen traumatischen Ursprung. Bei den hiervon betroffenen Patienten ist kein Abbau, kein „Ver"lernen von Fehlverhalten notwendig. Vielmehr geht es um den Aufbau, das „Neu"lernen eines der Situation adäquaten Verhaltens. Die Patienten müssen Verhaltensmuster erlernen, die der bisher ungewohnten Situation entsprechen, die es erlauben, das bisherige Persönlichkeitskonzept und die neue Sitation in Einklang zu bringen.

Allerdings muß das bisher gültige Selbstkonzept angesichts der veränderten Situation modifiziert werden. Aufgabe der Bezugspersonen, der Interaktionspartner des Patienten darf es aber dabei nicht sein, ein neues Selbstkonzept „Behinderter" – eine sozial abgewertete Rolle – zu unterstützen. Vielmehr muß im Gegenteil versucht werden, die Integration der Behinderung in das bisherige Selbstkonzept zu fördern.

Es geht darum, dem Betroffenen eine Unterstützung anzubieten, die es ihm erleichtert, einen eigenen Rollenentwurf für seine neue Situation zu finden. Es geht darum, ihm eine Hilfe zu geben, die ihm möglichst schnell seine eigenen Bewältigungsmechanismen verfügbar macht, seine eigenen Kräfte mobilisiert. Auf keinen Fall dürfen die Bezugspersonen des Patienten ihre Partnerrolle bei seiner Auseinandersetzung mit der veränderten Situation an einen professionellen „Psychologen" delegieren. Hier gilt für alle Mitarbeiter, was BRÄUTIGAM und CHRISTIAN unter psychosomatischen Gesichtspunkten bei Schwerkranken folgendermaßen formulieren: „Für Ärzte und Pflegepersonal liegt eine gewisse Gefahr darin, daß sie typische seelische Reaktionen auf akute oder chronische Krankheitszustände zu schnell mit Begriffen der Psychopathologie belegen und von Depression, Regression, Neurose oder einfach von schwierigen Patienten sprechen. Diese Begriffe sollten die Ärzte nicht dazu verführen, das Verhalten ohne weiteres als Krankheit und unverständlich abzuwerten.

Die normalpsychologischen und verstehbaren Reaktionen auf solche Extrembelastungen, die Psychologie des normalen Kranken, ist viel zu wenig bekannt" (BRÄUTIGAM u. CHRISTIAN, 1975, S. 229).

Anderes gilt für den Patienten, der – sei es durch Unfall, Krankheit oder durch einen Suizidversuch – eine Querschnittlähmung aus einer Situation heraus erleidet, die so konflikthaft zugespitzt ist, daß eine therapeutische Intervention notwendig wird.

Insgesamt ist die Hilfestellung für einen Querschnittgelähmten eine pädagogisch-psychologisch-soziale Aufgabe, die keinesfalls an den Psychologen allein delegiert werden darf. Sie muß vielmehr in der Zusammenarbeit, im Zusammenwirken aller beteiligten Interaktionspartner des Patienten, also im Rahmen einer therapeutischen Gruppe gelöst werden.

Die Rolle als Interaktionspartner bewußt wahrzunehmen, bedeutet für die Mitarbeiter eine zusätzliche Belastung. Sie kann ihnen durch Ausbildung und durch Austausch im Team erleichtert werden.

Der erste Schritt, um die Rolle als Interaktionspartner wahrnehmen zu können, ist das möglichst weitgehende Verstehen und Mitempfinden für die Situation des Patienten. In der Absicht, dieses Verstehen aus der Gefahr subjektiver Verzerrungen zu lösen, wurde eine Analyse als „schwierig" empfundener Situationen mittels eines Fragebogens durchgeführt (SCHÖLER u. SCHÖLER, 1975). Dabei traten fünf Schwierigkeitsschwerpunkte hervor (die Reihenfolge entspricht dem ermittelten Schwierigkeitsgrad, wobei „positiv oder negativ aufzufallen" als geringste Schwierigkeit eingestuft wurde):

1. Schwierigkeit, Wertschätzung durch andere zu erlangen
2. Schwierigkeit, sich anderen zu entziehen
3. Schwierigkeit, Forderungen an andere zu stellen
4. Schwierigkeit, Kontakt herzustellen
5. Schwierigkeit, positiv oder negativ aufzufallen.

Es wurde eine vergleichende Befragung hinsichtlich der jeweiligen Einstellung zu diesen

Schwierigkeitsschwerpunkten bei vier verschiedenen Personengruppen durchgeführt, nämlich bei Patienten, die erst kürzlich ihre Querschnittlähmung erworben hatten, bei Personen, die schon längere Zeit einen Rollstuhl benutzen mußten, bei Klinik-Rehabilitationspersonal und schließlich bei Personen, die keinerlei beruflichen oder privaten Kontakt zu Behinderten hatten.

Dabei stellte sich zwar einerseit heraus, daß alle Befragten ähnliche Vorstellungen vom mehr oder minder großen Schwierigkeitsgrad der jeweiligen Situation hatten, daß Nichtbehinderte aber das quantitative Ausmaß der Schwierigkeiten im Vergleich zu den Querschnittgelähmten höher einschätzten. Die Gruppe der völlig Unbeteiligten schätzte die Schwierigkeiten der Situationen am höchsten ein. Den geübten Rollstuhlfahrern kamen sie am wenigsten schwierig vor. Dies hängt offenbar damit zusammen, daß geübte Rollstuhlfahrer über wirksame Lösungsstrategien in den betreffenden Situationen verfügen.

10.2. Einige kennzeichnende Merkmale der psychischen Situation eines Querschnittgelähmten in der Klinikphase

Wenn ein frischverletzter querschnittgelähmter Patient in die Klinik eingewiesen wird, sind ihm alle hier erwähnten psychologischen Folgen der Rückenmarkschädigung noch gänzlich fremd. Seine Situation unterscheidet sich in mehrfacher Hinsicht von der, in der sich andere Kranke in einem Krankenhaus befinden.
- Die Therapie einer Querschnittlähmung bedingt eine lange Aufenthaltsdauer (ein halbes Jahr und mehr) im Krankenhaus. Dadurch ergeben sich längere und intensivere Beziehungen zu Mitpatienten und zum Klinikpersonal als bei den meisten anderen Krankheiten.
- Die Patienten kommen nach einem traumatischen Geschehen, das eine irreparable Schädigung zur Folge hat, ins Krankenhaus. Dies bedeutet eine Labilisierung bisheriger Orientierungen, extreme Hilflosigkeit und Abhängigkeit. Die Bezugspartner in der Klinik sind zunächst einmal rein zeitlich und örtlich der nächstliegende „Strohhalm", an dem man sich festhalten kann. Sie stellen vorerst die ausschlaggebenden Quellen der Selbstwahrnehmung und der Rückmeldung über die eigene Person dar.
- Die Situation der Schädigung durch eine Querschnittlähmung bedeutet die Notwendigkeit einer Neuorientierung, zu der zunächst die Informationen und die Bezugssysteme fehlen. Quellen und Wege der Hilfe muß der Patient erst allmählich selbst erschließen.
- Durch den bleibenden Charakter der Behinderung wird es notwendig, den Zustand des „Behindertseins" zu „erlernen". Erst seit kurzer Zeit querschnittgelähmte Personen können sich zunächst einfach nicht vorstellen, was auf sie zukommt. So waren z. B. die Mehrzahl der befragten Klinikpatienten entrüstet über folgende, ihrer Meinung nach „konstruierte" Situation:

> Sie fahren auf der Hauptstraße entlang, und ein Tourist kommt auf Sie zu, klopft Ihnen auf die Schulter, steckt Ihnen Geld in die Jackentasche und sagt: „Für Zigaretten".

Dagegen gaben fast alle befragten Personen, die schon längere Zeit den Rollstuhl benutzten, an, solch eine Situation in irgendeiner Form schon einmal oder sogar öfter erlebt zu haben (SCHÖLER u. SCHÖLER, 1975).

Mit welchen Schritten vollzieht sich nun die Entwicklung zum „Behinderten" im Laufe des Klinikaufenthaltes?

Zu Beginn der Frühphase, wenn der Patient noch im Schock oder in einem Zustand kurz danach ist, herrscht bei vielen von ihnen ein Gefühl der Traumhaftigkeit, des Unwirklichen vor („Das ist doch alles nicht wahr, es ist nur ein Traum, wenn ich aufwache, ist alles vorbei").

Es ist daher zunächst einmal notwendig, die Angst zu reduzieren und die Betroffenen zu einer realistischen Situationswahrnehmung zu führen. Dazu dient die sofortige Aufklärung über den Krankheitszustand durch den Arzt und die genaue Information des Kranken darüber, mit wem er es zu tun hat, was der Betreffende mit ihm macht und aus welchem Grunde er dies tut.

Wichtig ist es auch, mit dem Menschen, der durch einen Unfall zu einer Querschnittlähmung gekommen ist, über dessen Hergang zu sprechen; denn das Ereignis ist nur sehr kurz, hat aber sehr weitreichende Folgen. Der Patient muß sich dieses Geschehen erst aneignen, er muß begreifen, daß sich etwas Unwiderrufliches ereignet hat. Die Betroffenen setzen sich damit manchmal in einer Art und Weise auseinander, die dem Außenstehenden makaber erscheinen mag; indem sie z. B. Fotos des verunglückten Fahrzeuges herumzeigen und um so stolzer sind, je zerstörter ihr Auto aussieht. Diese Auseinandersetzung mit dem Unfallgeschehen ist ein unabdingbar notwendiger Vorgang.

Anfangs hadern viele der Patienten mit dem Schicksal, das ihnen widerfahren ist. Dieses Hadern ist Ausdruck des Wunsches, das Ganze am liebsten ungeschehen zu machen. Die Einsicht, daß dies nicht möglich ist, stellt die notwendige Voraussetzung für die angestrebte Rehabilitation dar. Es ist deshalb für die Patienten dringend notwendig zu begreifen, daß etwas geschehen ist, wodurch sich ihr ganzes Leben verändern wird. Ohne diesen ersten wesentlichen Schritt zu einer realistischen Situations- und Selbstwahrnehmung ist jede Rehabilitationsmaßnahme ohne Fundament. Ein derartiges Begreifen der eigenen Lage ist auch die Voraussetzung für das Erleben des Verlustes und der Trauer. Nur die Bewältigung der damit gestellten existentiellen Aufgabe schafft die Voraussetzung dafür, daß der Patient all seine Kräfte sammeln kann, um „weiterzumachen", um, ausgehend von seiner Situation und ihrer realistischen Einschätzung, einen neuen Weg zu finden.

Anfangs, in der Phase der Bettlägerigkeit, wenn der Patient infolge der Lähmung und der erzwungenen Ruhestellung einer enormen motorischen und sensiblen Depression ausgesetzt ist, kann diese Auseinandersetzung nur gedanklich stattfinden. Sie wird dadurch begünstigt, daß mehrere Patienten zusammen in einem Zimmer liegen, die schon verschieden lange querschnittgelähmt sind. Die Patienten schwanken während dieser Zeit häufig zwischen zwei Extremen: auf der einen Seite die Verzweiflung: „Es ist alles aus, ich bin so gut wie tot; keiner wird mich mehr mögen", auf der anderen Seite übersteigerte Hoffnung: „Das macht alles gar nichts, ich werde zu etwas ganz Tollem umschulen, ganz neu anfangen".

Gerade in dieser Zeit kann der Patient in depressive oder hysterische Verhaltensformen hineingeraten, wenn er keine Partner hat, die ihm adäquate Rückmeldungen geben und die in der Lage sind, als zuverlässige Informationsquelle zu dienen. In dieser Frühphase verfügt der Verletzte noch über Möglichkeiten, der Auseinandersetzung mit der Behinderung auszuweichen, da er noch nicht gezwungen ist, seine Selbstwahrnehmung an der Realität zu überprüfen, und da er sich noch in die Rolle des „Patienten", also in eine Rolle der weitgehenden Passivität flüchten kann.

Der zweite Teil des klinischen Aufenthaltes setzt mit der Rollstuhlphase ein. Sie beginnt charakteristischerweise oft mit einem ausgesprochenen Realitätsschock, je nachdem, wie weit sich der Patient zuvor schon unter Trauer, Verzweiflung und Hoffnung mit seinem Verlust, mit seiner so entscheidend veränderten Lage, wie weit er sich mit seinen Schuldgefühlen auseinandergesetzt hat. Zugleich stellt sich die Frage, ob und in welchem Umfang er durch den Versuch einer Identifikation mit seiner veränderten Daseinsform, seiner neuen „Rolle", vielleicht schon einiges bewältigen konnte. Mit Beginn der Rollstuhlphase wird die Krankenrolle abgelöst. Damit ist auch die Möglichkeit dahin, Selbstverantwortung abzugeben und die Abhängigkeit des völligen Versorgtwerdens zu

„genießen". Nicht immer entsprechen die Ansprüche an seine Selbständigkeit, die dem Querschnittgelähmten durch die Umwelt gestellt werden, seinen eigenen Wünschen nach Hilfe, nach Umsorgtwerden. Gerade in der Übergangszeit aus der Rolle des „Patienten" zur Selbständigkeit, zur aktiven Teilnahme am Rehabilitationsprozeß, führt diese Spannung häufig zu Konflikten.

10.3. Möglichkeiten der Physiotherapie, die Auseinandersetzung mit der Behinderung zu fördern

Hier kommt *dem Physiotherapeuten* eine ganz besondere Aufgabe zu. In erster Linie ist er es, der den Patienten wieder in den Leistungsbereich einführt. Gemeinsam mit den anderen an der Therapie des Patienten beteiligten Personen ist er jetzt darum bemüht, ihm die Herauslösung aus der Krankenrolle und den Übergang in die aktive selbstverantwortliche Eigenrolle zu ermöglichen.

10.3.1. Umgang mit dem eigenen Körper, Körpergefühl, Körperkontakt

Für den Querschnittgelähmten bedeutet die Fürsorge für den gelähmten Teil seines Körpers eine existentielle Frage. Das „Annehmen" der gelähmten Bereiche als Teil des eigenen Körpers, der zum „Ich" gehört, eine grundsätzlich positive Einstellung zur eigenen Leiblichkeit, muß schon in der Frühphase mit Nachdruck angestrebt werden.
Der Physiotherapeut kann das Empfinden der Zugehörigkeit der gelähmten Bereiche zum übrigen Körper in vielfältiger Weise unterstützen. Er tut dies beispielsweise indem er dem Patienten die Zielsetzung der Behandlungsmaßnahmen erklärt, so daß dieser seinen Körper bei der Therapie als im Mittelpunkt stehend betrachten und ihn wenn möglich auch sehen kann. Dies kann unter Zuhilfenahme von Spiegeln geschehen. Der Patient lernt so, über die optische Kontrolle den Teil seines Körpers, der gelähmt ist und den er nicht mehr spürt, als zu sich gehörig zu erleben. Gelingt dieser Lernprozeß nicht, wird in der Folge mit der Entwicklung gefährlicher Fehlhaltungen gerechnet werden müssen; solche Querschnittgelähmte betrachten die gelähmten Teile des Körpers dann als etwas Wertloses, Totes, als etwas, das keiner Sorgfalt und Fürsorge mehr bedarf. Eine derartige Einstellung kann eine der Ursachen für die Entstehung ausgedehnter Druckgeschwüre und anderer Komplikationen sein (WINTER, 1977).
Wichtig für den Querschnittgelähmten ist es auch, den Umgang mit seinem eigenen Körper wieder so zu erlernen, daß nicht jede unvorhergesehene Bewegung, jede ungewohnte Stellung ihn in Angst versetzt. Dazu ist es notwendig, daß er Rollstuhlsicherheit erwirbt und lernt, die Möglichkeiten und Grenzen seiner Bewegungsfähigkeit genau einzuschätzen. So muß er zum Beispiel wissen, ob seine Lähmungshöhe es zuläßt, daß er sich nach vorne bückt, um etwas aufzuheben, oder ob er sich danach nicht wieder aufrichten kann.
Die Bewältigung dieser Aufgabe, die sich dem Querschnittgelähmten in der Auseinandersetzung mit dem eigenen gelähmten Körper stellt, entscheidet letzlich darüber, ob er diesen wieder bejahen kann und von dem er auch erwarten kann, daß er von seiner Umwelt akzeptiert wird.

10.3.2. Partnerschaft, Nähe, Distanz

Die Partnerschaft zwischen dem meist weiblichen Therapeuten und dem Patienten unterliegt angesichts der Situation einer Querschnittlähmung besonderen Bedingungen. Zu kaum einer anderen Person in der Klinik hat der Patient kurz nach dem traumatischen Erlebnis einen derart engen Kontakt wie zum Physiotherapeuten. Die Aufgabenstellung der Physiotherapie bedingt eine physische Nähe und eine Intensität der Bemühungen, die der Patient bisher wahrscheinlich immer nur von seiten ihm sehr nahestehenden Menschen erfahren hat.

Der Physiotherapeut seinerseits verfügt infolgedessen über einen nicht zu unterschätzenden Einfluß auf das sich entwickelnde Selbstbild des Patienten in der für ihn neuen und fremden, umstrukturierten Situation. Der Patient erlebt, wie eine andere Person den gelähmten Körper wahrnimmt und mit ihm umgeht. Je nach seiner Persönlichkeitsstruktur wird dies einen mehr oder minder nachhaltigen Einfluß auf die eigene Wahrnehmung und auf das Erleben der gelähmten Teile seines Körpers gewinnen.

Diese besonderen Bedingtheiten des therapeutischen Umgangs beeinflussen die Bewertung und Einstellung zu „seiner" Physiotherapeutin. So gewinnt diese in der Isolation der Klinik für die männlichen Patienten vielfach eine Attraktivität, die ihr schmeichelt, weil sie möglicherweise größer ist als die, die sie außerhalb des Klinikbereiches erlebt.

Aus all dem ergibt sich, daß der Physiotherapeut damit in einem Bereich gefordert wird, für den er wenig oder gar nicht ausgebildet ist. BRÄUTIGAM und CHRISTIAN (1975) berichten über eine Reihe typischer Reaktionen auf derartige Überforderungssituationen des medizinischen Personals:

- Die Patienten werden als anspruchsvoll, als Last erlebt, denen man vorwurfsvoll mit negativem Affekt gegenübersteht.
- Auf die Überforderung wird mit Rückzug auf einen neutralen Punkt reagiert. Die persönlichen Kontakte werden reduziert.
- Ärzte und Schwestern, die dazu tendieren, sich aufzuopfern, kein privates Leben mehr außerhalb dieser beruflichen Aufgabe zu haben, neigen dazu, sich in übertriebenem, unkontrolliertem Maße mit der Aufgabe zu identifizieren, was nicht lange auszuhalten ist. Es kommt zur Resignation bei den Gliedern des pflegerischen wie der therapeutischen Dienste. Bei wiederholten, nur hinausgezögerten letalen Ausgängen treten Erschöpfungsreaktionen auf (BRÄUTIGAM u. CHRISTIAN, 1975, S. 230).

Ein Mitarbeiter berichtet z. B., er sei frühmorgens aufgewacht und habe sich nicht mehr bewegen können, er habe „wie gelähmt" im Bett gelegen. Der Zustand habe angedauert. Er sei machtlos gewesen, sich daraus zu lösen, bis plötzlich ein anderes Familienmitglied zur Tür hereinkam und fragte, warum er nicht endlich aufstehen wolle.

Ein anderes Beispiel ist der Bericht über einen Traum. Der Betreffende lag auf einem Stryker-Bett, dessen Metallschienen Eisenbahngeleise waren, auf denen er hinschlitterte, einem entgegenkommenden Zug unter die Räder.

Die Probleme, die sich aus den engen, auch körperlichen Kontakten zwischen dem Patienten und dem Physiotherapeuten ergeben, können von den Betroffenen vielfach nicht alleine gelöst werden. Zu ihrer Bewältigung erweist sich eine Ausbildung in psychologischer Gesprächsführung als nützlich – sie allein reicht aber in Konfliktsituationen oftmals nicht aus. Hier wäre es von Nutzen, wenn

- die behandelnden Physiotherapeuten in gemeinsamen Gesprächen, z. B. in einer Gruppe, die ähnlich einer Balintgruppe [1] zu führen wäre, ihre Probleme bearbeiten könnten oder
- eine Arbeit zwischen Patienten und Physiotherapeuten gemeinsam in einer Gruppe, die diese Probleme offen zur Sprache bringt und anpackt, in die Wege geleitet würde, oder
- den Physiotherapeuten eine regelmäßige psychologische Beratung zur Verfügung stünde.

10.3.3. Leistungsbereich

Wenn der querschnittgelähmte Patient in diese Phase der verstärkten Leistungsforderung eintritt, ändert sich vielfach seine Ein-

---

[1] Eine nach dem Begründer dieser Fortbildungsmethode benannte Gruppenmethode, die sich an der Psychoanalyse orientiert. Dabei steht nicht die Vermittlung von sachlichen Kenntnissen, sondern vielmehr die Anleitung zur Selbstwahrnehmung, zur Bewußtwerdung der eigenen Rolle, zur Selbsterkenntnis im Vordergrund. Die Einstellungen der beteiligten Personen, deren Ursachen und Wirkungen sowie das Suchen nach möglichen Wegen, damit umzugehen, sind Gegenstand der Gruppenarbeit.

stellung zu eigenen und zu fremden Leistungen – d. h. es findet eine Neustrukturierung der Leistungsmotivation statt. Es entscheidet sich von neuem, ob er eher dazu tendiert, mit Hoffnung auf Erfolg oder aber mit Furcht vor Mißerfolg an Leistungssituationen heranzugehen, ob er sich insgesamt überhaupt Leistungen zutraut oder nicht, ob und mit wem er in einen Leistungsvergleich tritt.

Der Physiotherapeut kann den Patienten dabei unterstützen, eine positive Erfolgsmotivation aufzubauen. Er tut dies beispielsweise, indem er ihn dazu anregt, schwierige Aufgaben allein zu lösen. Er kann ihm des weiteren dadurch helfen, daß er ihm Informationen zur Verfügung stellt, die ihn in die Lage versetzen, sein Leistungsvermögen selbst auszuloten und so auf eine Fremdbestimmung seines Anspruchsniveaus zu verzichten. Dazu gibt der Physiotherapeut seinem Patienten die notwendigen Informationen, die er braucht, um abschätzen zu können, welchen Zeitraum er benötigen wird, um die Sitzbalance zu erlernen. Wenn er diese Zeitplanung selbst entwickelt, setzt er damit das Anspruchsniveau selbst fest. Wenn der Therapeut ihm dagegen sagt „Bis zum Tage x müssen Sie in der Lage sein zu sitzen!", wäre dies ein von außen bestimmtes Ziel, das eher geeignet ist, ihn unter Druck zu setzen als ihn anzuspornen.

Der Physiotherapeut fördert das Selbstvertrauen des Patienten, wenn er ihn über Lob statt über Tadel steuert. Das bedeutet, daß er nach einem Bewegungsablauf verbal noch einmal die Leistungen herausstellt, die der Patient schon gut bewältigt. Gleichzeitig schätzt er gemeinsam mit ihm ab, woran noch zu arbeiten ist. Dies ist weitaus wirksamer, als wenn er ihm tadelnd und mahnend vor Augen führt, wieviel er doch noch lernen muß.

Die Definition der neuen Leistungsanforderung wird grundlegend vom Ausmaß der bis zur Rollstuhlphase bereits erfolgten Auseinandersetzung mit der Behinderungssituation beeinflußt. Hat der Patient seinen Bezugsrahmen bis dahin nicht in adäquater Weise auf seine Situation der Einschränkung, des Verlustes hin relativiert, so kann auch der einfühlsamste Physiotherapeut ihm kein Erfolgserlebnis vermitteln. Gemessen an dem, was er früher konnte, wird er nur Mißerfolge erleben. Hat er aber seine Behinderung zumindest so weit integriert, daß er seine eigene Situation bejahen kann, so wird es einem erfahrenen Physiotherapeuten gelingen, ihm jeden weiteren kleinen Schritt zu einem positiven Erlebnis werden zu lassen. Geschieht dies nicht, so besteht die Gefahr, daß der Patient seine Behinderung verleugnet und ablehnt. Er wird dann erneut dazu neigen, sich in die Passivität zurückzuziehen, sich umsorgen zu lassen, sich wieder in die Patientenrolle zu flüchten bzw. die ihm als verzweifelt erscheinende Eigensituation durch neue Krankheiten und Krankheitssymptome vor der Umwelt darzulegen. (An eine solche Situation ist auch bei plötzlich verstärkter Spastizität oder beim Auftreten sonst nicht erklärbarer Schmerzzustände zu denken.)

Patienten, die keinen neuen Weg finden, sich wieder erfolgreich mit Leistungsanforderungen auseinanderzusetzen, bleibt zur Erhaltung ihrer eigenen Selbstachtung nur die Möglichkeit, sich einen derartigen „Ausweg" zu suchen. Nicht selten erfolgt eine solche Flucht auch in den vermehrten und übermäßigen Gebrauch von Alkohol und anderen Suchtmitteln.

Jede Überforderung, die zu Mißerfolg führt, bedeutet, je nach dem Zeitpunkt, zu dem sie sich ereignet, eine mehr oder minder schwere zusätzliche Behinderung und eine Beeinträchtigung des positiven Leistungskonzeptes des Patienten. Die therapeutische Zielplanung muß diese Gefahr kennen und sie, vorausschauend, zu vermeiden suchen.

Eine geeignete Form, dem Patienten angstauslösende Mißerfolgssituationen zu ersparen, ist das Durchspielen schwieriger Situationen im Gespräch und nachfolgend das – zunächst theoretische – planvolle Angehen dieser Schwierigkeiten. Ein solches, zunächst gedankliches Ausprobieren eines Verhaltens in der unbekannten Situation, die Fähigkeit zum differenzierenden Einschätzen derselben, beseitigt ihren Überrumpelungseffekt, schafft Sicherheit, bietet vor allem eine Auswahl an Verhaltensalternativen für den „Ernstfall".

Die Erfüllung dieser Aufgaben wird schwerpunktmäßig in den Bereich des psychologischen Dienstes und des Sozialdienstes fallen. Dabei geht es auch hier nicht um eine Psychotherapie im engeren Sinne. Vielmehr handelt es sich um Maßnahmen, die als „Sozialtraining" zu bezeichnen wären. Bei einem solchen Training geht es darum, den Behinderten in einer möglichst angstfreien Atmosphäre an Situationen heranzuführen, deren Beherrschung ihm vom Rollstuhl aus erschwert ist, die ihn ängstigen und deprimieren.

Zur Lösung dieser Aufgabe ist eine Gruppe notwendig, in der genügend Kohäsion und Sicherheit vorhanden sind, um über die anstehenden Probleme offen sprechen zu können. Es erweist sich für die Gruppenmitglieder als hilfreich und erleichternd, in dem Gefühl „Wir sitzen alle im gleichen Boot" auch gemeinsam nach Lösungen suchen zu können. Ein derartiger Zusammenhalt schafft nicht notwendigerweise die Grundlage für langdauernde Beziehungen; er erweist sich aber für die ersten Bewältigungsversuche von Schwierigkeiten als nützlich und hilfreich und als brauchbares Mittel für den Behinderten, die ersten kritischen Schritte in einen neuen Lebensabschnitt zu tun.

Eine derartige Gruppe ist unbedingt an eine fachkundige Führung gebunden. Erfahrungsgemäß kann nämlich bei Fehlen einer qualifizierten Leitung die angestrebte emotionale Offenheit allzu leicht in unkontrollierte Aggressivität und Destruktion umschlagen und so ein nicht wiedergutzumachender Schaden entstehen.

11. Der Sozialarbeiter im Rehabilitationsteam bei Querschnittlähmung

11.1. Einführung

Der Versuch, die hier aus der Sicht der Physiotherapie behandelte Rehabilitation von Querschnittgelähmten unter den Aspekten der Sozialarbeit zu ergänzen, kann nicht ohne weiteres von vorgegebenen Berührungspunkten ausgehen. Während die Physiotherapie eindeutig jeweils im medizinischen Bereich mit enger Bindung an den Arzt zu lokalisieren ist, versteht sich der Sozialarbeiter als Angehöriger einer Berufsgruppe, für die das Gesundheitswesen nur eines von vielen möglichen Berufsfeldern ist. Im Gesundheitswesen ergeben sich jedoch zwangsläufig engere Beziehungen zwischen dem im unmittelbaren therapeutischen Umgang mit dem Kranken stehenden Physiotherapeuten und dem Sozialarbeiter. Die Arbeit im hier diskutierten Teilbereich der modernen Rehabilitation erfordert eine enge wechselseitige Kooperation als Voraussetzung für den Erfolg im jeweiligen Tätigkeitsgebiet.

Die Physiotherapie trägt dazu bei, daß der Querschnittgelähmte die physischen Voraussetzungen für die spätere soziale und berufliche Reintegration erwirbt; die Sozialarbeit ergänzt den therapeutischen Einsatz der Physiotherapie. Über den engeren medizinischen Bereich hinaus erfährt die physiotherapeutische Übungsbehandlung damit eine erweiterte Zielsetzung und Sinngebung. Die Kooperation und Integration der jeweiligen Arbeit in einem therapeutischen Team sowie die ständige wechselseitige Information sind die aus einer solchen patientenorientierten Grundhaltung resultierenden Forderungen an die Angehörigen beider Berufsgruppen.

Vor diesem Hintergrund soll im folgenden versucht werden, einige Aspekte der Sozialarbeit beim Querschnittgelähmten im Rahmen eines therapeutischen Teams darzustellen.

11.2. Definition der Sozialarbeit

Moderne Sozialarbeit versteht sich nicht mehr als „Fürsorge". „Für-jemanden-sorgen" beinhaltet schon sprachlich die Objektrolle dessen, für den gesorgt wird. Ohne den zweifellos zutiefst menschlichen Charakter des Sorgens, des „sich-für-den-anderen-verantwortlich-Fühlens", völlig außer acht zu lassen, strebt der Sozialarbeiter heute vordringlich an, den Patienten in die Lage des Subjekts zu versetzen. In vielen Fällen erweist es sich dabei zunächst als notwendig, den Patienten zu befähigen, diese Rolle anzunehmen. Den in Not Geratenen im Rahmen seiner Möglichkeiten an der Lösung seiner Probleme zu beteiligen, also „Hilfe zur Selbsthilfe" zu leisten, ist die grundlegende Konzeption moderner Sozialarbeit.

Im Rehabilitationsteam, in das er vielerorts noch als einziger Vertreter einer nichtmedizinischen Berufsgruppe integriert ist, wird der Sozialarbeiter inzwischen nicht mehr als „von außen Kommender" betrachtet. Eingebunden in die gemeinsame Aufgabenstellung wird er als Angehöriger einer mit eigener Fachverantwortung und, im Rahmen ihrer Möglichkeiten und Aufgaben, mit eigener Handlungskompetenz ausgestatteten Berufsdisziplin tätig. Unbeschadet der in der Regel durch den Arzt wahrgenommenen Verantwortung für den Gesamtrehabilitationsverlauf steht er den Angehörigen der medizinischen Berufsgruppen in einem Verhältnis der Nebenordnung, der gleichermaßen verbindlichen Verantwortung zur Seite. Sozialarbeit in der Rehabilitation bedient sich primär des methodischen Ansatzes der patientenzentrierten „Einzelfallhilfe". Das bedeutet, daß der Ausgangspunkt der Tätigkeit des Sozialarbeiters der einzelne Mensch mit seiner aus der Behinderung resultierenden Problematik ist. Bei einer derartigen Betrachtungsweise werden jedoch die engen Verflechtungen der Einzelperson in unmittelbare und übergreifende Bezugsgruppen mit ihren vielfältigen Abhängigkeiten und Wechselwirkungen deutlich. Daher kann Sozialarbeit sich nicht ausschließlich auf Einzelfallhilfe beschränken. „Gruppenarbeit" und im erforderlichen Rahmen „Soziale Gemeinwesenarbeit" müssen Bestandteile des methodischen Repertoires sozialer Arbeit in der Rehabilitation sein.

11.3. Tätigkeiten

Für die praktische Tätigkeit des Sozialarbeiters in der Rehabilitation Querschnittgelähmter ergeben sich drei Aufgabenschwerpunkte:
- psychosoziale Diagnostik
- sozialpädagogische Betreuung
- Beratung/soziale Administration.

11.3.1. Psychosoziale Diagnostik

Im Rahmen der „psychosozialen Diagnostik" werden, in Ergänzung zur medizinischen Befunderhebung, durch den Sozialarbeiter alle persönlichen, sozialen und beruflichen Daten des Patienten erfragt, die dann, zusammen mit der medizinischen Diagnose, ein Gesamtbild seiner Person und seiner aktuellen Situation ergeben.

Insbesondere beim frischverletzten Querschnittgelähmten darf sich das diagnostische Gespräch des Sozialarbeiters nicht in einem flachen „Abfragen" erschöpfen. Vielmehr ist das naturgemäß rückschauende Sammeln von Informationen unmittelbar mit der aktuell eingetretenen Situation und mit der daraus resultierenden Frage, wie sich die Zukunft gestalten läßt, zu verknüpfen. Dazu gehört die Beobachtung des Patienten sowohl angesichts der ungewohnten Krankenhaussituation als auch im Hinblick auf das Bewußtwerden der neu auf ihn zukommenden sozialen Rolle des „Behinderten". So wird der Sozialarbeiter im diagnostischen Gespräch mit der erforderlichen Behutsamkeit, aber zugleich sehr offen die Frage ansprechen, wie der Patient die über ihn hereingebrochene Situation erlebt und welche Möglichkeiten er sieht, den schwerwiegenden Einschnitt in seine Biographie und die sich daraus ergebenden veränderten Lebensumstände zu bewältigen.

Die soziale Diagnostik dient demnach nicht nur der Ergänzung und der Vertiefung von Informationen, die der Arzt oder der Physiotherapeut gesammelt haben. Er hat sich vielmehr darüber hinaus zu bemühen, gleichzeitig neue Perspektiven des Daseins für den Betroffenen aufzuzeigen. So muß etwa das Gespräch über den früheren beruflichen Werdegang des querschnittgelähmten Patienten verknüpft werden mit ersten Informationen über neue, andere berufliche Möglichkeiten.

Als besonders bedeutungsvoll für die hier zur Diskussion stehende Personengruppe erweist sich der Problemkreis von Partnerschaft, Ehe und Familie. Es ist für den Gesamtverlauf der Rehabilitation eines Querschnittgelähmten von größter Bedeutung, hierzu frühestmöglich fundierte Informationen zu erlangen. Insbesondere für die Fachkräfte des therapeutischen Teams, in deren unmittelbaren Verantwortungsbereich auch die Fragen der sozialen Eingliederung fallen, ist es notwendig zu wissen, ob eine Partnerschaft vor Eintritt der Behinderung stabil oder bereits brüchig war; ob davon ausgegangen werden kann, daß sich eine zwischenmenschliche Bindung in dieser schwierigen Situation bewähren und erhalten wird oder ob damit gerechnet werden muß, daß sich ein Partner unter dem Eindruck der schweren, auf ihn zukommenden Belastung ganz oder teilweise zurückziehen wird. Ebenso verhält es sich mit den Beziehungen des Patienten innerhalb des Familienverbandes. Diese Frage erweist sich vor allem für die Patienten, die beim Eintritt der Behinderung bei ihren Eltern lebten, als nicht selten zukunftentscheidend.

Die Befragung über die sehr persönlichen Bereiche der eigenen Lebensführung bedeutet für viele der Betroffenen ein als unangenehm empfundenes Eindringen Außenstehender in Umstände, die man eigentlich nicht gerne offenlegen möchte. So sieht sich der Sozialarbeiter, wenn verkrustete Beziehungen plötzlich auf die Bewährungsprobe gestellt werden und offene oder latente Konflikte zur Sprache kommen, vor Aufgaben gestellt, die er nur mit Takt und Diskretion meistern kann.

11.3.2. Sozialpädagogische Betreuung

Es obliegt dem Sozialarbeiter im Zusammenwirken mit den anderen Gliedern des therapeutischen Teams, den Patienten während seines Klinikaufenthaltes helfend zu begleiten. Dazu müssen fortlaufende Kontakte durch ein Angebot von Stützungsgesprächen geknüpft werden. Es ist einsichtig, daß jeder Mensch, der sich mit einer Querschnittlähmung auseinanderzusetzen hat, zunächst deprimiert und resigniert ist.

Hier gilt es, im verstehenden und einfühlsamen Gespräch Ängste abzubauen und Schritt um Schritt neue Lebensperspektiven zu entwickeln. Der Sozialarbeiter darf sich auf solche Gespräche jedoch nur dann einlassen, wenn er sich über die medizinischen Tatbestände ausführlich informiert hat und eine klare Vorstellung davon besitzt, über welche Leistungsreserven der Patient voraussichtlich verfügen wird und mit welchen Funktionseinbußen angesichts der verbleibenden Behinderung gerechnet werden muß. Zum helfenden Begleiten während der klinischen Behandlung gehört es aber auch, dem Patienten bei persönlichen Konflikten sowie bei der Regelung persönlicher Angelegenheiten beizustehen. Hierzu gehört beispielsweise die Bewältigung von Schwierigkeiten, die unmittelbar aus der Behinderung erwachsen, z. B. Partnerschafts- und Familienkonflikte, Schuld- und Angstgefühle, aber auch etwa Probleme, die aus der Zeit vor Eintritt der Behinderung als zusätzliche Belastung eingebracht werden. Hierzu zählen vielfach neben den persönlichen Fragen eher sachliche Probleme, wie etwa wirtschaftliche Schwierigkeiten, Zahlungsverpflichtungen oder rechtliche Fragen.

11.3.3. Beratung und soziale Administration

Der Aspekt der „Beratung" und der „sozialen Administration" zielt am offenkundigsten auf die Zeit nach Beendigung der medizinischen Rehabilitationsmaßnahmen ab. In der Verwertung der ihm vorliegenden Informationen, unter Berücksichtigung der individuellen Gegebenheiten und vor allem in Anwendung fundierter Kenntnisse des Sozialleistungssystems und des Sozialrechts findet sich der Sozialarbeiter hier als Berater und Vertrauter des Patienten und seiner Angehörigen. In enger Zusammenarbeit mit ihnen geht es jetzt um die Lösung des Problems, das zukünftige Leben unter den Bedingungen der bestehenbleibenden Querschnittlähmung zu gestalten. Dies beginnt mit so grundlegenden Fragestellungen wie der künftigen Wohnsituation, der häuslichen Pflege oder der eventuell notwendigen Weiterbetreuung durch Institutionen außerhalb der Klinik. Der Sozialarbeiter muß hier im Zusammenwirken mit den anderen Fachbereichen häufig umfassende und weitreichende organisatorische Überlegungen anstellen. Hier werden insbesondere sozialrechtliche Fragen an ihn herangetragen, die der sorgfältigen Überlegung, Beratung und Umsetzung in administrative Schritte bedürfen. Dies ist eine Tätigkeit, die bei der Vielfältigkeit unseres sozialen Leistungssystems niemals schematisch ausgeübt werden darf. Vielmehr macht unsere soziale Gesetzgebung mit ihren höchst unterschiedlichen Voraussetzungen hinsichtlich der Erlangung bestimmter Leistungen, Rechte oder Vergünstigungen jeweils ein streng individuelles Vorgehen notwendig (s. Anlage IV).

Das wird besonders deutlich an dem wichtigen Teilaspekt der beruflichen Eingliederung bzw. Wiedereingliederung des Querschnittgelähmten: Hier gilt es, im Zusammenwirken mit den Beratungsdiensten der Bundesanstalt für Arbeit, den Patienten eingehend über seine beruflichen Möglichkeiten zu beraten und gemeinsam mit ihm den richtigen Ausbildungs- oder Umschulungsberuf zu wählen. Gerade bei diesem Teilbereich der Rehabilitation, der an ökonomischem Aufwand dem medizinischen kaum nachsteht, spielen finanzielle und sozialrechtliche Fragen eine bedeutende Rolle. Dies gilt sowohl bezüglich der Kostenträgerschaft für die Rehabilitationsmaßnahmen selbst als auch für die Sicherstellung des Lebensunterhaltes des Patienten und seiner Angehörigen; und es gilt nicht weniger im Hinblick auf die umfangreichen rehabilitationsflankierenden Maßnahmen, z. B. die Versorgung mit einem adaptierten Kraftfahrzeug, die gerade beim Querschnittgelähmten erforderlich ist.

11.4. Schlußbemerkung

Bei Betrachtung einiger, in diesem Zusammenhang besonders wichtiger Teilaspekte wird deutlich, welchen Platz der Sozialarbeiter in der Rehabilitation von Querschnittgelähmten heute einzunehmen hat, wie er die Arbeit der medizinischen Berufsgruppen sinnvoll zu ergänzen und, über den von der medizinischen Aufgabenstellung vorgegebenen Rahmen hinaus, zu erweitern vermag. Weil hieraus für den Patienten eine wesentliche Chance auf Verwirklichung seines Rechtes auf Rehabilitation resultiert, bedeutet enge Kooperation zwischen Physiotherapie und Sozialarbeit eine verbindliche Verpflichtung.

12. Anhang I. Muskeltest Innervationsschema

Muskeltest

Name:
Geb.:
Diagnose:

Behandelnde KG:

Hinweis:
Bewertung: 0–5
Spastizität: leicht x
mittel xx
stark xxx

Segmentale und periphere Innervation der Muskeln von C 1 – Th 1

Rechts — Links

Segmentale Innervation

Muskel	C1	C2	C3	C4	C5	C6	C7	C8	Th1	Nerv
Mm. erectores spinae cerv.	▨	▨	▨	▨	▨	▨	▨	▨		Rr. dorsales Nn. spinalium
M. sternocleidomastoideus		▨	▨							N. accessorius
M. trapezius p. sup.		▨	▨	▨						N. occipitalis minor
p. med.			▨	▨						N. accessorius
p. inf.			▨	▨						
Diaphragma			▨	▨	▨					N. phrenicus
M. levator scapulae				▨	▨					N. dorsalis scapulae
Mm. rhomboidei				▨	▨					N. dorsalis scapulae
M. supraspinatus				▨	▨					N. suprascapularis
M. infraspinatus, M. teres minor				▨	▨					N. suprascapularis
M. deltoideus p. ant.					▨	▨				N. axillaris
p. med.					▨	▨				
p. post.					▨	▨				
M. biceps brachii, M. brachialis					▨	▨				N. musculocutaneus
M. supinator					▨	▨				N. radialis
M. brachioradialis					▨	▨				N. radialis
M. serratus anterior					▨	▨	▨			N. thoracis longus
M. pectoralis major p. clav.					▨	▨	▨			Nn. pectorales
p. stern.						▨	▨	▨		
Mm. extensores carpi radialis						▨	▨			N. radialis
long./brev.						▨	▨			
Mm. teres major, subscapularis						▨	▨			N. musculocutaneus/N. subscapularis
M. pronator teres						▨	▨			N. medianus
M. pronator quadratus						▨	▨			
M. triceps brachii						▨	▨	▨		N. radialis
M. latissimus dorsi						▨	▨	▨		N. thoracodorsalis
Mm. extensores digitorum communis/							▨	▨		N. radialis
M. indicis proprius							▨	▨		
M. flexor carpi radialis							▨	▨		N. medianus
M. extensor carpi ulnaris							▨	▨		N. radialis
M. extensor pollicis long.							▨	▨		N. radialis
M. extensor pollicis brevis							▨	▨		N. radialis
M. abductor pollicis long.							▨	▨		N. radialis/N. medianus
M. flexor pollicis brev.							▨	▨		N. medianus/N. ulnaris
M. opponens pollicis							▨	▨		N. medianus
M. flexor pollicis long.							▨	▨		N. medianus
M. flexor carpi ulnaris							▨	▨	▨	N. ulnaris
M. palmaris long.							▨	▨		N. medianus
M. flexor digitorum superficialis							▨	▨	▨	N. medianus
M. flexor digitorum profundus							▨	▨	▨	N. medianus/N. ulnaris
M. adductor pollicis								▨	▨	N. ulnaris
M. abductor pollicis brevis								▨	▨	N. ulnaris
Mm. interossei dorsales								▨	▨	N. ulnaris
Mm. interossei ventrales								▨	▨	N. ulnaris
Mm. lumbricales I–IV								▨	▨	N. ulnaris/N. medianus
M. flexor digiti minimi								▨	▨	N. ulnaris
M. abductor digiti minimi								▨	▨	N. ulnaris
M. opponens digiti minimi								▨	▨	N. ulnaris

Verfasser: Abteilung für die Behandlung und Rehabilitation Querschnittgelähmter (Leiter: Prof. Dr. V. Paeslack) der Orthopädischen Klinik und Poliklinik der Universität Heidelberg (Direktor: Prof. Dr. H. Cotta)
weiter entwickelt von: Arbeitsgemeinschaft Krankengymnastik Heidelberg 1977

Segmentale und periphere Innervation der Muskeln von Th 1 – S 5

Muskel	Th1	Th2	Th3	Th4	Th5	Th6	Th7	Th8	Th9	Th10	Th11	Th12	L1	L2	L3	L4	L5	Nerv
Mm. intercostales ext./int.	■	■	■	■	■	■	■	■	■	■	■	■						Nn. intercostales
M. erector spinae thoracalis	■	■	■	■	■	■	■	■	■	■	■	■						Rr. dorsales Nn. spinalium
Mm. obliquii abd.ext./int. M. transversus abdominis					■	■	■	■	■	■	■	■						Nn. intercostales
M. rectus abdominis							■	■	■	■	■	■						Nn. intercostales et N. iliohypogastr.
M. quadratus lumborum											■	■	■	■				N. subcostalis et plexus lumbalis
M. erector spinae lumbalis												■	■	■	■	■	■	Rr. dorsales Nn. spinalium

Segmentale Innervation

Muskel	L1	L2	L3	L4	L5	S1	S2	S3	S4	S5	Nerv
M. iliopsoas	■	■	■								N. femoralis et plexus lumbalis
M. sartorius		■	■								N. femoralis
M. gracilis		■	■								N. obturatorius
Mm. adductores long./brev./magn.		■	■	■							N. obturatorius
M. quadriceps femoris (cap. 1, 2, 4)		■	■	■							N. femoralis
M. vast. med (cap. 3)			■	■							
M. tensor fasciae latae				■	■						N. gluteaus superior
M. tibialis anterior				■	■						N. peronaeus profundus
M. extensor hallucis long.				■	■						N. peronaeus profundus
Mm. extensores digitorum long./brev.				■	■						N. peronaeus profundus
Mm. glutaei med./min.				■	■	■					N. gluteaus superior
M. semitendinosus M. semimembranosus				■	■	■					N. tibialis
Mm. rotat. ext. coxae				■	■	■					N. obturatorius et plexus sacralis
M. biceps femoris, cap. long./brev.					■	■	■				N. ischiadicus et N. peronaeus comm.
M. triceps surae					■	■	■				N. tibialis
M. tibialis post.					■	■	■				N. tibialis
Mm. peronaei long./brev.					■	■	■				N. peronaeus superficialis
M. glutaeus maximus					■	■	■				N. glutaeus inferior
Mm. flexores digitorum long./brev.						■	■				N. tibialis et N. plantaris medialis
Mm. flexores hallucis long./brev.						■	■				N. tibialis et Nn. plant. med./lat.
Mm. lumbricales						■	■				Nn. plantares medialis et lateralis
Mm. interossei						■	■				N. plantaris lateralis

Bemerkungen

© by Springer-Verlag Berlin, New York, Heidelberg

Innervations- und Funktionsschema bei kompletter Querschnittlähmung

Läsion unterhalb	Innervierte Muskeln	Körperliche Abhängigkeiten	Wichtigste Hilfsmittelversorgung
		Tetraplegie Grundsätzlich: Beeinträchtigung der Atmungsmechanik – Blasen- und Mastdarmlähmung – rollstuhlabhängig	
C 3/4	Diaphragma C 2 – C 4	In allen Handhabungen des täglichen Lebens von Hilfe abhängig	1 elektr. Rollstuhl mit speziellen Steuerungshilfen, z. B. Kinnsteuerung und 1 mechan. Rollstuhl – Pflegehilfen, z. B. Lifter – elektr. steuerbares Stehgerät
C 4/5	Biceps brachii C 4 – C 6	Vollständig pflegeabhängig – Greifen mit passiver Funktionshand möglich, z. B. Essen und Schreiben mit Hilfsmitteln	1 mech. und 1 elektr. Rollstuhl – Funktionshilfen für die Hand – elektr. Schreibmaschine und Hilfsmittel – elektr. steuerbares Stehgerät
C 6	Ext. carp. rad. C 6 – C 7	Teilweise pflegeabhängig – Greifen mit aktiver Funktionshand – selbständige Oberkörperpflege	1 mech. und 1 elektr. Rollstuhl – Funktionshilfen für die Hand – elektr. Schreibmaschine und Hilfsmittel – elektr. steuerbares Stehgerät – Fahren eines adaptierten Pkw möglich
C 7/8	Triceps brachii C 7 – C 8 Latissimus dorsi C 6 – C 8	Selbständig bis auf geringe Hilfeleistungen – Gehen mit Gehapparaten im Barren möglich	2 mech. Rollstühle – elektr. Schreibmaschine – Zimmerbarren und Gehapparate, Stehgerät – Fahren eines adaptierten Pkw möglich
		Paraplegie Grundsätzlich: Blasen- und Mastdarmlähmung – pflegeunabhängig	
Th 1 – 9	Intercostales Th 1 – Th 11	Beeinträchtigung der Atmungsmechanik bis Th 6 – rollstuhlabhängig – Gehen mit Gehapparaten im Barren	2 mech. Rollstühle – Zimmerbarren und Gehapparate – adaptierter Pkw
Th 11 L 2	Abdominale Muskeln Th 6 – Th 12	Teilweise rollstuhlabhängig – Gehen und Treppensteigen mit Gehapparaten an Unterarmstützen	2 mech. Rollstühle – Zimmerbarren, Gehapparate und Unterarmstützen – adaptierter Pkw
L 3/4	Psoas L 2 – L 3 Quadriceps L 1 – L 4	Weitgehend rollstuhlunabhängig – Gehen mit Gehapparaten ohne Kniesperren an Unterarmstützen	1 mech. Rollstuhl – Gehapparate ohne Kniesperre und Unterarmstützen – adaptierter Pkw
L 5 S 1	Tibialis anterior L 4 – S 1	Rollstuhlunabhängig – Gehen mit Peroneusfeder an Gehstöcken	Gehstöcke, Peroneusfeder – adaptierter Pkw
S 2/3	Glutaeus maximus L 5 – S 1/2	Weitgehend normalisierte Gehfähigkeit	Abrollhilfe

Da bei jeder kompletten Querschnittlähmung Blasen- und Mastdarmlähmung vorliegt, ist in fast allen Fällen eine Urinal-Versorgung notwendig.

13. Anhang II. Gelenkmessung

Name des Patienten:
geb.:
Diagnose:
Prüfer:

Gelenkmessung
(pass. Prüfung)
Neutral-O-Methode

✶ = schmerzhafte Bewegungs-einschränkung

gesunde – kranke Seite markieren

Schulter	Datum	rechts	links	
Abd.-O-Add.				90° / 40° / 0°
Flex.-O-Ext.				170° / 90° / 40° / 0°
Innen-O-Außenrotation				80° / 95° / 0°
Ellbogen				
Flex.-O-Ext.				150° / 0° / 10° / 0°

Ellbogen	Datum	rechts	links	
Sup.-O-Pron.				
Handgelenk				
Volar- -O- Dorsal- flex. ext.				35°-60° / 0° / 50°-60°
Radial- -O- Ulnar- add. abd.				25°-30° / 0° / 30°-40°
Finger-Daumen in Bezug auf Flex./Ext. in Grund-/Mittel-/Endgelenk				

Funktioneller Test

Faustschluß:

Daumen-Kleinfinger-Kuppengriff:

Daumen-Zeigefinger-Kuppengriff:

Bemerkungen:

Gelenkmessung
(pass. Prüfung)
Neutral-O-Methode

Name des Patienten:
geb.:
Diagnose:
Prüfer:

✱ = schmerzhafte Bewegungs-einschränkung

gesunde – kranke Seite markieren

Hüfte	Datum	rechts	links	
Flex.-O-Ext.				130° 0° 12°
Abd.-O-Add.				45° 0° 30°
Innen-O-Außenrotation				45° 0° 45°
Knie				
Flex.-O-Ext.				5°-10° 0° 135°

Fuß	Datum	rechts	links	
Plant.-O-Dors. flex.　　ext.				20°-30° / 0° / 40°-50°
Sup.-O-Pron.				30° / 0° / 60°

Zehen		rechts		links

Bemerkungen:

14. Anhang III. Befundbogen „klinischer Sport"

Befundbogen klinischer Sport-Paraplegie

Name:	Alter:	Diagnose:	
Disziplin		Übungsbeginn	abgeschlossen
Rollstuhltraining: ökonomisches Fahren Fahren mit Ausddauer Fahren auf unebenem Gelände *Slalom* – vorwärts – rückwärts – Schnellfahren – aus voller Fahrt bremsen *Kurven fahren* – einhändig durch übergreifen – zweihändig: *Rampe* – aufwärts fahren – abwärts fahren *Kippen* – an römischen Ringen – ohne Hilfe – aus dem Stand – aus voller Fahrt *in gekippter Stellung fahren* – vorwärts – rückwärts – Slalom – Schräge abwärts *Schwelle überwinden* *Bordstein überwinden* – aufwärts – abwärts *Treppe aufwärts fahren* – mit einer Hilfsperson – mit zwei Hilfspersonen *Treppe mit Geländer abwärts fahren* – alleine – mit Hilfe *Treppe ohne Geländer bis zu max. 6 Stufen alleine abwärts fahren* *Übersetzen Rollstuhl – Stuhl* *Einsteigen in den Rollstuhl* *Aussteigen aus dem Rollstuhl* *rückwärts aus dem Rollstuhl fallen* *Rolltreppe:* – herauffahren – herunterfahren			

Disziplin	Vermerke
Tischtennis: Übungsbeginn ohne Seitenteile mit offener Bremse auf dem Hocker im Stand **Bogenschießen:** Übungsbeginn Bogenstärke Pfeillänge Entfernung Durchschnittswert 6 Pfeile *Auf dem Hocker* *Stand am Stehbrett* – mit Fixation – ohne Fixation *Freier Stand* – mit Hilfsmittel – ohne Hilfsmittel **Schwimmen:** Übungsbeginn *Rückenlage* – mit Hilfe – ohne Hilfe *Brustschwimmen – Zeit* *Kraulen – Zeit* **Leichtathletik:** Übungsbeginn Schnellfahren Speerwerfen Kugelstoßen Diskuswerfen	

Befundbogen klinischer Sport – Tetraplegie (Tetraplegie u. C 7/8 siehe auch Paraplegie)

Name: Alter: Diagnose:

Disziplin	Übungsbeginn	abgeschlossen
Rollstuhltraining		
Vorwärtsfahren		
– mit Sicherheitsgurt		
– ohne Sicherheitsgurt		
Bremsen		
– rechts		
– links		
Drehen		
– rechts		
– links		
rückwärts fahren		
– mit beiden Armen		
– mit rechtem Arm		
– mit linkem Arm		
Slalom fahren		
– vorwärts		
– rückwärts		
Bremshebel		
– abnehmen		
– einsetzen		
Seitenteil		
– herausnehmen		
– einsetzen		
Gesäß abheben/entlasten		
Gesäß im Rollstuhl verlagern		
– vorwärts		
– rückwärts		
– seitlich		
Fahrstuhl und Lichtschalter bedienen		
– mit Ellenbogen		
– mit Hand		
Fahren auf unebenem Boden		
Leichtes Gefälle fahren (bis zu 6%)		
– herunter		
– hinauf		
Türe öffnen		
Türe schließen		
Fahren auf Ausdauer:		
– Meter:		
Zeitfahren:		
– 20 Meter:		
Gegenstände vom Boden aufheben		

Disziplin	Vermerke
Tischtennis Übungsbeginn Rückhand Vorhand Angabe Hilfsmittel **Bogenschießen:** Übungsbeginn Bogenstärke Pfeillänge Entfernung ϕ-Wert 6 Pfeile **Schwimmen:** Übungsbeginn *Rückenschwimmen* – mit Hilfe – ohne Hilfe *Brustschwimmen* – mit Hilfe – Zeit ohne Hilfe	

15. Anhang IV. Rehabilitationskostenträger

Rehabilitationskostenträger für medizinische Behandlungsmaßnahmen, Ausbildung und berufliche sowie soziale Eingliederung von Behinderten (Auswahl)

1. Stationäre und ambulante Behandlungen

Hilfsmittelversorgung

Kostenträger beim Vorliegen einer *Mitgliedschaft in der gesetzlichen Krankenversicherung* ist die jeweilige Krankenkasse.

Kostenträger bei *Wege- und Berufsunfällen* sowie *Berufskrankheiten* ist die jeweilige Berufsgenossenschaft (Gesetzliche Unfallversicherung).

Kostenträger bei *Unfällen durch Verschulden Dritter* ist die jeweilige Haftpflichtversicherung zusammen mit der Krankenkasse.

Die Haftpflichtversicherung tritt i. d. R. nicht unmittelbar auf, sondern rechnet mit der vorleistenden Krankenkasse die entstehenden Aufwendungen nach sog. Teilungsabkommen ab.

Wenn *keine Krankenversicherung* besteht, ist Kostenträger die Sozialhilfe oder beim Vorliegen bestimmter versicherungsrechtlicher Voraussetzungen der zuständige Träger der Rentenversicherung (LVA, BfA).

Rechtsgrundlagen: Reichsversicherungsordnung (RVO); Bundessozialhilfegesetz (BSHG).

Auskunft und Beratung: Durch die örtliche Krankenkasse; das örtliche Sozialamt.

2. Ausbildung, Umschulung und berufliche Eingliederung

2.1. Schulausbildung von Kindern und Jugendlichen

Extern: Örtliche Schulen und Sonderschulen. Internatsmäßig: Heimsonderschulen für Körperbehinderte.

Rechtsgrundlagen: Bundessozialhilfegesetz (BSHG); Jugendwohlfahrtsgesetz (JWG); Schulgesetze der einzelnen Bundesländer.

Auskunft, Beratung, Klärung von Kostenfragen: Sozialamt und/oder Jugendamt, Schulbehörde.

2.2. Berufsausbildung von Jugendlichen und Erstausbildung von älteren Behinderten

Förderung durch das Arbeitsamt, gleichgültig, ob betriebliche Ausbildung oder Ausbildung in einem Berufsbildungs- bzw. Berufsförderungswerk.

Rechtsgrundlage: Arbeitsförderungsgesetz (AFG). Auskunft und Beratung: Berufsberater für Behinderte im Heimatarbeitsamt.

2.3. Berufliche Eingliederung
(Anlernung, Einarbeitung, Anpassung, Umschulung)

Kostenträger ist in den meisten Fällen die Bundesanstalt für Arbeit (Arbeitsamt), beim Vorliegen bestimmter versicherungsrechtlicher Voraussetzungen auch der zuständige Träger der Rentenversicherung. Weitere mögliche Kostenträger sind die Gesetzlichen Unfallversicherungen, die Sozialhilfe und die Kriegsopferversorgung im weitesten Sinne.

Rechtsgrundlage: Reichsversicherungsordnung (RVO); Arbeitsförderungsgesetz (AFG); Bundessozialhilfegesetz (BSHG); Bundesversorgungsgesetz (BVG) mit Nebengesetzen.

Auskunft und Beratung: Sozialdienste in Rehabilitationskliniken, Rehabilitationsberater im Heimatarbeitsamt, Auskunfts- und Beratungsstellen der Rentenversicherungsträger in allen größeren Städten, Behindertenverbände.

3. Soziale Eingliederung

3.1. Arbeitsvermittlung

Zuständig ist das Arbeitsamt des Arbeitsortes zusammen mit der Hauptfürsorgestelle beim überörtlichen Träger der Sozialhilfe (z. B. Landeswohlfahrtsverband) in Anwendung des Schwerbehindertengesetzes.
Wichtig ist auch die Eigeninitiative des Behinderten.

Rechtsgrundlagen: Arbeitsförderungsgesetz (AFG); Schwerbehindertengesetz (SchwBG)
Auskunft und Beratung: Arbeitsamt am Arbeitsort.

3.2. Allgemeine Behindertenhilfe

z. B. Pflege, Pflegegeld, Wohnen, Erholung usw.
Rechtsgrundlagen: Bundessozialhilfegesetz (BSHG); Reichsversicherungsordnung (RVO) für die Gesetzliche Unfallversicherung; Bundesversorgungsgesetz (BVG) mit Nebengesetzen.
Auskunft und Beratung: Sozialamt, Gesundheitsamt, Kliniksozialdienste, Wohlfahrtsverbände, Eltern- und Behindertenverbände.

16. Anhang V

Anschriften der Deutschen Rollstuhl-Sportvereine und -Gruppen (Stand 1. 4. 1978)
Dachverband: Deutscher Rollstuhl-Sportverband (DRS), Plantagenweg 12, 5309 Meckenheim
Geschäftsstelle: Postfach 101 409, 6900 Heidelberg 1

Ort	Anschrift
Bad Münder	Behindertensportgemeinschaft Sünteltal Friederikenstift, 3252 Bad Münder 1
Bad Schwartau	Versehrtensportgemeinschaft Bad Schwartau Abtlg. Rollstuhlsport, Bismarckstraße 2, 2400 Lübeck
Berlin	Gelähmtensportverein Berlin Iburger Ufer 6, 1000 Berlin 10
Bochum	Rollstuhlfahrer-Versehrtensportgemeinschaft Bochum-Langendreer, Auf dem Jäger 33 4630 Bochum 7
Dortmund	Versehrtensportgemeinschaft Dortmund v. 1951 Trapphofstraße 119, 4600 Dortmund 41
Duisburg	Versehrtensportgemeinschaft für Rollstuhlfahrer Duisburg-Buchholz Alte Ruhrorter Str. 32, 4100 Duisburg 13
Düren	Rollstuhl-Sportgemeinschaft Düren Philippstraße 7, 5160 Düren
Frankfurt	Rollstuhl-Sportclub Frankfurt Wilhelmshöherstr. 127, 6000 Frankfurt
Göppingen	Versehrtensportgemeinschaft Göppingen Hauptstr. 26, 7333 Ebersbach/Fils
Hamburg	Rollstuhl-Sportclub Hamburg Auf der Bojewiese 23 c, 2050 Hamburg 80
Heidelberg	Versehrtensportgruppe beim BFW Heidelberg Bonhoefferstr. Postf. 101 409, 69 Heidelberg
Heidelberg	Rollstuhlfahrer-Sportgemeinschaft Heidelberg Schlierbacher Landstr. 200 a, 69 Heidelberg 1
Hess.-Lichtenau	Rollstuhl-Sportgemeinschaft Hessisch-Lichtenau, Am Mühlenberg 1, 3436 Hessisch-Lichtenau 7
Koblenz	Rollstuhl-Sportgemeinschaft Koblenz Plantagenweg 12, 5309 Meckenheim
Köln	Rollstuhl-Sportclub Köln Ellhauser Weg 17, 5201 Lohmar-Donrath
Krautheim	Versehrtensportgemeinschaft Krautheim Alte Krautheimer Str. 169, 7109 Krautheim

Ort	Anschrift
Langenhagen	Versehrtensportgemeinschaft, Abt. Rollstuhlsport Benskamp 14, 3012 Langenhagen 6
Ludwigsburg	Versehrtensportverein 1966 Ludwigsburg Im Laichle 7, 7070 Schwäbisch Gmünd
Ludwigshafen	Rollstuhl-Sportgemeinschaft Ludwigshafen Silcherstraße 15, 6521 Mölsheim
Marburg	Rollstuhl-Sportgruppe Marburg Sudetenstraße 6, 3550 Marburg
Meppen	Versehrtensportgemeinschaft Meppen Abtlg. Rollstuhlsport Taubenweg 8, 4473 Haselünne
München	Universitäts-Sportclub München Abtlg. Rollstuhlsport Barlachstraße 28/III, 8000 München 40
Oldenburg	Rollstuhl-Sportclub Oldenburg Schramperweg 2, 2900 Oldenburg
Osnabrück	TuS Burg Gretesch, Abtlg. Rollstuhlsport Jeggener Weg 33, 4500 Osnabrück
Ravensburg	Sport- und Kulturverein für Rollstuhlfahrer Ravensburg Achbergstr. 59, 7954 Bad Wurzach
Saar	Gelähmtensportgruppe Saar Weiherstraße 63 a, 6698 Namborn 6
Wetter	Behinderten-Sport-Gemeinschaft der OAV Wetter Am Grünewald 10 – 12, 5802 Wetter
Wildbad	Sport- und Kulturgemeinschaft für Rollstuhlfahrer am BFW Wildbad Paulinenstraße 132, 7547 Wildbad 1
Bayreuth	Versehrtensportverein Bayreuth, Abtlg. Rollstuhlsport Krankenhaus Hohe Warte 8580 Bayreuth
Bad Wildungen	RSC Bad Wildungen An der Trift 7, 3590 Bad Wildungen
Bielefeld	Rollstuhlsport-Gruppe Bielefeld Dürerstraße 52, 4800 Bielefeld
Dettingen	VSG Dettingen, Abtlg. Rollstuhlsport Wolfgartenstraße 4, 7417 Dettingen

17. Anhang VI

Verzeichnis der Spezialabteilungen zur Erstbehandlung Querschnittgelähmter
(Quelle: Verzeichnis des BMJFG, 1975; Stand Sommer 1978)

Ort	Anschrift	Träger
Bayreuth	Krankenhaus mit Rehabilitationsklinik für Rückenmarkverletzte, Hohe Warte 8, 8580 Bayreuth, Tel. 09 21/28 01	Ministerium für Arbeit und Sozialordnung Bayern
Berlin	Berufsgenossenschaftl. Sonderstation für Unfallverletzte der Orthop. Klinik und Poliklinik der FU Berlin, Clayallee 229 – 233, 1 Berlin 33, Tel. 0 30/81 30 11	Stiftung Oskar-Helene-Heim
Berlin	Abt. f. Querschnittgelähmte am Städt. Krankenhaus Berlin-Zehlendorf, Bereich Behring, Gimpelsteig 3 – 5, 1 Berlin 37, Tel. 0 30/8 10 23 31	Stadt Berlin
Bochum	Berufsgenossenschaftl. Krankenanstalten, „Bergmannsheil", Chirurgische Klinik, Hunscheidtstraße 1, 4630 Bochum, Tel. 02 34/30 21	Bergbau-Berufsgenossenschaft Bochum
Duisburg	Berufsgenossenschaftliche Unfallklinik, Abt. f. Rückenmarkverletzte, Großenbaumer Allee 250, 4100 Duisburg, Tel. 02 03/68 81	Maschinenbau- u. Kleineisenindustrie Berufsgenossenschaft Düsseldorf mit Bau-Berufsgenossenschaft Wuppertal
Frankfurt	Berufsgenossenschaftl. Unfallklinik, Friedberger Landstr. 430, Abt. f. Rückenmarkverletzte, 6 Frankfurt, Tel. 06 11/1 50 11	Berufsgenossenschaftl. Verein für Heilbehandlung u. Berufshilfe e.V., Frankfurt/M.
Hamburg	Berufsgenossenschaftl. Krankenhaus, Abt. f. Rückenmarkverletzte, Bergedorfer Str. 10, 2 Hamburg 80, Tel. 0 40/73 91 11	Berufsgenossenschaftl. Verein f. Heilbehandlung u. Berufshilfe e.V. Hamburg
Hannover	Friderikenstift-Unfallabteilung Humboldstr. 5, 3 Hannover, Tel. 05 11/1 94 21	Friderikenstift in Hannover
Heidelberg	Rehabilitationszentrum f. Querschnittgelähmte an der Orthop. Klinik u. Poliklinik der Univ. Heidelberg, Schlierbacher Landstr. 200 a, 6900 Heidelberg, Tel. 0 62 21/8 06-1	Orthop. Klinik der Univ. Heidelberg
Hessisch-Lichtenau	Orthop. Klinik u. Rehabilitationszentrum der Diakonie, 3436 Hessisch-Lichtenau, Tel. 0 56 02/20 21	„Lichtenau" e.V. Hessisch-Lichtenau
Homburg/Saar	Berufsgenossenschaftliche Sonderstation f. Schwerunfallverletzte an der Orthop. Univ. Klinik Homburg, 6650 Homburg, Tel. 0 68 41/16 22 03	Landeskrankenhaus Homburg/Saar

Ort	Anschrift	Träger
Karlsbad-Langensteinbach	Südwestdeutsches Rehabilitationskrankenhaus, Abt. f. Querschnittgelähmte, 7516 Karlsbad, Tel. 0 72 02/6 11	Stiftung Rehabilitation, Heidelberg
Koblenz	Berufsgenossenschaftl. Sonderstation f. Schwerunfallverletzte im Krankenhaus Evang. Stift St. Martin, Johann-Müller-Str. 7, 54 Koblenz, Tel. 02 61/1 00 11	LV Rheinland-Westfalen d. gewerbl. Berufsgenossenschaften, Essen und Stift St. Martin
Ludwigshafen	Berufsgenossenschaftl. Unfallklinik, Abt. f. Rückenmarkverletzte, Pfennigsweg 13, 67 Ludwigshafen, Tel. 06 21/6 81 01	Berufsgenossenschaftlicher Verein für Heilbehandlung u. Berufshilfe e.V. Heidelberg
Murnau	Berufsgenossenschaftl. Unfallklinik, Abt. f. Rückenmarkverletzte, 8110 Murnau, Tel. 0 88 41/1 91	Berufsgenossenschaftl. Verein f. Heilbehandlung u. Berufshilfe e. V. Murnau
Tübingen	Berufsgenossenschaftliche Unfallklinik, Abt. f. Rückenmarkverletzte, Rosenauer Weg 95, 74 Tübingen, Tel. 0 70 71/60 61	Berufsgenossenschaftl. Verein f. Heilbehandlung und Berufshilfe e.V. Heidelberg
Bad Wildungen/Reinhardshausen	Werner-Wicker-Klinik, Schwerpunktklinikum, Abt. für Querschnittgelähmte, Tel. 0 56 21/8 31	Werner Wicker KG Bad Wildungen

18. Anhang VII. Technische Rehabilitationshilfen *

Technische Rehabilitationshilfen für den nachstationären Bereich bei Querschnittlähmung [1]

Erkrankungen und Verletzungen des Rückenmarks, aus denen eine Querschnittlähmung (Paraplegie, Tetraplegie [2]) resultiert, führten früher in der Regel nach kürzerem oder längerem Krankenlager zum Tode oder doch zu ständiger Bettlägerigkeit.

Heute kann das Leben des Paraplegikers und auch des Tetraplegikers erhalten werden, doch verbleibt in der überwiegenden Zahl der Fälle eine dauernde und sehr schwere Behinderung. In jedem Fall werden vielfältige Maßnahmen der medizinischen, sozialen und beruflichen Rehabilitation erforderlich. Ihre Voraussetzung ist eine umfassende Versorgung mit technischen Rehabilitationshilfen, die dazu dienen, die bestehenden Funktionsverluste motorischer, sensibler und vegetativer Art bestmöglich auszugleichen.

In der nachfolgenden Liste werden die Rehabilitationshilfen aufgeführt, mit denen nach ärztlicher Erfahrung der klinikentlassene Querschnittgelähmte, dem Schweregrad der jeweiligen Behinderung entsprechend, ausgestattet sein sollte. Die Liste basiert auf den Erfahrungen der Spezialeinrichtungen für Rückenmarkgeschädigte in der Bundesrepublik Deutschland und im internationalen Bereich. Sie wird zukünftige Entwicklungen zu berücksichtigen haben. Art und Umfang der Versorgung müssen in jedem Fall, darauf sei besonders nachdrücklich hingewiesen, die jeweiligen *individuellen Bedürfnisse* des einzelnen Querschnittgelähmten berücksichtigen. Das heißt auch, daß die hier vorgelegte Liste in qualitativer und quantitativer Hinsicht *keinen Anspruchskatalog* beinhaltet. Vielmehr stellt sie die Grundlage der jeweils individuell vorzunehmenden ärztlichen Verordnung dar, bei der sich möglicherweise im Einzelfall ergeben wird, daß bestimmte technische Hilfen nicht benötigt werden (beispielsweise: Verzicht auf Beinorthesen, Pos. 22, bei Personen, bei denen die vorliegenden körperlichen Gesamtvoraussetzungen die spätere Benutzung des Hilfsmittels aussichtslos erscheinen lassen oder: Verzicht auf Bettfixationsgurte, Pos. 5, bei vollständiger schlaffer Lähmung). In anderen Fällen wird, wiederum unter Berücksichtigung der individuellen Situation, die Beschaffung weiterer, in der vorliegenden Liste nicht aufgeführter technischer Hilfen erforderlich werden.

Der *erste Teil* dieser Liste umfaßt den Bedarf *aller* Querschnittgelähmten, im *zweiten Teil* sind die *zusätzlichen Erfordernisse* des Halsmarkgeschädigten, also des Tetraplegikers, berücksichtigt. In einem *Kommentar* (Teil 3) wird als Information für die zuständigen Leistungsträger eine Begründung der Notwen-

---
* Aus: Rehabilitation *15*, 244–252 (1976), Georg Thieme Verlag, Stuttgart.
[1] Erarbeitet vom Arbeitsausschuß *Querschnittlähmungen* der Deutschen Vereinigung für die Rehabilitation Behinderter e.V. – Leiter: Prof. Dr. med. *V. Paeslack*, Leiter der Abt. für die Behandlung und Rehabilitation Querschnittgelähmter der Orthop. Klinik und Poliklinik der Universität Heidelberg, 6900 Heidelberg 1.
[2] *Paraplegie:* Querschnittlähmung nach Schädigung des Rückenmarks im Brustwirbel-, Lendenwirbel- oder Kreuzbeinbereich.
Tetraplegie: Querschnittlähmung nach Schädigung des Rückenmarks im Halswirbelbereich („Viergliedmaßenlähmung").

digkeit der einzelnen technischen Hilfen gegeben.

Die ärztliche Verordnung für diese Hilfen ist dem für die stationäre Behandlung zuständigen Kostenträger zur Entscheidung oder zur Weiterleitung an den für diese Hilfen zuständigen Leistungsträger zu übersenden.

Die Ausrüstung mit allen erforderlichen Rehabilitationshilfen muß, um direkte und indirekte Gefährdungen des Querschnittgelähmten abzuwenden und um drohende Unterbrechungen des Rehabilitationsprozesses zu vermeiden, *zum Zeitpunkt der Rückkehr in die häusliche Umgebung abgeschlossen sein.* Aus diesen Gründen ist es im Rahmen der erforderlichen Rehabilitationsplanung notwendig, die Versorgung mit technischen Rehabilitationshilfen mit Nachdruck in die Wege zu leiten, sobald mit Wahrscheinlichkeit feststeht, daß eine Querschnittlähmung bestehen bleiben wird.

Aus technischen und aus administrativen Gründen ergibt sich für die Beschaffung der meisten für den nachstationären Bedarf erforderlichen technischen Hilfen ein Zeitaufwand von mehreren Monaten. Der Gebrauch vieler dieser Hilfen muß unter Aufsicht medizinischer Fachkräfte *erlernt* und *geübt* werden. Eine nicht unerhebliche Zahl der technischen Hilfen muß den jeweiligen körperlichen Verhältnissen und dem vorliegenden Lähmungsbild *individuell angepaßt* werden. Dies ist eine Aufgabe, die nur durch geschultes Fachpersonal in der erforderlichen Weise durchgeführt werden kann.

Liste der Hilfen zur nachstationären Versorgung und zum Körpertraining bei Querschnittgelähmten (Paraplegiker, Tetraplegiker)

Hilfen für die nachstationäre Versorgung bei Paraplegikern

1. Ein behinderungsgerechtes Bett
2. Eine Spezialmatratze
3. Drei Dekubitusschutzauflagen für das Bett
4. Ein Paar Dekubitusfußschützer
5. Zwei gepolsterte Bettfixationsgurte
6. Drei Bettlagerungskissen
7. Vier wasserdichte Bettunterlagen
8. Acht Tuchunterlagen („Stecklaken")
9. a Zwei Urinflaschen (für männliche Patienten)
9. b Zwei Urinschiffchen (für weibliche Patienten)
10. Ein Urinflaschenhalter
11. Zwei kleine Sandsäcke zur Urinflaschenfixierung
12. Ein Badewannengleitschutz
13. Drei Strickleitern
14. Ein Bettgalgen
15. Zwei Spezialtoilettensitze oder -auflagen
16. Ein Toilettenstuhl oder Duschstuhl mit Toiletteneinsatz
17. a Drei Urinale mit Zubehör (für männliche Patienten)
17. b Zehn wasserdichte Schutzhosen (für weibliche Patienten und Kinder)

Hilfen zum nachstationären Körpertraining

18. Eine Übungsmatte
19. Ein Geh- oder Stehübungsgerät (z. B. Gehbarren, Stehbarren, Stehbrett, Türreck, Sprossenwand, o. ä.)
20. Zwei Hanteln
21. Ein Satz Expander o. ä. Übungsgeräte mit Zubehör
22. Beinorthesen mit Schuhwerk, ein Paar Unterarmstützen
23. Ein Sicherheitsleibgurt für Gehübungen

Erstversorgung mit Rollstühlen bei Querschnittlähmung

24. Zwei Faltfahrstühle mit Zubehör und Zurüstung zur Verkehrssicherheit
25. Drei Spezialsitzkissen
26. Zwei Spezialrückenkissen
27. Zwei durchgehende Dekubitusschutzauflagen für den Rollstuhl
28. Ein Rutschbrett

Hilfen zum Ausgleich vegetativer Funktionsausfälle bei Querschnittlähmung

29. *Erstversorgung für den laufenden Bedarf*
    Einmalhandschuhe
    Spezial-Zellstoff-Krankenunterlagen
    Zellstoff
    Urinauffangbeutel
    Kondome und Kondomkleber
    ggfs. 60 Einmalkatheter-Sets
    Einmalschutzhosen, Einlagen

Hilfen für die nachstationäre Versorgung und das Körpertraining bei Tetraplegikern

30. Ein elektrohydraulisches Spezialbett (halb- oder vollautomatisch)
31. Ein elektrohydraulisches Stehbrett (halb- oder vollautomatisch)
32. Krankenlifter (z. B. Elektrolifter, Autolifter, Badelifter)
33. Ein Bauchgurt
34. Drei Bettlagerungskissen (zusätzl. zu Pos. 6)
35. Ein Sandsack (groß)

Erstversorgung mit Rollstühlen bei Tetraplegikern (Alternativversorgung zu Pos. 24)

36. Ein Faltfahrstuhl mit Greifreifen, Sicherheitsgurt, Rollstuhlhandschuhen, sonstigem Zubehör und Zurüstung zur Verkehrssicherheit
37. Ein Elektrofahrstuhl mit Zubehör, Elektrobremse und Zurüstung zur Verkehrssicherheit

Kommentar zum Katalog der Hilfsmittel zur nachstationären Versorgung und zum Körpertraining bei Querschnittgelähmten

1. Das *behinderungsgerechte Bett* muß für den nachstationären Bedarf beschafft werden, sofern die handelsüblichen, im Haushalt gebräuchlichen Betten vom Querschnittgelähmten nicht benutzt werden können (übermäßige Höhendifferenz zum Rollstuhl, hochragende Seitenteile – Dekubitusgefahr! – nicht verstellbarer Kopfteil, schlechte Zugänglichkeit für pflegerische Maßnahmen, etc.).

2. Eine *Spezialmatratze*, z. B. Schaumgummimatratze, Würfelbettmatratze etc., ist eine der wichtigsten Voraussetzungen zur lebenslang erforderlichen *Dekubitusprophylaxe*. Sie muß *pflegegünstig* (Infektionsprophylaxe!) sein und muß der jeweiligen speziellen Situation des einzelnen Querschnittgelähmten entsprechend verordnet werden.

3. *Dekubitusschutzauflagen,* z. B. synthetische oder natürliche Felle, dienen zusätzlich der Vermeidung von Druckgeschwüren. Zur Infektionsprophylaxe müssen sie häufig gewechselt und gereinigt werden. Zwei der Auflagen befinden sich ständig im Gebrauch, eine dritte muß zur Verfügung stehen, wenn eine der Auflagen infolge unkontrollierten Harn- oder Stuhlabgangs unbrauchbar geworden sein sollte.

4. *Dekubitusfußschützer* dienen zur Vermeidung von Druckschäden im Bereich der besonders gefährdeten Fersen und Ballen, insbes. bei starker Spastik, da die unwillkürlich einschießenden Muskelkontraktionen häufig auch bei korrekt gelagerten Querschnittgelähmten zu einem scharfen Reiben dieser Abschnitte des Fußes auf dem Laken führen.

5. *Gepolsterte Bettfixationsgurte* werden zur Fixierung der unteren Gliedmaßen benötigt, um plötzlich einschießende, unwillkürliche Muskelkontraktionen (Spasmen) abzufangen und einem gefährlichen unwillkürlichen Lagewechsel vorzubeugen.

6. *Bettlagerungskissen* dienen der Unterpolsterung der Kreuzbein-Steißbeinregion und der Waden, um auf diese Weise Druckgeschwüren im Gesäßbereich und über den Fersen vorzubeugen.

7. *Wasserdichte Bettunterlagen* schützen die Matratze vor Beschmutzung mit unwillkürlich abgehendem Harn oder Stuhl. Da eine derartige Beschmutzung etwa bei

durchfälliger Stuhlentleerung oder einer Blaseninfektion innerhalb eines Tages wiederholt eintreten kann, ist die Bereitstellung einer ausreichenden Zahl dieser Unterlagen erforderlich.

8. *Tuchunterlagen* (sogenannte Stecklaken) aus hautfreundlichen, saugfähigen Stoffen überspannen das Bett in Gesäßhöhe. Durch Auswechseln dieser Tuchunterlagen im Fall des häufig eintretenden unwillkürlichen Harn- und Stuhlabganges kann der Verbrauch an Großwäsche vermindert und die Beschmutzung des übrigen Bettes verhindert werden.

9. a) *Urinflaschen* werden für die Benutzung während der Nacht, z. T. auch für die Benutzung während des Tages im Rollstuhl, von allen querschnittgelähmten Männern benötigt. Wegen der großen Gefährdung durch Harnwegsinfektionen wird jeweils eine der Urinflaschen benutzt, während die andere in desinfizierende Lösungen eingelegt wird.

9. 9. b) *Urinschiffchen* sind die der weiblichen Anatomie angepaßten Harnauffanggeräte für querschnittgelähmte Frauen.

10. *Urinflaschenhalter* dienen der griffbereiten Aufbewahrung der Urinflasche am Bett.

11. *Kleine Sandsäcke* werden benötigt, um das unkontrollierte Verrutschen der vorgelegten Urinflasche infolge unwillkürlich einschießender Muskelkontraktionen (Spasmen) zu verhindern.

12. Der *Badewannengleitschutz* ist erforderlich, da der Querschnittgelähmte sich infolge der Muskellähmung und der Gefühlslähmung beim Einstieg, aber auch während des Sitzens in der Badewanne nicht vor plötzlichem Abgleiten schützen kann. Für den Tetraplegiker wäre mit dem Ausgleiten in der Badewanne ev. Ertrinkungsgefahr verbunden.

13. *Strickleitern*, die in der Regel an der Zimmerdecke befestigt werden, dienen dem Querschnittgelähmten zum leichteren Übersetzen vom Bett in den Rollstuhl, vom Rollstuhl auf die Toilette und vom Rollstuhl in die Badewanne und jeweils zurück.

14. *Bettgalgen* erleichtern, in der Regel alternativ zu einer der unter Pos. 13 genannten Strickleitern, insbesondere Querschnittgelähmten mit hoher Lähmung, älteren und schwergewichtigen Para- und Tetraplegikern das Aufrichten im Bett und das Übersetzen vom Bett in den Rollstuhl. Sie erleichtern gleichzeitig die Pflege.

15. *Spezialtoilettensitze* oder *-auflagen* schützen die Haut des Querschnittgelähmten bei den häufig sehr langdauernden Maßnahmen zur Stuhlentleerung vor drohenden Druckschäden. Doppelbeschaffung ist wegen Verschmutzungsgefahr dieses Hilfsmittels erforderlich.

16. Ein *Toilettenstuhl* oder *Duschstuhl* mit Toiletteneinsatz und gepolsterter Auflage ist dann notwendig, wenn die häusliche Toilette nicht benutzt werden kann. Gleichzeitig gewährleisten diese Hilfsmittel die selbständige oder wenig pflegeaufwendige Ganzreinigung des Körpers unter gleichzeitiger Vermeidung von Hautschäden.

17. a) *Urinale mit Zubehör* werden von allen querschnittgelähmten Männern benötigt. Zwei Urinale befinden sich in jeweils 24stündigem Wechsel in ständigem Gebrauch, wobei eines getragen, das andere in desinfizierende Lösungen eingelegt wird. Bei den Urinalen handelt es sich um relativ schadensanfällige Weichgummifabrikate. Ein Urinal muß daher ständig als Ersatz in Reserve gehalten werden.

17. b) *Wasserdichte Schutzhosen* sind bei querschnittgelähmten Frauen und Kindern wegen des unwillkürlichen Harnabgangs erforderlich. Dieses Hilfsmittel muß ggfs. mehrfach am Tage gewechselt werden.

Hilfen zum nachstationären Körpertraining

18. Die *Übungsmatte* dient dem Querschnittgelähmten zur Durchführung der erfor-

derlichen täglichen selbsttätigen Übungsmaßnahmen wie passivem Durchbewegen der gelähmten Gliedmaßen, Stütz- und Stemmübungen und Dehnübungen der kontrakturgefährdeten Gelenke, etc.

19. An *Geh-* und *Stehübungsgeräten* (z. B. Gehbarren, Stehbarren, Stehbrett, Türreck, Sprossenwand, o. ä.) muß der Querschnittgelähmte, sei es in Stützapparaten, sei es mit auf andere Weise fixierten unteren Gliedmaßen tägliche Übungen durchführen. Diese Trainingsmaßnahmen dienen der Vermeidung von Knochenentkalkung (Osteoporose), der Kontrakturprophylaxe, dem Kreislauftraining und der bestmöglichen Entleerung der oberen Harnwege. Die Auswahl des Geh- oder Stehübungsgerätes ist abhängig von der jeweiligen Lähmungssituation und sollte nur durch erfahrene Fachkräfte erfolgen.
20. *Hanteln* dienen dem regelmäßigen Training des Oberkörpers, insbesondere also der Schulter- und Armmuskulatur, die kompensatorisch eine Vielzahl von Funktionen der unteren Körperhälfte übernehmen oder ausgleichen muß.
21. *Expander* oder ähnliche *Übungsgeräte* mit Zubehör haben die gleiche Aufgabe wie Position 20.
22. *Beinorthesen mit Schuhwerk,* z. B. Stützapparate, Peronaeusfedern u. ä. stellen die Voraussetzung für die Durchführung von Steh- und Gehübungen, sei es in Geh- oder Stehübungsgeräten, sei es an Unterarmstützen, dar. Diese regelmäßigen Übungen sind eine wichtige Maßnahme zur Aufrechterhaltung eines guten Funktions- und Leistungsstandes. Sie dienen gleichzeitig der Vermeidung der stets drohenden Kontrakturen und einer Entlastung der durch ganztägiges Sitzen im Rollstuhl dekubitusgefährdeten Hautareale. Die Beinorthesen stellen in der Regel ein *Übungsgerät,* kein *Laufgerät* dar. Die Beschaffung dieser Hilfsmittel bedeutet also *keine Alternative zur Versorgung mit dem Rollstuhl.* Zwei *Paar Orthesenschuhe* oder *orthopädisches Schuhwerk* ergänzen die Versorgung. Orthesenschuhe können auch zugerichtete, handelsübliche Schuhe sein. Ist der Behinderte in der Lage, sich außerhalb des Gehbarrens zu Übungszwecken fortzubewegen, so sind *Unterarmstützen* erforderlich.
23. Der *Sicherheitsleibgurt für Gehübungen* gibt einer Hilfsperson die Möglichkeit, den Querschnittgelähmten bei seinem täglichen Körpertraining vor Stürzen zu schützen.

Erstversorgung mit Rollstühlen bei Querschnittlähmung

24. *Zwei Faltfahrstühle mit Zubehör und Zurüstung zur Verkehrssicherheit* gehören zur *Primärversorgung* des Querschnittgelähmten.

Der Faltfahrer besitzt für den rehabilitierten Querschnittgelähmten nicht, wie gelegentlich fälschlich angenommen, den Charakter eines „Krankenfahrstuhls". Er stellt vielmehr die entscheidende Hilfe und Voraussetzung für die Wiedererlangung einer den Rehabilitationsablauf sicherstellenden Mobilität dar. Er ist das universelle Fortbewegungsmittel, mit dem die umfassende Wiedereingliederung ebenso sichergestellt wird wie die Durchführung des aus medizinischer Sicht erforderlichen täglichen körperlichen Trainings.

Das Vorgehen bei einer Rollstuhlversorgung ist vergleichbar am ehesten der Prothesenversorgung des Amputierten: es handelt sich um eine *individuelle* Versorgung einer *bestimmten* Person, d. h. Art und Charakter der Behinderung, Höhe der Querschnittlähmung, erhaltene Restfunktionen, Fehlen oder Vorhandensein der Balance und zusätzliche Gelenkversteifung müssen ebenso Berücksichtigung finden wie Körpermaße, Körpergewicht, Lebensalter, aber auch zukünftige Bedürfnisse und Umgebung. Diese werden beispielsweise durch architektonische Verhältnisse in der Wohnung und am Arbeitsplatz, Belastung in Beruf oder durch Sport, durch die Notwendigkeit, den Rollstuhl in ein Kraftfahrzeug zu verladen etc., bestimmt.

Die Rollstuhlversorgung darf aus diesen Gründen *niemals schematisch* erfolgen. Sie sollte ausschließlich durch erfahrenes Fachpersonal durchgeführt werden.

Grundsätzlich gehören zur Erstausstattung des Querschnittgelähmten zwei Rollstühle: die von der Industrie angebotenen technisch hochentwickelten Faltfahrer sind relativ reparaturanfällig. Der Faltfahrer kann daher, häufig schon nach kurzer Zeit und in jedem Fall unvorhergesehen für den Gebrauch ausfallen. Steht in diesem Falle nicht *sogleich* ein Ersatzfahrzeug zur Verfügung, so ist der Querschnittgelähmte *sofort völlig immobil* und in der Regel an das Bett gefesselt. Eine auch nur über wenige Tage gehende, durch das Fehlen des Fortbewegungsmittels verursachte Bettlägerigkeit muß als schwere Störung des Rehabilitationsprozesses und des erreichten Stabilisierungsniveaus angesehen und darf auf keinen Fall in Kauf genommen werden.

Die Primärbeschaffung eines Zweitrollstuhls ist darüber hinaus erforderlich, um in der nachstationären Phase *sogleich* die Voraussetzungen für die umfassende Wiedereingliederung in alle Bereiche des täglichen Lebens sicherzustellen.

In der Regel wird *ein* Rollstuhl aus einer der von der Industrie angebotenen *Standardreihen* stammen.

Für den *anderen* wird entschieden werden müssen, ob ein *Sondermodell*, z. B. aus Leichtmetall oder von besonders stabiler Bauart für sportliche Aktivitäten auszuwählen ist.

25. Von den *Spezialsitzkissen* dienen zwei zur Benutzung in den beiden Rollstühlen, ein drittes muß für den Fall einer starken Verschmutzung oder eines Schadens in Reserve gehalten werden. Gelegentlich ist für Querschnittgelähmte mit besonders gefährdeter Haut im Gesäßbereich (Dekubitus!) die Anfertigung eines individuell angepaßten Sitzkissens erforderlich.

26. Die *Spezialrückenkissen* dienen zur Ausstattung der beiden Rollstühle.

27. Durchgehende *Dekubitusschutzauflagen* für den Rollstuhl tragen, insbesondere beim vollrehabilitierten, ganztags den Rollstuhl benutzenden Querschnittgelähmten zur Vermeidung von Hautschäden bei.

28. Ein *Rutschbrett* wird zur Erleichterung des körperlich außerordentlich anstrengenden Überwechselns aus dem Bett, auf die Toilette, in das Kraftfahrzeug und zurück von allen Tetraplegikern und von einer nicht kleinen Zahl, insbesondere älterer, körperlich übergewichtiger oder physisch wenig leistungsfähiger Paraplegiker benötigt.

Hilfen zum Ausgleich der vegetativen Funktionsstörungen bei Querschnittgelähmten

29. *Erstversorgung für den laufenden Bedarf.* Hierzu gehören in jedem Falle eine ausreichend große, regelmäßig durch Verordnung über den Hausarzt zu ersetzende Menge von Einmalhandschuhen (zur Durchführung der Abführmaßnahmen), Spezial-Zellstoff-Krankenunterlagen (bei bestehender Blasen- und Darminkontinenz), Zellstoff (zum Auffangen von Körperausscheidungen und zur Reinigung nach Stuhlgang), Urinauffangbeutel (zur Versorgung des querschnittgelähmten Mannes bei Nacht und bei Bettlägerigkeit) und Kondome (bei Benutzung des heute üblichen Kondomurinals (s. Pos. 17)).

Der jeweils individuellen Situation angepaßt treten hier von Fall zu Fall unterschiedliche *weitere Hilfsmittelverordnungen* hinzu (z. B. Einmalkatheter-Sets, Katheter, Verbandsstoff etc.).

Hilfen für die nachstationäre Versorgung und das Körpertraining bei Tetraplegikern

Die hochgradige Immobilität und die Einschränkung manueller Fähigkeiten, die beim

Halsmarkgeschädigten resultieren, machen in der Regel, teils zusätzlich, teils alternativ zu den unter Pos. 1–17 beschriebenen Hilfen die nachfolgende Versorgung erforderlich:

30. *Elektrohydraulische Spezialbetten* (halb- oder vollautomatisch) dienen der Dekubitusprophylaxe, der Vermeidung von Beinödemen, der Erleichterung des selbsttätigen Aufrichtens auch bei hoher Lähmung und der Verminderung der Abhängigkeit vom fremder Hilfe sowie der Entlastung der Pflegeperson.

31. *Elektrohydraulische Stehbretter mit Zubehör* (halb- oder vollautomatisch) ermöglichen, alternativ zu Pos. 19, dem Tetraplegiker die Durchführung der zwingend erforderlichen regelmäßigen Stehübungen und des Kreislauftrainings. Durch die Möglichkeit der sofortigen elektrisch gesteuerten Lageänderung wird insbesondere der Gefahr des Kreislaufkollapses vorgebeugt.

32. *Krankenlifter,* z. B. Elektrolifter, Autolifter, Badelifter, stellen in vielen Fällen einer Tetraplegie, gelegentlich aber auch einer Paraplegie, die Voraussetzung für die Durchführung der nachstationären Versorgung dar. In der Regel sind die Angehörigen des erwachsenen Querschnittgelähmten nicht in der Lage, ohne derartige technische Hilfen das Umlagern, Anheben und das Verbringen vom Bett in den Rollstuhl und auf die Toilette zu bewerkstelligen. Mitunter wird die Beschaffung von weiteren Liftern erforderlich, so beispielsweise, wenn ein spezieller Badelifter aus baulichen Gründen im Bad fest installiert werden muß.

33. Der *Bauchgurt* beugt durch Stabilisierung der gelähmten Bauchwand dem Kreislaufkollaps vor und stellt darüber hinaus eine wichtige Pflegeerleichterung – Heben, Aufrichten – dar.

34. *Bettlagerungskissen* (zusätzlich zu Pos. 6) sind erforderlich zur korrekten und schonenden Lagerung der oberen Gliedmaßen und der Rückenpartie bei Vorliegen einer Tetraplegie.

35. Ein *Sandsack* (groß) wird benötigt zur Abstützung des im Bett in seitliche Position verbrachten Tetraplegikers.

Erstversorgung mit Rollstühlen bei Tetraplegikern

36. Ein *Faltfahrstuhl mit Greifreifen, Sicherheitsgurt, Rollstuhlhandschuhen, sonstigem Zubehör und Zurüstung zur Verkehrssicherheit* stellt die *Basisausrüstung* auch des Tetraplegikers dar – im übrigen siehe Pos. 24–28.

37. Ein *Elektrorollstuhl mit Zubehör, Elektrobremse und Zurüstung zur Verkehrssicherheit* gehört bei mittlerer und höherer Halsmarkläsion und vergleichbaren Behinderungen alternativ zu dem unter Pos. 24 beschriebenen Zweitrollstuhl zur *Primärversorgung des Tetraplegikers.*

Anmerkung: Sonderdrucke können zum Preis von DM 0,35 zuzüglich Versandkosten pro Expl. bei der Geschäftstelle der Deutschen Vereinigung für die Rehabilitation Behinderter e.V., Friedrich-Ebert-Anlage 9, 6900 Heidelberg 1, angefordert werden.

19. Anhang VIII. Empfehlungen für den ambulant betreuenden Arzt

Empfehlungen für den behandelnden Arzt zur ambulanten Betreuung von Querschnittgelähmten [1]

Besuchen Sie bitte nach Möglichkeit einmal wöchentlich Ihren querschnittgelähmten Patienten und überprüfen Sie dabei die Einhaltung folgender Grundregeln der Pflege und der Therapie:

Hautpflege

auf **regelmäßige Druckentlastung** der Sitzfläche durch Aufstützen im Rollstuhl dringen! Für die Nachtruhe Bauchlage empfehlen. Überprüfen Sie immer wieder die Hautverhältnisse: bestehen Sie beim geringsten Verdacht einer Hautschädigung auf einer Untersuchung, da Druckstellen und beginnende Druckgeschwüre oft verharmlost werden. Jeder Hautschaden, auch eine scheinbare belanglose Hyperämie („roter Fleck") zwingt zu konsequenter Entlastung, d. h. zur *absoluten Bettruhe bis zur vollständigen Normalisierung des Befundes*. Dabei darf die gefährdete Hautpartie auch *nicht kurzfristig* belastet werden. Bei Nekrosen ist für großzügige chirurgische Entfernung Sorge zu tragen. In der Reinigungs- und Granulationsphase feuchte Verbände (fermentative Abdauung, physiologische/hypertone Kochsalzlösung, Zuckerlösung), in der Überhäutungsphase dünn aufgetragene epithelisierende Salben.

---

[1] Verfasser: Arbeitsausschuß „Querschnittlähmungen" der Deutschen Vereinigung für die Rehabilitation Behinderter e.V., Heidelberg.

Darmentleerung

mindestens 2tägiges regelmäßiges Abführen, in der Regel auf der Toilette. Möglichst wenig und leichte Abführmittel. Digitales Ausräumen und Einläufe nur im Notfall.

Blasenentleerung

Regelmäßiges Trinken von 2 bis 3 l Flüssigkeit täglich (einschließlich Suppe, Kaffee, Tee, Obst, sauren Mineralwässern). Für konsequentes „Blasentraining" durch Beklopfen der Bauchwand, unter Umständen zusätzliches Ausdrücken der Harnblase sorgen, Restharn möglichst unter 100 ml. Die in der Regel erforderliche Urinalversorgung darf keineswegs zur Vernachlässigung des Blasentrainings führen. Zwei Urinale werden alternierend benutzt, ein drittes Urinal wird im Vorrat gehalten. Durchschnittliche Haltbarkeit des Urinals bei dieser Ausstattung 6 Monate. Bei Benutzung von Condom-Urinalen ist das Condom täglich zu wechseln. Chemisch-mikroskopische Harnuntersuchung (a] Urinstatus: pH, Albumen, Leucozyten, Erythrozyten; b] Teststäbchen zur semiquantitativen bakteriologischen Kontrolle!) in 1 bis 2monatigen Abständen. Bei begründetem Infektverdacht (mehr als 100 000 Keime): Harnkultur! Hierzu ausnahmsweise katheterisieren (unter sterilen Bedingungen)! Gleichzeitig Restharnbestimmung. Sterile postfertige Gläser zum Versand verwenden, da der Urin noch am gleichen Tage angesetzt werden muß.

Starke Kopfschmerzen, heftiges Schwitzen, Blutdruckanstiege, Temperaturerhöhungen und Zunahme der Spastik werden bei Pa-

tienten mit hoher Querschnittlähmung (insbesondere also bei Tetraplegikern) häufig durch ungesteuerten intraabdominellen Druckanstieg, meist infolge einer entzündeten, gereizten oder übervollen Harnblase, hervorgerufen („paroxysmale Hypertension").
Therapie: Entleerung der Harnblase durch den Katheter zur Beseitigung der auslösenden Ursache.
Achtung: scheuen Sie sich nicht (unter aseptischen Voraussetzungen!) zu katheterisieren, da Größe und Spannungszustand der Blase nicht immer identisch sind, z. B. bei der Schrumpfblase.
Bakteriologische Harnkontrollen sind in dieser Situation als Grundlage der erforderlichen Therapie dringlich.
Alkalischer Urin (pH-Wert): Infektionsverdacht! Ansäuern durch Medikamente (z. B. L-Methionin) und saure Wässer. Gezielte, unter Umständen langdauernde Antibiotikabehandlung unter Berücksichtigung des Antibiogramms und unter Resistenzprüfung (chronisch rezidivierender Harnwegsinfekt → ascendierende Pyelonephritis!).

Kathetergebrauch

ist in der Regel bei Querschnittgelähmten nicht erforderlich und wegen der damit verbundenen Gefahren nur in seltensten Fällen zu vertreten. Dauerkatheter nur im Notfall (Harnstauungsniere, Urosepsis, Blasenblutung) zur kurzzeitigen Anwendung. Komplikationsgefahren: chronisch rezidivierender Harnwegsinfekt → Pyelonephritis, Urolithiasis, Harnröhrenfistel.
Bei Benutzung eines Dauerkatheters alle 2 bis 3 Tage Wechsel. Einmal tägliche Blasenspülung mit lauwarmem sterilem Wasser oder physiologischer NaCl-Lösung bis Katheterrückfluß klar. Anschließend Instillation von geeigneten Harnantiseptica (z. B. Furadantin pro inst., Aristamid pro inst., Cystomyacine Spritzampullen, Purisole, u. a. m.).
Kathetern nur unter sterilen Bedingungen mit Einmal-Katheter und Einmal-Set (für die bakteriologische Untersuchung nur ausnahmsweise Mittelstrahlurin). Desinfektion von Glans penis bzw. Vulva mit Zephirol oder Sublimatlösung 1‰.
Nur in seltenen Fällen kann eine reflektorische oder autonome Blasenentleerung nicht erreicht werden. Dann muß der Querschnittgelähmte lernen, sich unter aseptischen Voraussetzungen 2 bis 3mal täglich selbst zu katheterisieren.

Physiotherapie

Regelmäßige körperliche Aktivität ist wichtigste Voraussetzung zum Aufrechterhalten des erzielten Rehabilitationsstandes. Möglichst täglich Steh- und Gehübungen mit Stützapparaten, u. U. im Gehbarren.
Der Behinderte soll die gelähmten Gliedmaßen, nach Möglichkeit selbständig, 1 bis 2mal täglich durchbewegen. Mitunter, insbesondere bei Tetraplegikern, müssen diese Maßnahmen von Angehörigen durchgeführt werden.
Diese Übungen dienen der Vermeidung von Kontrakturen, der Besserung der Spastik, der Verhinderung von Verdauungsstörungen, Kreislaufregulationsstörungen, Thromboembolien und Immobilisationsosteoporose.
So sind alle Anstrengungen zu unternehmen, das erreichte Ausmaß der Selbständigkeit aufrechtzuerhalten und weiter zu verbessern. Pflegerische Leistungen sind nur in Situationen zu vertreten, die der Querschnittgelähmte selbst nicht zu bewältigen vermag.
Körperliche Aktivitäten, deren regelmäßige Ausübung nach Möglichkeit ärztlich kontrolliert werden sollte, sind wichtigste Maßnahmen zur Beherrschung der Spastizität. Unterstützend wirken Spasmolytica (z. B. Lioresal, Valium, Dantrium).
Viele Querschnittgelähmte leiden unter chronischen Wurzelreizsymptomen, unter vegetativen Schmerzsyndromen oder unter einer Phantomsymptomatik, Patienten mit inkompletter Querschnittlähmung nicht selten unter quälenden Hyperästhesien und Hyperalgesien. Oft handelt es sich um sehr therapieresistente Beschwerden, die bei besonderer psychischer Belastung verstärkt

auftreten. Schmerzmittel sind meist wirkungslos, ihre einmal begonnene Anwendung führt häufig zu Medikamentenabusus und Sucht. Gelegentlich helfen Neuroleptica. Eventuell ist neurochirurgische Intervention zu erwägen.

In allen diesen Fällen besonders wichtig: Ablenkung! Reichlich Bewegung und körperliche Aktivität durch Arbeit und Sport. Teilnahme am Behindertensport. Anschluß an eine Rollstuhlfahrersportgruppe.

Krankengymnastische Dauerbehandlung ist nur ausnahmsweise, zum Beispiel bei starker Spastizität und hoher Kontrakturneigung, besonders bei Tetraplegikern erforderlich. Intervallbehandlungen dagegen 1 bis 2mal jährlich wünschenswert. Massagen und Unterwassermassagen sind bei Querschnittgelähmten nutzlos, in der Mehrzahl kontraindiziert.

Die Anwendung von Heizkästen, Heizkissen, Wärmflaschen und ähnlichem, kann zu schweren Verbrennungen führen und ist unbedingt zu vermeiden.

20. Literatur

AMTMANN, E.: Bau und Funktion des Atemapparates. (im Druck)

ARNS, W., HÜTER, A.: Krankengymnastik bei neurologischen Erkrankungen. München: R. Pflaum 1975

BARBU, A., SUNKEL, K.-H.: Übungen und Ballspiele für Rollstuhlfahrer. Lübeck: Max Schmidt-Römhild Verlag 1977

BARBU, A.: Tischtennis für Rollstuhlfahrer. Lübeck: Max Schmidt-Römhild 1978

BARBU, A., DANNER, W., FAVRE, H.: Basketball für Rollstuhlfahrer, Teil I. – Lübeck: Max Schmidt-Römhild 1979

BENNEDIK, K., ENGEL, P., HILDEBRANDT, G.: Der Rollstuhl. Rheinstetten: Schindele Verlag 1978

BRÄUTIGAM, W., CHRISTIAN, P.: Psychosomatische Medizin. Stuttgart: Thieme 1975

BROMLEY, I.: Tetraplegia and Paraplegia. Edinburgh, London, New York: Churchill Livingstone 1976

Bundesanstalt für Arbeit: Sozialarbeiter/Sozialpädagoge grad. In: Blätter zur Berufskunde, 3. Aufl. Bd. 2. Herausgegeben von der Bundesanstalt für Arbeit 1974

Bundesärztekammer: Versorgung von Querschnittgelähmten. Richtlinien des Wissenschaftlichen Beirates der Bundesärztekammer. Deutsches Ärzteblatt 70, 1269–1276 (1973)

BURKE, D. C., MURRAY, D. D.: Die Behandlung Rückenmarkverletzter. Übers. F.-W. Meinecke. Berlin-Heidelberg-New York: Springer 1979

BUTRYM, Z.: Sozialarbeit im Gesundheitsbereich. Freiburg: Herder 1972

COMROE, J. H.: Physiologie der Atmung, S. 252, Stuttgart: F. K. Schattauer 1968

DANIELS, L., WILLIAMS, M. WORTHINGHAM, C.: Muskelfunktionsprüfung. Stuttgart: G. Fischer-Verlag 1966

DEBRUNNER, H. U.: Orthopädisches Diagnostikum. Stuttgart: Thieme 1973

EHRENBERG, H.: Zur Beurteilung der Atemform in verschiedenen Übungspositionen. Zeitschr. f. Krankengymnastik 28, 329–335 (1976)

EKLUNDH, M.: Achte auf Deinen Rücken, München. Richard Pflaum 1979

FALLON, B.: So you're paralyzed. London: The Spinal Injuries Association 1975

FORD, J. R., DUCKWORTH, B.: Physical management for the quadriplegic patient. Philadelphia: F. A. Davis Company 1974

GERSTENBERGER, E., WALDMANN, L.: Bewältigung der sozialen Situation. In: Rehabilitation. Jochheim, K. A., Scholz, J. F. (Hrsg.), Bd. 1. Stuttgart: Thieme 1975

GUTTMANN, L.: Textbook of sport for the disabled. Aylesbury, Bucks.: HM & M Publishers 1976

GUTTMANN, L.: Prinzipien und Methoden der Behandlung und Rehabilitation von Rückenmarkverletzten. In: Neurotraumatologie mit Einschluß der Grenzgebiete. Kessel, F. K., Guttmann, L., Maurer, G. (Hrsg.), Bd. 2, S. 76. München, Berlin, Wien: De Gruyter 1971

GUTTMANN, L.: Spinal Cord Injuries. Comprehensive Management and Research. Oxford-London-Edinburgh-Melbourne: Blackwell Scientific Publications 1973

HARDY, A. G., ROSSIER, A. B.: Tetra- und Paraplegie. In: Spezielle Frakturen- und Luxationslehre. Nigst, H. (Hrsg.), Bd. I/2, S. 65. Stuttgart: Thieme 1972

HARDY, A. G., ELSON, R.: Practical Management of Spinal Cord Injuries for nurses. London: Churchill 1976

HEIPERTZ, W.: Sportmedizin. Stuttgart: Thieme 1967

International Stoke Mandeville-Federation: Stoke Mandeville-Rules. Aylesbury, Bucks.: International Stoke Mandeville-Federation

JOCHHEIM, K. A., SCHOLZ, J. F.: Rehabilitation. Bd. 1–3. Stuttgart: Thieme 1975

JUNG, K.: Gesetzliche Grundlagen. In: Rehabilitation. Jochheim, K. A., Scholz, J. F. (Hrsg.) Bd. I. Stuttgart: Thieme 1975

KALTENBORN, F.: Manuelle Therapie der Extremitätengelenke. Oslo: Olaf Norlis Bokhandel 1977

KENDALL, H. O., KENDALL, F. P., WADSWORTH, G. E.: Muscles-Testing and Function. Baltimore: Williams & Wilkins 1971

KLEIN-VOGELBACH, S.: Funktionelle Bewegungslehre. Berlin, Heidelberg, New-York: Springer 1976

KLEIN-VOGELBACH, S.: Therapeutische Übungen zur Funktionellen Bewegungslehre. Berlin, Heidelberg, New-York: Springer 1978

KNOTT, M., VOSS, D. E.: Komplexbewegungen, Bewegungsbahnen nach Dr. Kabat. Stuttgart: G. Fischer-Verlag 1970

KUMMER, B.: Atemmechanik und Körperstellung. Zeitschrift f. Krankengymnastik 19, 2–4 (1967)

LAUER, W. (Hrsg.): Das therapeutische Team im Krankenhaus. Freiburg: Lambertus 1977

LENNARTZ, H.: Die künstliche Beatmung. In: Physiologie der Atmung. Arnold, G. (Hrsg.). Nürnberg: Sandoz AG 1975

MEINECKE, F.-W.: Die Verletzungen der Wirbelsäule mit Markschäden: In: Chirurgie der Gegenwart. Zenker, R., Deucher, F., Schink, W. (Hrsg.), Bd. 4, Unfallchirurgie. München-Berlin-Wien: Urban & Schwarzenberg (1974) 1–51

MEINECKE, F. W.: Clinical evaluation and treatment in the early stages of spinal cord injuries and associated injuries. In: Handbook of clinical neurology. Vol. 26, Elsevier Part II. Amsterdam, Oxford, New-York: North-Holland 1976

MICHAELIS, L. S.: Orthopaedic surgery of the limbs in paraplegia. Berlin, Göttingen, Heidelberg: Springer 1964

MOBERG, E: The upper limb in Tetraplegia. Stuttgart: G. Thieme 1978

MOLESKI-MÜLLER, M.: Soziale Hilfen. In: Rehabilitation. Jochheim, K. A., Scholz, J. F. (Hrsg.), Bd. I. Stuttgart: Thieme 1975

OEL-MONAT, A.: Begleitende und nachgehende Hilfen. In: Rehabilitation. Hochheim, K. A., Scholz, J. F. (Hrsg.), Bd. I. Stuttgart: Thieme 1975

PAESLACK, V.: Internistische Störungen beim Paraplegiker. Stuttgart: Thieme 1965

PAESLACK, V.: Teamarbeit in der Rehabilitation. In: Rehabilitation. Jochheim, K. A., Scholz, J. F. (Hrsg.), Bd. 1. Stuttgart: Thieme 1975

PAESLACK, V.: Patienten mit Rückenmarkschäden. In: Rehabilitation. Jochheim, K. A., Scholz, J. F. (Hrsg.), Bd. 3. Stuttgart: Thieme 1975

PAESLACK, V.: Die Aufgaben des Sozialdienstes im Krankenhaus aus der Sicht des Arztes. Mitteilungsblatt d. DeVg für den Sozialdienst im Krankenhaus e.V. 7/8, 2 (1977)

PAESLACK, V.: Beratung in der Rehabilitation aus der Sicht des Beratenden. Bericht über die Arbeitstagung der DeVg für die Rehabilitation Behinderter e. V., Mannheim 1976. Heidelberg 1977

PAESLACK, V.: Querschnittgelähmte. Praxis der Behindertenarbeit. Schriftenreihe „Kommunikation zwischen Partnern", Heft 2, Teil II. Herausgegeben von der Bundesarbeitsgemeinschaft „Hilfe für die Behinderten e.V.". Düsseldorf 1976

PAESLACK, V.: Sexualpädagogische Probleme. In: STÖHRER, M. (Hrsg.): Urologie bei Rückenmarkverletzten, 161–169. Berlin, Heidelberg, New York: Springer 1979

PAESLACK, V., TSCHOCHNER, G.: Beratung von Querschnittgelähmten – Hinweise für die Beratungsdienste zur Rehabilitation Behinderter. Die Rehabilitation 16, 65–124 (1977)

PAESLACK, V., TSCHOCHNER, G.: Behandlung u. Rehabilitation Querschnittgelähmter mit einem Verzeichnis ausgewählter Einrichtungen, Bd. 78 Schr.-Reihe Bd. Min. Jugend/Fam. u. Ges., Stuttgart-Berlin-Köln-Mainz: Kohlhammer 1979

PAESLACK, V., GERNER, H. J., MEINECKE, F.-W., PAPE, A., TSCHOCHNER, G., WINTER, B.: Die Rehabilitation von Behinderten mit Schädigungen des Rückenmarks. In: Scholz, J. F. (Hrsg.): Rehabilitation als Schlüssel zum Dauerarbeitsplatz. Rehabilitationskongreß Heidelberg 1978. Berlin-Heidelberg-New York: Springer 1979

PAMPUS, I.: Ärztlicher Rat für Querschnittgelähmte. Stuttgart: Thieme 1978

PIERCE, D. S., NICKEL, V. H.: The total care of spinal cord injuries. Boston: Little, Brown & Co. 1977

ROLF, G., BRESSEL, G., HOLLAND, B., RODATZ, U.: Physiotherapie bei querschnittgelähmten Patienten. Stuttgart, Berlin, Köln, Mainz: Kohlhammer 1973

ROLF, G., KAEPPEL, G.: Das Schlingengerät in der Praxis der Krankengymnastik. Stuttgart, Berlin, Köln, Mainz: Kohlhammer 1971

ROLF, G., WITT, H.: Der klinische Sport in der Rehabilitation Querschnittgelähmter. Stuttgart, Berlin, Köln, Mainz: Kohlhammer 1972

RUGE, D., WILTSE, L. L.: Spinal Disorders, Diagnosis and Treatment. Philadelphia: Lea & Febiger 1977

SIEBRECHT, V.: Berufsförderung und berufliche Eingliederung von Behinderten. In: Rehabilitation. Jochheim, K. A., Scholz, J. F. (Hrsg.), Bd. I. Stuttgart: Thieme 1975

SIMON, P.: Systematik der Rollstuhlversorgung. Medizin. Orthop. Technik 96, 25–28 (1976)

SUTTON, G. N.: Injuries of the spinal cord. The management of paraplegia and tetraplegia. London: Butterworth 1973

TROMBLY, C. A., SCOTT, A. D.: Occupational Therapy for Physical Dysfunction. Baltimore: Williams & Wilkins 1977

WAHLE, H.: Behandlung und Rehabilitation bei Patienten mit Querschnittlähmungen. In: Klinik der Gegenwart, Bd. I. München: Urban u. Schwarzenberg (1977)

WINTER, B.: Psychosomatische Symptome bei Wirbelsäulenverletzungen mit Querschnittlähmung. In: Die Wirbelsäule in Forschung und Praxis. Bd. 73 Stuttgart: Hippokrates Verlag 1977

21. Sachverzeichnis

Abdominalmuskulatur 9
Abführmittel 8, 137
Abhusten 9, 17, 19
activities of daily living (ADL)
s. Handhabungen des täglichen Lebens
alkalische Serumphosphatase 13, 29
Amenorrhoe 8
Antikoagulantien 9, 14, 134
Aortenruptur 11
Arbeitsplatzvermittlung 126
Areflexie 5
Arteria spinalis anterior Syndrom 3
Atelektase 9, 20, 132
Atemform 17
Atemfunktion 7, 8, 9, 17, 20, 128, 133
Atemmechanik 18
Atemtherapie 7, 9, 15, 17, 18, 19, 20, 21, 32, 118, 119
Atonische Lähmung 7
Aufklärung 15
Aufrichtephase 30, 34
Aufsetzen 42, 68

Bauchorgane, Verletzungen 9, 11
Beatmung, assistirt 9
-, künstlich 9
Begleiterkrankung, -verletzung 6, 10, 128
Behinderung 16, 139, 140, 144, 147, 148
Behindertensport 73, 179
Berufsförderung 15, 123, 163, 164
Blase-Harnblase 5, 8, 14
Blasenautonomie 7
Blasenentleerung 7, 177
Blasenfunktion 3, 7
Blaseninkontinenz 7, 8, 136
Blasenlähmung 7, 14
Blase, spinale Reflex- 7
Blasentraining 7, 14, 136
Blutdrucksteigerung 9
Blutgasanalyse 9, 20

Bogenhandschuh 99, 100
Bogenschießen, Paraplegie 97 – 98
-, Tetraplegie 98 – 102
Bordstein auf- und abwärtsfahren 77
Brown-Sequard-Syndrom 3
Brustmark
s. Rückenmarksegment, thorakal

Cauda equina-Schädigung 5, 6, 7, 8, 11
Conus spinalis 4, 5, 8

Daily life activities (DLA)
s. Handhabungen des täglichen Lebens
Darm-Atonie 8, 9
Darmfunktion 5, 7, 8, 177
Darmlähmung 8, 11, 136
Darmmassage 136
Darmperistaltik 5
Dehnlagerung 6, 37, 62
Dekubitus 6, 7, 9, 12, 16, 26, 128, 130, 132, 133, 135, 137, 177
-, prophylaxe 12, 137
Depression 141
Dermatom 4
Diaphragmatraining 18, 19
Diagnostik, neurologisch 4, 17
Diaphragma 8
Drehen auf die Seite 41, 66, 67
Druckgeschwüre
s. Dekubitus
Durchschwunggang 49, 50
Dysregulation, hypotone 8, 9, 134
-, paroxysmale 8, 9, 133, 177, 178

Eigenreflexe 5
Eingliederung, berufliche 123, 138, 163, 164
Elastizitätsverlust von Muskel, Sehne, Kapsel 22, 27

Ellenbogenblockierung 22, 30, 65, 66, 67, 68, 69, 70, 71, 86, 99
Eisbehandlung 13
Ejakulation 8
Entlastung, Druck- 12, 32, 34, 37, 61, 85, 86
Erektion 8
Ergotherapie 14, 15, 123 – 127, 132
Ernährung 8, 136, 137

Fraktur s. Wirbelfraktur
Frakturen, Extremitäten 9
-, Rippen 21
Frühbehandlung 14, 124, 129, 131
-, Paraplegie 32 – 34
-, Tetraplegie 17 – 32
Funktionshand 24 – 28, 124
Funktionshandschuh 25
Funktionsschema 153
Funktionstraining 123, 124

Gangarten
s. Gehschule
Gasaustausch 9
Gastritis, hämorrhagische 12
Gebrauchsbewegungen
s. Handhabungen des täglichen Lebens
Gehapparate 15, 44, 45
Gehbarren 47
Gehgurt 46
Gehschule, Gehtechniken 44 – 60
Gehschule, aufstehen, hinsetzen 47
-, Statik im Stand 48
-, Hochstemmen 49
-, Wenden 51
-, an zwei Unterarmstützen 51, 52, 58
-, Treppensteigen 52 – 54
-, Fallen, Aufstehen 53, 54
-, in Abhängigkeit von der Läsionshöhe 55 – 58

183

Gelenkkontrakturen
  s. Kontrakturen
Gelenkmessung 155 – 157
Geschlechtsverkehr 8
Gleiten 27, 28
Glenzackfeder 45
Greifen 24, 25, 124, 125

Hämatothorax 9, 10, 11, 21
Hämaturie 12
Halbseitensyndrom
  s. Brown-Sequard
Handhabungen des täglichen
  Lebens 15, 22, 23, 41, 42, 43,
  66, 67, 68, 124, 125, 126
Harnausscheidung 7
Harnwege 7, 9, 128, 136
Harnwegs-Infekt, -Störung 6,
  7, 136
Haushalttraining 15, 123, 125,
  126, 127
Hebetechnik 108, 109, 110,
  111, 112, 113, 132
Hilfsmittel 82, 83, 84, 123, 127,
  138, 163, 169 – 175
Hochstemmen des Körperge-
  wichtes
  s. Stemmen
Hyperreflexie
  s. Dysregulation, paroxysmale
Hypertension, paroxysmale
  s. Dysregulation, paroxysmale
Hyperthermie 10, 134
Hypertonie 9
Hypothermie 10
Hypotonie 27

Ileus 5, 8, 9, 11, 14, 136
Impotenz 8
Information 44, 128, 129, 141,
  147
Innervationsschulung 29, 66
Innervationsschema 153
Intensivbehandlung
  s. Sofortmaßnahmen

Kapselschrumpfung 27
Katheter, -isieren 7, 9, 14, 134,
  136, 178
Kippen im Rollstuhl 61, 76
Klasseneinteilung 74
klinischer Sport
  s. Sporttherapie
Komplikationen 6, 9, 128, 129,
  137
Konditionstraining 104 – 107
Körpergefühl, -schema 38, 39,
  64, 142

Kontrakturen, Behandlung
  von 1, 6, 8, 22, 25, 27, 28,
  116, 117, 128, 133
Kraftfahrzeug 123, 126, 127,
  149
–, Führerschein 15, 123, 126
Krankenbeobachtung 129, 137
Krawatte 30, 61
Kreatinphosphokinase 13
Kreislauf, -regulation 7, 128,
  133
–, störung 8, 9
Kreislaufstabilität 6
Kyphoskoliose 16

Lähmung
–, atonische 5
–, inkomplett 3, 74
–, komplett 3, 11
–, motorische 3, 6, 129
–, s-niveau 4, 128, 129
–, sensible 3, 6, 7, 12, 129
–, spastische 3, 5, 6
–, schlaffe 5, 132
–, Ursachen der 5
–, vegetative 3, 7, 129
Lähmungsausmaß 17
Lähmungsbeginn 15
Lähmungsbild 3, 129
Lähmungscharakter 5, 128,
  129
Lagerungsbehandlung 6,
  11 – 14, 16, 17, 32, 33, 123,
  130 – 135
Lagerungsplan 22, 23, 25, 26
Laminektomie 16
Leibgurt 31, 32, 61
Letalität 14
Lippenbremse 19
Lungenventilation 10

Manuelle Therapie 27, 28
Mastdarmfunktion
  s. Darmfunktion
Mattentraining 91
Meningomyelozele 6, 14
Meningozele 6
Meteorismus 9, 11
Miktion 7
Morbidität 14
Motorik, Störung der 6
Muskeltest, -status 4, 5, 17,
  151, 152
Muskeltonus 9, 12
muskuläres Gleichgewicht 22
Myelitis 5
Myelomalazie 5, 6

Nasenstenose 19
Nebenverletzung 9

Nerv, peripherer 5, 9
Niere 7, 12
Nierendurchblutung 5
Nierenparenchym 7
Nullstellung 22, 25

Obstipation 6, 9
Ödeme 9, 130, 132, 136
Operation 15, 17
– bei Dekubitus 12, 16
–, Indikationen 15, 16
– bei Paraosteoarthro-
  pathie 13
–, Wirbelsäule 16
Orgasmusfähigkeit 8
Ossifikation, parossale
  s. Paraosteoarthropathie

Paraosteoarthropathie, POA 8,
  13, 28, 128
Paraplegie, vgl. Lähmung 3, 4,
  6, 7, 9
Parossale Ossifikation
  s. Paraosteoarthropathie
Partnerschaft 142, 147, 148
Passives Bewegen 27, 32, 33,
  37, 38, 61 – 63
Pflege 123, 128 – 137
Phantombeschwerden, -
  schmerzen 13, 178
Plastische Operationen
  s. Operationen
Pneumonie 9, 20, 132
Pneumonieprophylaxe 18, 19
PNF – proprioceptive neuro-
  muskuläre Facilitation 1, 29,
  33, 40, 48, 64
Polyurie 7
Potenz 8
Psychologische Situation 12,
  138 – 145
Psychosoziale Folgen 12,
  138 – 145
Psychotherapie 12, 14, 138,
  139
Pyelogramm, intravenöses 12

Querschnittlähmung
  s. Lähmung

Reflex 5
–, aktivität 6, 14
–, status 4, 5, 17
Reflexbogen, spinaler 5
Rehabilitation 1, 10, 16, 128,
  129, 137, 141, 146, 149, 163,
  164
–, soziale 15, 146 – 149, 164

–, schulisch-berufliche 15, 163, 164
–, Team 15
Reithosensyndrom 4
Röntgenbefunde 10, 13, 16, 133
Rollstuhl 15, 17, 32, 33, 35, 55, 123–127, 133, 141, 142, 161, 170–175
Rollstuhlgewöhnung 30, 34, 61
Rollstuhlhandschuh 83
Rollstuhltraining, Paraplegie 75–81
–, Tetraplegie 81–90
Rückenmarksschock
s. spinaler Schock
Rückenmarksegment 3, 4, 6, 9
Rückenmarksverletzung, Schädigung
s. Lähmung
Ruhestellung 22

Schädel-Hirn-Traumen 9
Segment
s. Rückenmarkssegment
Sehnenhandschuh 99, 101
Sekret
s. Abhusten
Selbständigkeit, Selbsthilfe 123, 125–128, 142, 146, 147
Sensibilität 5, 6, 7
–, Oberflächen- 3, 5, 6
–, Tiefen 7, 38
Serumphosphatase, alkalische 13
Sexualfunktion 3, 7, 8, 138
Sexualorgane, männliche 5, 8
Sicherheitsgurt 61
Sitzbalance, Sitzhaltung 15, 38, 39, 63, 64, 125
Sofortmaßnahmen 14, 17
Sozialdienst 15, 16, 146–149
Sozialrecht 146–149
Sozialtraining 144, 146
Spätbehandlung 15
–, Paraplegie 34–43
–, Tetraplegie 60–71
Spasmolyse 6, 136
Spasmus, Spastizität 6, 8, 14, 16, 37, 128
Spezialabteilung 1, 14, 167, 168
Spezialbetten 12, 14, 17, 132

Spina bifida 6
spinale Automatismen 5
spinaler Reflexbogen 5
spinaler Schock 5, 6, 7, 14, 132
Sport, klinischer – Befundbogen 73–107, 159–161
Sportplan 74
Sportvereine, Rollstuhl- 165
Sportverletzung 5
Spondylitis 5
Schädel-Hirn-Verletzung 11, 130
Schienenschellenapparat
s. Gehapparate
Schlingentischbehandlung 41, 66
Schmerzen 13, 14, 178
–, Fraktur 14
–, Phantom 13, 178
– bei Tetraplegie 13, 14, 27, 178
Schreibtraining 123, 125
Schuhversorgung 4, 6
Schwangerschaft 8, 9
Schweißdrüsenfunktion 3, 7, 9, 10
Schweißsekretion 10
Schwimmen 101–104
Steckgelenk 45
Stehbalance 15, 43
Stehbrett 43, 71
Stemmen und Stützen 22, 40, 41, 49, 65
Sterblichkeit 14
Streßulcus 12
Stufen auf- und abwärtsfahren
s. Treppe
Stundenplan 35, 60
Stützapparate
s. Gehapparate
Subileus 8, 14

Team 2, 15, 16, 128, 129, 139, 144, 146–148
Tetraplegie, vgl. Lähmung 4, 9, 12, 13, 123, 129
Thermoregulation 10
Thoraxelastizität, Erhaltung der 18, 19
Thoraxverletzung 11, 21
Thromboembolie 9, 13, 14, 15, 128, 132, 134
–, Prophylaxe 9, 17, 27

Thrombose, Thrombophlebitis 9, 132, 143
Tiefensensibilität
s. Sensibilität
Tischtennis, Paraplegie 91, 92, 93
–, Tetraplegie 93–96
Tracheotomie 9, 21
Training der Muskulatur 29, 33, 40, 64
Traktionen 27, 28
Treppe auf- und abwärtsfahren 77, 78
Trickbewegung 30
Triggerzone 7

Übersetzen 42, 69, 70, 111–113
Umlagerung 12, 131, 132, 133
Umschulung 15
Unterarmstützen 46
Untersuchungen, klinische 9
–, röntgenologische 9
Ursachen der Querschnittlähmung 5, 6

Vasomotorenlähmung 5, 8, 9, 10, 12, 27, 134
Ventilation 17, 18
Verdauungswege 128
Vierpunktegang 50
Vitalkapazität 9

Weichteilverknöcherung
s. Paraosteoarthropathie
Wettkampfsport 73, 74
Willkürmotorik 6, 123
Wirbelfraktur 10, 11
–, instabile 34
Wirbelsäule 5, 129
–, Deformierungen 17
Wirbelsäulenverletzung 10, 11, 129
Wohnungsberatung, Adaption 15, 123, 126, 127, 148

Zentrales Halsmarksyndrom 4
Zeugungsfähigkeit 8
Zuschwunggang 49, 50
Zwerchfell 8, 9
Zwerchfellfunktion 9
Zwerchfellhochstand 9, 136

Rehabilitation und Prävention

1. Band: S. Klein-Vogelbach
Funktionelle Bewegungslehre
2. korrigierte Auflage. 1977. 147 Abbildungen, 1 Ausklapptafel. XV, 172 Seiten
DM 32,–
ISBN 3-540-08303-0

2. Band:
Rehabilitation. Praxis und Forschung
Mit einem Geleitwort von W. Boll,
Von W. Augsburger, W. Herrmann, F. Knapp, H.-J. Küppers, H. P. Tews, E. Wiedemann
1977. 23 Abbildungen. XI, 100 Seiten
DM 28,–
ISBN 3-540-08311-1

3. Band: H. J. Fichtner
Berufliche Rehabilitation bei Erkrankungen des Haltungs- und Bewegungsapparates
1977. 5 Abbildungen, 64 Tabellen.
VIII, 65 Seiten
DM 28,–
ISBN 3-540-08233-6

4. Band: S. Klein-Vogelbach
Therapeutische Übungen zur funktionellen Bewegungslehre
Analysen und Rezepte
Mit einem Geleitwort von W. M. Zinn
1978. 172 Abbildungen, 1 Ausklapptafel.
XV, 192 Seiten
DM 36,–
ISBN 3-540-08422-3

5. Band: H. Strohkendl
Funktionelle Klassifizierung für den Rollstuhlsport
Mit einem Geleitwort von K.-A. Jochheim, H. Rieder
1978. 42 Abbildungen, 28 Tabellen. XIII, 103 Seiten
DM 38,–
ISBN 3-540-08793-1

6. Band: A. J. Ayres
Lernstörungen
Sensorisch-integrative Dysfunktionen
Übersetzt aus dem Amerikanischen von C. Rasokat
1979. 12 Abbildungen. IX, 215 Seiten
DM 48,–
ISBN 3-540-09006-1

7. Band: D. C. Burke, D. D. Murray
Die Behandlung Rückenmarkverletzter
Ein kurzer Leitfaden. Übersetzt aus dem Englischen von F.-W. Meinecke
1979. 8 Abbildungen. XII, 70 Seiten
DM 24,–
ISBN 3-540-09047-9

8. Band: B. Pfenninger
Ergotherapie bei Erkrankungen und Verletzungen der Hand
Leitfaden für Ergotherapeuten
Geleitwort: H. Nigst
1979. 49 Abbildungen, 6 Tabellen. XII, 73 Seiten
DM 39,–
ISBN 3-540-09134-3

10. Band:
Rehabilitation als Schlüssel zum Dauerarbeitsplatz
Rehabilitationskongress Heidelberg 1978
Herausgeber: J. F. Scholz. Geleitwort von A. Seifriz
1979. 116 Abbildungen, 88 Tabellen.
XXXIII, 712 Seiten
DM 78,–
ISBN 3-540-09136-X

11. Band:
Technische Hilfe bei der Rehabilitation Hörgeschädigter
Von V. J. Geers, F. Keller, A. Löwe, P. Plath
Geleitwort von W. Pistor
2., völlig neubearbeitete Auflage. 1980.
74 Abbildungen in 140 Einzeldarstellungen, 11 Tabellen. XI, 197 Seiten
DM 48,–
ISBN 3-540-09801-1

12. Band: S. Klein-Vogelbach
Ballgymnastik zur funktionellen Bewegungslehre
Analysen und Rezepte
1980. 567 Abbildungen, 1 Ausklapptafel.
Etwa 240 Seiten
DM 49,80
ISBN 3-540-09809-7

13. Band: C. Halhuber
Rehabilitation in ambulanten Koronargruppen
Ein humanökologischer Ansatz
Mit einem Beitrag von M. Wrana
1980. 10 Abbildungen, 13 Tabellen. XVI, 203 Seiten
DM 34,–
ISBN 3-540-09870-4

Mengenpreis: Ab 20 Exemplare 20% Nachlaß pro Exemplar

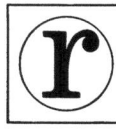

Stiftung Rehabilitation Heidelberg

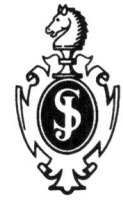

**Springer-Verlag
Berlin
Heidelberg
New York**

M. List

Krankengymnastische Behandlungen in der Traumatologie

Mit einem Geleitwort von S. Weller

1978. 83 Abbildungen. XII, 159 Seiten
DM 35,–; approx. US $ 19.30
ISBN 3-540-08802-4

Die krankengymnastische Behandlung stellt eine wesentliche Förderung rehabilitiver Maßnahmen im Therapiekonzept posttraumatischer Schäden dar. Die bisher vorhandene Literatur behandelt dieses wichtige Fachgebiet nur lückenhaft. Es muß daher eine umso notwendigere Aufgabe sein, für Ausbildung und Praxis mit einer geschlossenen Abhandlung den Erfordernissen im Umfeld einer modernen Unfallchirurgie nachzukommen. Die Monographie vermittelt krankengymnastische Behandlungsrichtlinien aufgrund langjähriger Erfahrungswerte. Sie gibt Grundlagen für den krankengymnastischen Unterricht ebenso klar wieder wie wesentliche Orientierungshilfen für Traumatologen und Orthopäden.

Inhaltsübersicht: Allgemeine Richtlinien krankengymnastischer Behandlungen in der Unfallchirurgie. – Grundzüge der prä- und postoperativen krankengymnastischen Behandlung. – Krankengymnastische Behandlung beim Sudeck'schen Syndrom; von Sehnen-, Band- und Muskelverletzungen; nach Wirbelfrakturen; nach Frakturen und Luxationen im Bereich des Schultergelenkes; nach Oberarmschaftfrakturen; der ellenbogennahen Frakturen und der Ellenbogenluxation; nach Unterarmfraktur und distaler Radiusfraktur; in der Handchirurgie; der Beckenfrakturen; nach Frakturen und Luxationen im Bereich des Hüftgelenkes; nach Frakturen und Luxationen des Femur; der Schenkelhalsfraktur; der Oberschenkelfraktur; nach Frakturen und Verletzungen im Bereich des Kniegelenkes; nach Unterschenkelfrakturen; von Frakturen und Luxationen im Bereich des Sprunggelenkes; nach Frakturen im Bereich des Fußes; nach Amputationen an der unteren Extremität. – Sachverzeichnis.

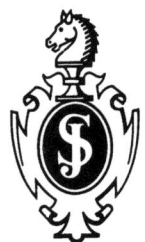

Springer-Verlag
Berlin
Heidelberg
New York

MIX
Papier aus verantwortungsvollen Quellen
Paper from responsible sources
FSC® C105338

If you have any concerns about our products,
you can contact us on
ProductSafety@springernature.com

In case Publisher is established outside the EU,
the EU authorized representative is:
**Springer Nature Customer Service Center GmbH
Europaplatz 3, 69115 Heidelberg, Germany**

Printed by Libri Plureos GmbH
in Hamburg, Germany